L'Interprétation des Maladies

des Maladies

qui compensent les petites
et grandes blessures de l'âme,
et comment en guérir.

« Le corps doit contrôler le renouvellement des cellules d'où l'idée que la tumeur est un ennemi juré qu'il faut détruire et combattre avec la chirurgie, les rayons, la chimiothérapie. Et comme il importe de maîtriser à tout prix, les fourmis tentent d'imposer leurs croyances à tous de façon véritablement tyrannique: vaccinations obligatoires, asepsie rigoureuse, nourriture dite saine, biologie normale, lutte contre la pollution.

Les fourmis tentent d'occuper tous les postes de commandement pour maîtriser la vie sociale: postes politiques, religieux, scientifiques. Elles font la loi et la morale. Tout ça pour un « premier mauvais souvenir » de la naissance, le plus souvent totalement enfoui dans l'inconscient.

Et pourtant, il n'y a pas à s'étonner des pétales blancs qui volent dans la campagne au mois de mai. Les prés sont remplis de boutons d'or et de pissenlits fleuris. Les pommiers portent du gui ou du lichen. Leurs feuilles jaunissent à la fin de l'été. Puis elles tombent.

On appelle cela des phénomènes liés à la biodiversité. Pourquoi décrire des mauvaises herbes, des plantes parasites puisqu'elles ont leur utilité. Nous vivons grâce à des microbes, heureusement beaucoup plus nombreux que les cellules de notre corps. Ils sont indispensables à la vie humaine: mais pour les chercheurs, qui les découvrent, c'est forcément un danger à détruire ou tout au moins à maîtriser ».

Dr Pierre-Jean Thomas-Lamotte

Neurologue

L'Interprétation
des Maladies

qui compensent les petites
et grandes blessures de l'âme,
et comment en guérir.

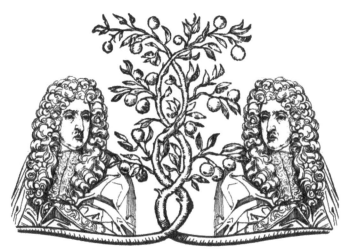

Le jardin des Livres
Paris

Retrouvez tous les livres et vidéos youtube sur
www.lejardindeslivres.fr
1700 pages en ligne

Du même auteur:
Guérir avec Thérèse, essai sur la maladie intérieure, Téqui, Paris 2001.
Écouter et comprendre la maladie, essai sur un modèle psycho-cérébro-organique, Téqui, Paris 2002.
Et si la maladie n'était pas un hasard, Le jardin des livres, Paris 2008.
En collaboration:
- *La compensation symbolique: Comprendre les hasards de la vie* cahiers du Cridomh, Uno editori (Italie), 2012, en collaboration avec Giorgio Mambretti et Patrick Obissier.

Présentations YouTube
https://www.youtube.com/watch ?v=ayatqaFvP3Q
https://www.youtube.com/watch ?v=GMahJfakfbo

© 2016 Le jardin des Livres

Éditions Le jardin des Livres ®

14 Rue de Naples — Paris 75008

« *Pour la justice, un alibi (« ailleurs » en latin) est un mode de défense d'une personne soupçonnée d'un délit ou d'un crime, qui argumente de son innocence en prétendant avoir été dans un autre lieu au moment des faits reprochés.*

Pour la médecine des mauvais souvenirs, la maladie est un l'alibi construit en modifiant le corps après coup pour le rendre symboliquement incapable d'être coupable. L'aveugle ne peut pas avoir vu. Le bras paralysé ne peut pas avoir fait. La malade bouillant de fièvre ne peut pas être en froid.

Celui qui tremble ne peut pas faire sans hésiter. Certains lecteurs seront fascinés en découvrant que le symptôme a un sens symbolique extrêmement précis, qu'il vient a posteriori déculpabiliser le malade.

C'est cet alibi qui rétablit l'équilibre psychique, malmené par un sentiment de culpabilité. La plupart des médecins ne savent pas qu'une maladie est, selon la terminologie psychanalytique, un authentique lapsus du corps, un acte manqué de notre vie biologique.

Le symptôme clinique, alibi a posteriori, dit de façon symbolique une « culpabilité » très précise d'où la nécessité d'apprendre à connaître la symbolique de l'anatomie, de la physiologie cellulaire, des symptômes cliniques, de l'histologie... des processus pathologiques pour en comprendre le sens. ».

« *Selon les médecins, il faudrait fumer pour ne pas avoir la maladie de Parkinson ! Et aujourd'hui, de nombreux neurologues pensent que la nicotine protège le cerveau.*

Effectivement, rares sont les parkinsoniens qui fument ou qui ont fumé. Il est également indiscutable que la nicotine a une action sur le système nerveux, qu'elle peut stimuler et améliorer les parkinsoniens et même, semble-t-il, les malades déments. Mais cette façon de voir le tabagisme ne me convient pas. D'ailleurs, je ne crois pas à une flambée de maladies de Parkinson dans les années à venir, liée à l'interdiction de fumer dans les lieux publics, privant les fumeurs actifs et passifs de l'effet protecteur du tabac.

Est-ce bien le tabac qui protège le système nerveux central ? Dans le tabagisme, je vois moins le besoin de nicotine que, pour certains, le besoin de se créer un espace fumeur, c'est-à-dire un espace symbolique personnel qui tient les autres à une certaine distance. Cela ne se fait pas de cracher sa fumée au nez d'une personne ou de laisser sa cigarette fumer dans la figure d'un interlocuteur. C'est même une provocation.

Si les futurs parkinsoniens ne fument pas, c'est à mon avis parce qu'ils ont besoin de la proximité des autres, ils ont besoin de les inclure dans leur espace, besoin d'être proches de leur interlocuteur. Il n'est pas concevable de fumer pour gêner quelqu'un et le tenir à distance quand on veut de la proximité. Si c'est ce besoin de proximité qui détourne le futur parkinsonien du tabac, c'est vraisemblable que ce n'est pas la nicotine qui protège de la maladie de Parkinson ».

Remerciements:

Ce livre n'existerait pas
- sans la complicité de Pierre Julien, de Giorgio Membretti et de Patrick Obisier qui nous a permis de mieux cerner les enjeux de la compensation symbolique inconsciente,
- sans les confidences des malades et de leurs familles,
- sans les avatars et les bons moments de ma vie familiale,
- sans le scepticisme d'un grand nombre de mes confrères,
- sans les efforts opiniâtres de nombre de chercheurs isolés,
- sans les participants aux activités de Cause et Sens puis du CRIDOMH,
- sans le « hasard » de multiples rencontres heureuses ou malheureuses ...

Que tous soient vivement remerciés pour ces relations, indispensables au maintien de la vie humaine et à une progression en humanitude

7

« Lorsqu'un malade me consulte, je n'ai qu'une obsession : l'aider à découvrir pourquoi il déclenche cette maladie à ce moment précis de sa vie.

Une maladie, ça s'écoute !
Une maladie, ça s'interprète.

Car un symptôme masque toujours 1) une souffrance spécifique 2) qui doit être évacuée 3) pour que le malade guérisse... **Définitivement** ».

~ 1 ~
Introduction à la médecine
des « *mauvais souvenirs* »

Le véritable voyage de découverte ne consiste pas à chercher de nouveaux paysages, mais à avoir de nouveaux yeux. Marcel Proust

Après la publication du livre *Et si la maladie n'était pas un hasard*[1], il m'a fallu encore une dizaine d'années de recherches et d'écoute des malades pour aboutir à la conclusion que les maladies sont des manifestations symboliques qui surviennent au réveil d'un mauvais souvenir enfoui dans l'inconscient. Elles peuvent être de nature somatique ou psychique, venant compenser un sentiment de culpabilité qui n'a jamais été exprimé. Cette culpabilité est transmissible d'inconscient à inconscient, notamment au sein d'une famille ou dans l'inconscient collectif. Le symptôme d'un enfant peut répondre à la dévalorisation d'un parent et inversement. L'aveu du sentiment de culpabilité soulage et permet d'affronter la réalité: il est susceptible d'entraîner la guérison des symptômes du malade, d'une façon véritablement « *miraculeuse* ». Nous en verrons de multiples exemples.

La médecine traditionnelle ne reconnaît aucune cause directe de maladie alors que les statistiques lui fournissent la preuve qu'il existe une foule de facteurs de risque. On trouve deux raisons à cette méconnaissance: les médecins ne s'intéressent pas systématiquement aux blessures de l'âme (problèmes psychoaffectifs et moraux de leurs patients) qui sont à l'origine de leurs maux. Ils ne connaissent ni la symbolique du corps (organes, tissus), ni celle des processus pathologiques, ni les règles de la compensation symbo-

---

1 Éditions Le jardin des livres, Paris, 2008.

lique inconsciente qui permettent de comprendre le sens et le moment des symptômes. Et pourtant, voici un siècle déjà, Georg-Walter Groddeck (1866-1934) écrivait pour ses confrères: « *la maladie est un symbole, l'expression d'un processus intérieur, un jeu de théâtre du " Ça " par lequel il annonce ce qu'il ne peut pas dire à l'aide de la langue* ».

On peut cependant imaginer qu'un jour il sera possible de guérir bien des maladies en les considérant pour ce qu'elles sont depuis toujours: un alibi symbolique qui se constitue a posteriori (au moment du réveil d'un mauvais souvenir) pour compenser le sentiment de culpabilité du malade. Souvenons-nous du chanteur Ray Charles qui est devenu progressivement et totalement aveugle vers l'âge de 8 ans après avoir vu son petit frère se noyer dans une lessiveuse. La cécité est bien un alibi parfait. Aveugle, Ray Charles n'a pu voir cette noyade et se sentir coupable de la mort de son jeune frère.

▶ Une grand-mère prend en charge son petit-fils de 4 ans au début des vacances (Toussaint) de l'école maternelle. Le dimanche soir, il est fébrile, avec des douleurs sévères au niveau des deux oreilles. La grand-mère trouve un médecin qui confirme le diagnostic d'otite débutante bilatérale vraisemblablement bactérienne (purulente). Une cavalcade permet de trouver la pharmacie de garde qui délivre les antibiotiques et la cortisone prescrits. Pour la nuit, la grand-mère prend le petit-fils sous sa surveillance dans son lit. Quelques heures plus tard, il dort paisiblement, apparemment sans fièvre et sans douleur. Le lendemain, le médecin généraliste constate la guérison parfaite des otites. Pourtant la grand-mère a oublié de donner les médicaments. Elle n'a pas osé l'avouer au médecin. En revanche, elle avait parlé avec son petit-fils avant qu'il ne s'endorme. Celui-ci lui avait confié les paroles blessantes d'une petite fille de sa classe proférées juste avant la sortie...

▶ Émilie, 8 ans, va consulter un dentiste spécialisé en orthodontie pour une malposition de ses dents. Elle est accompagnée de sa maman. La photographie ci-dessous à gauche permet de constater l'importance du symptôme.

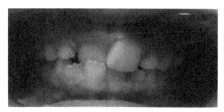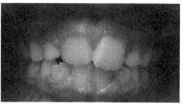

Pour le dentiste « *normal* », il faut lutter contre le symptôme, c'est-à-dire presser sur les dents déplacées et les forcer à se remettre en place au fil du temps, grâce à des appareillages successifs. Mais même si le traitement réussit, il n'est pas sûr que les dents ne se re-déplacent pas une nouvelle fois. Car, c'est tout au long de la vie que nos dents sont susceptibles de bouger. Outre le côté astreignant des séances chez le praticien orthodontiste, il y a le coût élevé des soins (environ 3.000 euros), la gêne de l'appareillage et l'éventuelle mo-querie des petites camarades. Mais que ne ferait-on pas pour retrou-ver un jour un beau sourire de jeune femme ? (Photos DR)

Pourquoi ai-je choisi cet exemple très inhabituel de maladie avec un symptôme qui est surtout gênant sur le plan esthétique ? Parce que c'est un cas de figure qui montre bien toute l'utilité de l'ortho-dontie pour corriger ces problèmes esthétiques, mécaniques, et l'im-puissance des moyens thérapeutiques dits de médecines douces (Médecines Alternatives et Complémentaires: acupuncture, homéo-pathie, ostéopathie mais également toutes les thérapies annexes). L'apport de la nourriture et la méthode Kouzmine, les huiles essen-tielles, la gelée royale, les plantes sont en rapport avec la mastica-tion mais a priori pas utiles dans cette indication. L'urinothérapie, l'hydrothérapie du colon, l'utilisation des antibiotiques de façon chronique n'entrent pas dans ce champ de pathologie. La naturopa-thie, le reiki, la sophrologie, la psychologie aideraient peut-être à mieux supporter la disgrâce et le mal-être qui en résulte mais sans corriger l'articulé dentaire. À ma connaissance, la démarche de la maman d'Émilie vers l'orthodontiste, un allopathe classique, était la seule envisageable.

« *Une dent contre toi* » et l'heure du choc !

En fait, pour débuter le traitement, le dentiste a proposé un pe-tit appareillage, simplement pour éviter le serrement des mâchoires pendant la nuit. Surtout, dès cette première consultation, le patri-cien a écouté très attentivement les confidences de la maman d'Émilie portant sur les conflits majeurs de sa fille avec ses parents. Une véritable humiliation pour la maman de ne pas pouvoir gérer les troubles du comportement de sa petite fille. Tandis qu'elle se confesse quelques larmes lui viennent ; 4 semaines plus tard, la maman a une énorme surprise. En effet, un matin, elle observe un changement radical du comportement de sa fille vis-à-vis d'elle (changement positif: respect, amabilité, serviabilité). Et surtout, elle a remarqué, après que sa fille lui ait sourit, une modification du positionnement de ses dents pendant la nuit (photo de droite).

L'amélioration brutale, en une nuit, de l'articulé dentaire ne veut pas dire que pendant les 4 semaines, il ne s'est rien passé. Il y a forcément eu un remaniement osseux très progressif des alvéoles dentaires qui a duré jusqu'à la guérison apparente. Ce remaniement osseux préalable est en effet indispensable pour que l'implantation des dents puisse basculer aussi brutalement d'orientation en une seule nuit, en même temps que le changement de caractère d'Émilie.

L'effet confidence: une incroyable régression « *spontanée* » du symptôme !

Cette guérison paraît complètement inattendue pour un partisan de la médecine traditionnelle, et peut-être même inconcevable (« *Et si c'était un montage photographique ?* »). Pour moi, elle montre le pouvoir des mots sur les maux, le pouvoir de l'esprit sur le corps. Les confidences de la maman en présence de l'enfant ont suffi pour provoquer et le changement de caractère de sa fille et, simultanément, la correction de son articulé dentaire. Les dents impliquées sont effectivement symboliques des relations parents-enfants. Leur position permet d'osciller symboliquement entre agressivité (« *montrer les dents* ») et gentillesse (« *sourire* »).

À l'instar de l'effet placebo où le symptôme du malade s'améliore grâce à la croyance-confiance du malade qu'il peut être guéri par le traitement proposé, on peut décrire un **effet confidence** sur le symptôme qui est illustré par l'histoire d'Émilie. Soulagé de sa culpabilité, le malade n'a plus besoin d'alibi. La caractéristique N°1 de cet effet confidence, c'est le résultat fulgurant totalement inattendu: 4 semaines contre 2 années au minimum d'orthodontie. L'allopathie a été prise de vitesse pour le prix modique d'une consultation et d'un petit appareillage. Dès que la « *bonne* » confidence a été faite, le sujet ayant enfin affronté la réalité qu'il refoulait dans son inconscient n'a alors plus besoin de son symptôme compensatoire (ou de celui de son enfant). Le processus de guérison débute. S'il s'agit d'une pathologie purement fonctionnelle, sans lésions des tissus, la guérison peut être immédiate. Cet effet instantané est remarquable, par exemple, pour les douleurs sine materia. Le sujet arrivé le bras en écharpe repart libre, complètement guéri de son atroce douleur après un échange de paroles.

La 2e caractéristique est que la souffrance morale et le symptôme clinique disparaissent en même temps, comme un ballon de baudruche qui se dégonfle. Il arrive que le sujet déchargé de son fardeau ne se souvienne ni du symptôme ni de sa souffrance ni même de l'intervention où il a fait sa confidence.

La 3e caractéristique est l'aspect transgénérationnel de cette guérison. Vous avez bien remarqué: ce sont les confidences de la mère qui font guérir le corps et la psyché de sa fille. Et l'inverse peut être également vrai. Nous avons beau cacher nos culpabilités, nos inconscients se racontent tout et ils produisent automatiquement l'alibi nécessaire à chacun au moment opportun.

La 4e caractéristique est le lien spécifique entre le symptôme et le conflit qui l'a généré. Il existe une langue symbolique universelle qu'il convient de connaître pour écouter « *efficacement* » un malade en interprétant ses symptômes. Car, il est indispensable que soit mis à jour un « *certain* » événement et un « *certain* » ressenti du sujet au moment de cet événement en rapport avec le symptôme pour que le malade guérisse. Ce travail de traduction des hiéroglyphes symptomatiques (le langage symbolique) nécessite un apprentissage d'interprète.

Une parenthèse doit être ouverte: nous sommes tellement habitués à envisager la maladie comme un ennemi et à lutter contre un symptôme que PEU DE GENS ONT CONSCIENCE qu'une guérison véritable peut être liée à une confidence, qu'il s'agisse du malade lui-même ou d'un thérapeute. Supposons un instant que la maman d'Émilie ait pris un rendez-vous chez n'importe quel autre thérapeute et qu'elle y fait sa confidence en présence de sa fille, tout comme elle l'a fait chez le dentiste. Le praticien en question risque d'attribuer la guérison à sa pratique: magnétisme, iridothérapie, réflexologie plantaire, auriculothérapie, fascia thérapie, kinésiologie... C'est seulement la confidence qui est indispensable, même à n'importe quelle personne, du moment qu'elle inspire la confiance: un prêtre, un ami, ou soi-même dans un travail d'introspection honnête (se regarder sous un autre angle pour mieux s'accueillir). Cet exemple de correction de l'articulé dentaire sous l'effet de la confidence (un cas unique) est à méditer longuement dans les chaumières... dans les facultés de médecine... dans les laboratoires scientifiques et pharmaceutiques... et à la Sécurité Sociale. Mais quand on sait que, dans une enquête canadienne du XXIe siècle, le médecin généraliste québécois interrompt son malade en moyenne 18 secondes après le début de la consultation, il ne faut pas être étonné que le malade n'ait pas le temps de faire sa confidence. Et le médecin n'aura pas la chance de voir la guérison qu'il aurait appelée miraculeuse ou spontanée.

Dans cet ouvrage, nous prendrons le temps de réfléchir pour préciser: comment l'homme crée ses maladies et ses malheurs, comment les éviter. Prenons le temps d'écouter: l'homme sait dire: «*Je suis Charlie* » et plus souvent: « *C'est de ta faute* », mais l'homme n'ose pas dire: « *C'est moi le coupable* », « *C'est de ma faute* », « *Je n'ai pas osé* ». L'homme cache sa culpabilité (sa mauvaise conscience) dans l'inconscient (personnel et/ou collectif). C'est pourquoi nous vivons tous au « *passé compensé* » de nos mauvais souvenirs mais aussi de tes mauvais souvenirs et de leurs mauvais souvenirs. Malheureusement, personne ne le sait, et donc personne n'en parle...

Dès ce stade de présentation des maladies, certains comprendront pourquoi, malgré les menaces, malgré les railleries ou les sarcasmes de confrères, de psychologues ou de thérapeutes, on ne me fera plus quitter le chemin de ce que j'appelle maintenant la **médecine des mauvais souvenirs: cette rencontre où l'aveu de ce qui n'a jamais été dit à personne peut apporter la guérison.**

~ 2 ~
La médecine classique
a ses limites

« Il est vrai que je n'ai pas très bonne opinion de la science ! » Walter Georg Groddeck [2]

Nous connaissons tous dans notre entourage, dans notre famille, des malades pour lesquels la médecine conventionnelle s'est montrée totalement impuissante, n'épargnant pas aux malades et à leurs proches, l'expérience d'une longue agonie. Pour ma part, j'ai perdu un oncle et un cousin d'un cancer du testicule, une tante d'un cancer du côlon qui s'est généralisé, une grand-mère d'une démence, une sœur d'un glioblastome (cancer du cerveau)... Malgré des recherches phénoménales et des progrès considérables, la médecine moderne conventionnelle propose des soins qui sont loin d'apporter toujours la guérison (ne pas confondre avec environ 50% de rémissions à 5 ans pour l'ensemble des cancers de l'adulte).

Bien sûr, outre les affections spontanément régressives, la médecine classique soulage bien des symptômes avec les chimiothérapies (traitement par des produits chimiques), la chirurgie et autres prouesses technologiques. Elle permet aussi de soigner au long cours bien des affections chroniques menaçantes par leurs complications comme le diabète, l'hypertension artérielle, les insuffisances d'un organe (insuffisance des glandes endocrines, insuffisance rénale, insuffisance respiratoire, insuffisance hépatique ou insuffisance coronarienne), au besoin en greffant des organes sains aux malades, voire un cœur artificiel ou en implantant des prothèses. La médecine prend également en charge les douleurs chroniques, les maladies psychiatriques...

Mais soigner au long cours, ce n'est pas obtenir la guérison du malade avec une interruption définitive de sa maladie réputée chro-

---

2 *Le livre du ça*, collection tel, Gallimard.

nique. Ce n'est pas non plus obtenir une rémission totale, même si celle-ci est de longue durée, même si les effets secondaires des traitements sont relativement bénins.

Les dangers de la médecine

Il ne faut pas se voiler la face. Les décisions du corps médical ne sont pas toujours judicieuses, sans doute par manque de connaissance, mais aussi par manque d'humilité et parfois d'humanité. Des histoires anciennes peuvent vous faire froid dans le dos. Mais avec nos moyens modernes de diagnostic et de traitement, avec notre système français de santé qualifié de « *meilleur du monde* », vous pensez que ces erreurs n'existent plus. Détrompez-vous. Aujourd'hui, il est toujours risqué de se faire soigner en attestent les récents scandales concernant le Médiator, la Dépakine, les prothèses PIP, les irradiations excessives... et même de venir à l'hôpital, ne serait-ce que du fait des infections nosocomiales dues à des bactéries résistantes aux antibiotiques même les plus récents. Mais les statistiques de ces accidents ne sont pas publiées régulièrement comme le sont celles des accidents de la route (souvent mois par mois).

Un article du très sérieux du *Journal of the American Medical Association*[3] classait au 3e rang le nombre des maladies créées par les médecins et par les médicaments aux États-Unis, après le cancer et les accidents cardio-vasculaires, mais en excluant les chimiothérapies... et autres traitements dangereux, trop souvent mortels. En France, le nombre d'événements indésirables graves liés à notre médecine est tout aussi inquiétant. Une étude[4] réalisée en 2005 avait montré que le simple fait de venir à l'hôpital, indépendamment de l'affection présentée par le malade qui pouvait elle-même être grave voire mortelle, a abouti à la mort de 10.800 personnes et a provoqué plus de 500.000 maladies graves. Et nous avons la meilleure médecine du monde (?). On comprend que les malades et leurs familles soient de plus en plus tentés par d'autres propositions, qu'ils essaient de se prendre en charge, qu'ils choisissent de voir des praticiens qui donnent moins de traitements agressifs et qui prennent leur temps pour écouter le malade.

---

3 Le N° 284 du 26 juillet 2000 a établi que la 3e cause de mortalité, aux États-Unis, était "*les médecins et la pharmacie*" (effets mortels des traitements et médicaments): 250.000 morts par an, sur la seule prise en compte des malades hospitalisés.
4 En 2005, l'enquête ENEIS (*Étude nationale sur les événements indésirables graves liés aux soins, études et résultats*) du ministère des Affaires sociales, « *a évalué entre 500.000 et 700.000 le nombre "d'événements indésirables" graves annuels, qui causeraient au moins 10.800 décès par an* ».

Une avalanche de statistiques

C'est grâce aux statistiques introduites dès la moitié du XIXe siècle, qu'on a pu démontrer l'existence (ou non) de très nombreuses corrélations entre des données souvent très éparses. Mais en 2015, la médecine normale ne connaît toujours pas la cause immédiate d'une maladie, c'est-à-dire le pourquoi du déclenchement à un moment donné, chez une personne donnée, d'une pathologie donnée, malgré des mécanismes physiopathologiques qui sont parfois relativement bien connus. Faute de pouvoir trouver la cause directe des maladies, on accuse le cholestérol, le tabac, le soleil, la pollution atmosphérique, de tous les maux. Mais tout cela est superficiel. La cause, en médecine, c'est l'ensemble des conditions qui doivent être réunies pour qu'un symptôme se déclenche aussitôt immanquablement. Et lorsqu'il y a tel effet, on doit toujours retrouver telle cause (situation) unique.

Pour être efficace, le médecin devrait trouver la cause qui a déclenché ce qu'il observe, or **les statistiques ne le permettent pas.** Dès 1865, Claude Bernard mettait déjà en garde les médecins[5]. D'une façon générale, « *Il faut admettre comme un axiome expérimental que, chez les êtres vivants aussi bien que dans les corps bruts, les conditions d'existence de tout phénomène sont déterminées d'une manière absolue ... en d'autres termes, la condition d'un phénomène une fois connue et remplie, le phénomène doit se reproduire toujours et nécessairement, à la volonté de l'expérimentateur. La négation de cette proposition ne serait rien d'autre que la négation de la science même* ». C'est clair !

« *Les médecins en général semblent croire qu'en médecine il y a des lois élastiques et indéterminées. Ce sont là des idées fausses qu'il faut faire disparaître si l'on veut fonder la médecine scientifique* ». Puis il explique: « *Il faut d'abord déterminer exactement les conditions de chaque phénomène ; c'est là la véritable exactitude biologique, et sans cette première étude, toutes les données numériques sont inexactes, et d'autant plus inexactes qu'elles donnent des chiffres qui trompent et en imposent par une fausse apparence d'exactitude* ».

Et il poursuit sur la statistique: « *Quant à la statistique, on lui fait jouer un grand rôle en médecine, et dès lors elle constitue une question médicale qu'il importe d'examiner ici... elle ne peut donner qu'une probabilité, mais jamais une certitude... J'appliquerai encore ce que je viens de dire à toutes les statistiques faites pour connaître l'efficacité de certains remèdes*

---

5 Dans son *Introduction à l'étude de la médecine expérimentale*.

*dans la guérison des maladies. Outre qu'on ne peut faire le dénombrement des malades qui guérissent tout seuls, **malgré le remède,** la statistique n'apprend absolument rien sur le mode d'action du médicament ni sur le mécanisme de la guérison chez ceux où le remède **aurait pu** avoir une action. ... Jamais la statistique n'a rien appris ni ne peut rien apprendre sur la nature des phénomènes ».* Dixit le réputé Claude Bernard.

Les résultats contradictoires

Même s'il est évident pour tout le monde que certains cancers sont nettement plus fréquents chez les fumeurs, on ne peut que s'étonner de la contradiction apportée par les résultats d'autres études scientifiques. Prenons par exemple, les résultats obtenus par le Dr Kissen[6]. Il a comparé le risque de survenue d'un « *cancer du poumon* » chez les fumeurs, en fonction des habitudes de ces fumeurs qu'il a divisés en 2 groupes. Certains faisaient habituellement une inhalation profonde de la fumée de cigarette qui pénètre alors jusqu'aux alvéoles pulmonaires tandis que d'autres se contentaient habituellement de rejeter immédiatement la fumée par le nez (ou par la bouche).

Les résultats de ce travail sont indiscutables sur le plan scientifique: les sujets qui inhalent profondément la fumée font 50 fois... moins... de cancers du poumon que ceux qui crapotent en rejetant immédiatement la fumée par le nez. Exactement 50 FOIS MOINS, nul besoin d'introduire un calcul statistique sophistiqué pour constater une telle différence. Moins de contact avec la fumée du tabac et beaucoup plus de cancers. Étonnant non ! Ce n'est pas tolérable dans notre monde moderne parti en guerre contre le tabagisme. Qu'il est difficile de remettre en cause une idée reçue, mais fausse, un vrai « *prêt à penser* » !

Autre exemple de discordance

Les statistiques montrent que le cancer du larynx touche surtout les sujets adultes, essentiellement les hommes chez lesquels le tabagisme est associé à un alcoolisme chronique. Dans la population française, la fréquence relative de ce cancer est évaluée à 2%. Alors, pourquoi une étude ciblée sur le monde religieux (réalisée par le Dr

---

6 Reprenant les travaux de Doll et Hill, de Schwarz et Spicer publiés dans le British Medical Journal. Il était alors directeur du département de recherche psychosomatique à Glasgow.

Moirot dans la seconde moitié du XXe siècle[7]) a-t-elle montré que les religieuses cloîtrées faisaient 4 fois plus souvent un cancer du larynx que la population globale de France ? Doit-on en conclure que les Carmélites fument et s'enivrent à longueur de journée ?

Les experts de ces pathologies peuvent-ils fournir des explications à ces faits ? Malheureusement, ils n'en ont pas. Alors, ils mettent aux oubliettes les publications gênantes lorsqu'elles existent et le comité scientifique d'une revue est chargé de censurer la proposition d'un article éventuellement gênant. Le Dr Moirot a perdu ses amis scientifiques le jour où il a voulu publier ces résultats. Il a dû les éditer à ses frais. Et que dire de cette statistique ? Depuis 30 ans, la lutte contre le tabac a porté ses fruits aux États-Unis. Une diminution sensible du nombre des fumeurs (20%) s'est accompagnée d'une augmentation des cancers des fumeurs de près de 30%. Mais c'est toujours le tabac qui en est la cause.

Soleil et mélanome: la piste symbolique

Pourquoi ces méprises et cette ignorance des chercheurs. Nous allons voir dans ce livre qu'il existe une raison qui paraît étonnamment simple: les chercheurs savent que le soleil est un astre émettant un rayonnement reçu par la peau du corps et provoquant le bronzage mais ils n'ont pas réalisé que le soleil est également un **symbole très prégnant pour notre cerveau: celui du père.** Les résultats statistiques sont grossièrement « *exacts* », mais l'interprétation des chercheurs est totalement fausse.

Le mélanome est bien lié à l'exposition solaire. Mais pas à l'exposition directe. Le soleil est bien un facteur de risque pour la survenue d'un mélanome malin mais uniquement grâce à (ou à cause de) sa fonction symbolique. Le soleil est dans les cieux tout comme « *notre père qui est aux cieux* ». Tout le monde devrait savoir que le soleil est le symbole du père, tout comme la terre est le symbole de la mère (Gaïa).

Pour moi, médecin des mauvais souvenirs, une femme qui aime se faire bronzer, c'est avant tout une femme qui, sans en prendre conscience, a encore besoin d'un père très chaleureux, pour compenser celui qu'elle n'a pas eu à un moment donné de sa vie. Un homme qui fait un mélanome, c'est un homme qui, à un moment donné de sa vie, a besoin de son père.

---

7 Michel Moirot, *Origine des cancers*, Les Lettres Libres, Paris 1985.

La prolifération mélanique à un endroit donné du corps fait comme s'il avait reçu un coup de soleil à cet endroit, c'est-à-dire comme si son « *père-soleil* » avait été très présent à cet endroit du corps symbolique.

▶ Une secrétaire a une aventure avec son patron. Celui-ci refuse de reconnaître l'enfant qui naît. Je le sais déjà. « *Comment le savez-vous, docteur Thomas-Lamotte ?* ». « *Je ne suis pas voyant mais observateur. C'est votre enfant qui me l'a dit* ». « *Mais* » réplique-t-elle « *il n'a pas ouvert la bouche !* ». Je pointe alors le doigt sur le nævus de l'avant-bras droit de son fils, juste au-dessous du coude, l'articulation « *symbolique de l'acception* ». Symboliquement, grâce à ce nævus, le père a accepté de vivre en couple avec la secrétaire et son enfant. Sans connaissance de la symbolique, les chercheurs accusent le soleil alors qu'ils savent pertinemment qu'il ne s'agit que d'un simple facteur de risque.

Il suffit d'interroger les personnes sur ce point précis, souvent avec insistance, pour le confirmer. Mais encore faudrait-il penser à les interroger. Avec l'habitude, non seulement, on va trouver ce besoin de soleil qui donne symboliquement le contact paternel chaleureux mais on trouve souvent, dans la vie de la personne, les racines très profondes et très anciennes de ce besoin de soleil. Pour les trouver dans 100% des cas, il suffit de les chercher.

▶ Prenons le cas d'un couple qui se trouve en conflit pour les vacances. La femme a besoin du soleil intense au bord de la mer et son mari en a horreur. Ils ont finalement trouvé un compromis en passant leurs vacances aux Antilles. Le mari fait de la plongée sous-marine tout habillé pour se protéger du soleil et la femme reste sur la plage à se bronzer. Il faut maintenant oser aller chercher les racines infantiles de ces goûts, de véritables besoins. Que s'est-il passé à la naissance de chacun d'eux ? Quel événement a laissé une empreinte assez indélébile par rapport au soleil-père pour provoquer un besoin de compensation si différent chez chacun d'eux ? C'est presque trop simple. Le mari a été mis au monde par son propre père médecin qui, dans l'émotion, lui a tordu le cou en tournant la tête dans le mauvais sens ! Un premier contact extrêmement douloureux avec un père un peu brutal, expérience de brutalité qui s'est renouvelée par la suite au cours de l'enfance. Un père (= le soleil) à fuir dans la réalité ! Pour la naissance de la femme, l'accoucheur en difficulté a demandé au père, s'il devait sacrifier l'enfant ou la mère si la situation venait à s'aggraver. Le père a choisi de sacrifier l'enfant... À la suite de ces incidents de naissance qui ont laissé des traces indélébiles chez la mère et chez son enfant (voir notamment les travaux de Konrad Lorenz), cet homme et cette femme ont établi avec le soleil « *père* » un lien symbolique qui contrebalance (compense) inconsciemment leurs expériences de souffrance de la naissance. Mais le raisonnement doit se poursuivre en langage symbolique. L'eau et par extension la mer sont les symboles de la mère qui donne naissance, après la rupture de la poche des eaux. L'homme doit se protéger de son père. En pêche sous-marine, l'homme tout habillé reste symboliquement dans la poche des eaux et donc à l'abri du contact brutal avec son père au moment de la naissance. Et sa femme sur la plage, donc hors de la poche des eaux représentée par la mer, est bien vivante, née sans mourir sacrifiée. **Symboliquement,** elle a un père qui lui fait un accueil post-natal chaud-chaleureux qui compense la condamnation à mort prévue avec le gynécologue.

Un dessin si révélateur d'une maladie

Nul besoin d'apprendre à un jeune enfant que le soleil est le symbole du père. Inconsciemment, il le sait déjà. Si on demande à un enfant (arrivé à l'âge de dessiner) de faire le dessin qu'il veut, très souvent, spontanément il dessine une maison au milieu d'un jardin avec, dans le ciel, un soleil qui symbolise son père. L'absence de soleil a la valeur d'un père « *absent* » (par exemple pour compenser un père trop désagréable quand il est là).

▶ Dans l'exemple proposé, ce dessin spontané a une drôle d'allure. Et, pour le comprendre, il faut savoir que le jeune auteur a un père schizophrène. (Photo DR)

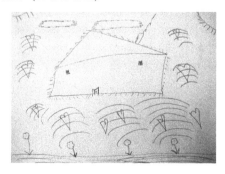

Il importe aussi de savoir qu'en grec, le mot « *schizo* » veut dire « *coupé en deux* ». Ce dessin est donc très caractéristique: dans les coins du haut de la feuille, on voit 2 morceaux du soleil représentant le papa symbolique, malheureusement « *coupé en deux* », avec la présence de nuages. Et sur toute la feuille, on remarque les « *partitions du cœur* » pour apprendre à aimer, qui entourent une maison-visage « *poilue* » ! J'adore la psychanalyse brève que l'on peut réaliser sur les dessins d'un enfant.

Le facteur de risque n'est jamais la cause directe d'une maladie

De la même façon que pour le soleil, le risque lié au tabagisme existe réellement mais le tabac tient également une fonction symbolique qui permet à une personne timide ou anxieuse de se stimuler avec la nicotine (éventuellement avec des euphorisants ajoutés selon ce qui se dit) et de prendre sa place dans un groupe où elle a son espace « *fumeur* », un espace aérien qui lui permet de vivre intégrée au milieu des autres ou d'être exclue par ceux qu'elle enfume... C'est cette vision symbolique qui est au cœur de la maladie. Elle permet d'expliquer les contradictions dont nous venons de donner quelques exemples: cancer du larynx fréquent chez des religieuses cloîtrées, moins de cancers du poumon chez les « *vrais* » fumeurs qui inhalent profondément par rapport à ceux qui crapotent. Le larynx et les bronches des poumons permettent de réguler le flux d'air et donc le volume de la voix. Symboliquement, c'est le niveau hiérarchique dans la conversation qui crée le conflit (avoir le dessous, ne pas avoir le dessus). Il y a des moments où « *il vaut mieux la fermer* » même pour celui qui a l'habitude d'être une « *grande gueule* » L'arbre respiratoire permet en effet de rétablir artificiellement un équilibre symbolique comme savent le faire les animaux: il y a des situations où il faut savoir ne pas se manifester. Dans une bagarre de loups, le larynx du dominé est pris à la gorge par l'animal dominant. À l'inverse, il y a des situations où il est indispensable de broncher pour s'imposer et repousser (c'est le chien qui aboie ou qui grogne de façon menaçante pour repousser et maintenir à distance celui qui s'approche).

Si les scientifiques n'ont rien trouvé pour répondre à la question du POURQUOI de la maladie en analysant (en grec déconstruire, démonter) le corps du malade, le soma, il est peut-être grand temps de changer de niveau, de concepts et de champs d'investigations, en analysant le rôle de l'esprit (la psyché) dans la maladie. Les médecins semblent avoir oublié que l'homme est fait d'un corps mortel et d'une âme appelée à l'immortalité. Pourtant dès l'Antiquité, certains aphorismes nous disent que la maladie survient après des blessures de l'âme. C'est l'âme (*anima* en latin) qui anime le corps et non l'inverse. Et l'âme est sensible aux symboles autant qu'à son environnement réel. On peut donc faire l'hypothèse que ce sont ces blessures de l'âme qui déclenchent les « *changements d'animation* » du corps physique ou psychique, changements d'animation qu'on appelle les pathologies. Il n'y a plus qu'à le vérifier.

C'était déjà le point de vue que Platon exprimait dans son texte *Sur Charmide*: Charmide se plaint de maux de tête. Socrate accepte de le rencontrer et feint de pouvoir le guérir avec une potion. Mais il précise: de même qu'on ne saurait guérir un œil malade sans se préoccuper de l'ensemble de la tête, il serait illusoire de vouloir guérir le mal de tête de Charmide sans en même temps s'occuper de la santé de tout son être. « *Il est folie de vouloir guérir le corps sans guérir l'esprit* »...

Suite aux découvertes de l'infiniment petit en physique quantique, les médecins vont être obligés de tenir compte du rôle de l'esprit (et du langage) sur la matière (vivante ou non), car on sait maintenant que l'humain est capable « *d'interagir* » avec les plus petites particules d'un atome de matière.

De même, avec les progrès de la génétique, on a pu démontrer que l'ADN de nos chromosomes est extrêmement sensible aux émotions, émotions personnelles ou émotions de l'autre et que les modifications du génome liées à des fortes émotions sont mémorisées et transmises à la descendance. On peut ainsi retrouver des traces sur le génome d'une femme qui a été agressée (viol) et ces traces génétiques vont se retrouver amplifiées chez sa fille et encore plus chez sa petite-fille.

Effectivement, si la cause d'une maladie est en rapport avec un processus psychique inconscient comme le prétendait déjà Groddeck dans son *Livre du Ça* dès les années 1920, on comprend que l'observation des lésions cellulaires au microscope, l'étude des modifications biochimiques, génétiques... ne donnent aucun résultat satisfaisant sur leur causalité.

Car pour explorer le psychisme et l'inconscient du malade, il convient de changer totalement de méthode d'investigation.

Bien sûr, le rôle du stress (notamment pour le fameux *burn-out*[8] qui serait provoqué par la perte de la tranquillité psychique au travail) commence à être évoqué fréquemment par les médecins mais il s'agit, là encore, d'un abus de langage. La réaction de stress observée est un événement biologique tout à fait « *physiologique* », normal, stéréotypé (aspécifique) et réactionnel qui se déclenche pour tenter d'adapter biologiquement l'organisme soumis à une situation d'urgence. D'ailleurs, les stress pris au sens restreint d'événements néfastes (traumatismes et/ou conflits psychologiques) ne sont jamais directement à l'origine des maladies.

Nous verrons même, plus loin, qu'un bon nombre de pathologies graves (certains cancers mais aussi des infections, des accidents vasculaires ischémiques, des inflammations chroniques ...) se déclenchent au contraire au moment où la vie d'un sujet s'améliore et devient satisfaisante, ou au moment propice pour tourner une page sur un événement douloureux. Souvenez-vous du Dr David Servan-Schreiber: c'est au moment où il vit un plein succès, durable dans le temps, qu'il développe une rechute de cancer du cerveau.

---

8 Il y a une vingtaine d'années, le même tableau clinique s'appelait le *Yuppie's syndrom,* syndrome des cadres dynamiques. Quels progrès !

~ 3 ~
Les médecins observateurs se sont déjà aperçus de l'impact d'un vécu sur le corps

Pour vous permettre de comprendre le rôle des souvenirs dans la vie quotidienne et spécialement dans la santé de l'être humain, et pour bien cerner le mécanisme de la « *compensation symbolique inconsciente* », nous allons revenir un peu en arrière sur des « *publications* » mondialement connues dont le succès persiste encore aujourd'hui. Malheureusement, ce sont des travaux de base que les médecins ont délaissés. Nous en sommes restés à la mise en garde de Claude Bernard vis-à-vis des statistiques. Ce médecin et physiologiste français (1813 - 1878) est considéré comme le fondateur de la médecine expérimentale: il a développé les notions de milieu intérieur et d'homéostasie, fondements de la biologie moderne. Mais bien sûr, il n'est pas allé jusqu'à considérer la maladie comme un mécanisme de régulation de l'équilibre psychosomatique. Par la suite, d'autres acteurs de science ou de science-fiction ont également expérimenté autour de la compensation symbolique inconsciente sans le savoir. Nous allons nous y référer.

Influence des souvenirs sur le corps
Pendant leurs études secondaires, tous les futurs chercheurs en biologie et tous les futurs médecins ont entendu parler d'Ivan Petrovitch Pavlov, né dans l'empire russe en 1849 et mort à Leningrad en 1936. Ce médecin et physiologiste russe a obtenu le prix Nobel de physiologie ou médecine en 1904 et la médaille Copley en 1915 pour ses travaux sur les réflexes conditionnels. Comme Claude Bernard, Pavlov était un chevronné de la méthode expérimentale. Dans son laboratoire, il avait à sa disposition des chiens dont il étudiait la sécrétion salivaire en leur posant une canule sur le canal excréteur d'une glande salivaire. Ayant remarqué que certains chiens avaient

tendance à saliver avant d'avoir reçu leur alimentation, il se mit à observer cette sécrétion salivaire d'origine psychique. Il multiplia les conditions d'expérience pour finalement adopter un protocole expérimental en deux temps.

Dans un premier, celui du conditionnement, l'expérimentateur présentait aux animaux des stimuli neutres parmi lesquels la « *célèbre* » cloche, avant de leur donner de la nourriture en récompense. Au terme de cette première phase dite de **conditionnement ou de programmation**, l'expérimentateur se contentait ensuite d'exposer l'animal au seul stimulus neutre, par exemple le son d'une cloche ou le rythme d'un métronome, pour déclencher une salivation. Le résultat observé semblait évident. À l'écoute de la cloche, l'animal se mettait à saliver, anticipant l'arrivée du repas. Que s'était-il passé ? L'animal avait associé la récompense (le repas) au stimulus neutre (le son de la cloche). Si bien que l'exposition au seul stimulus neutre suffisait à déclencher l'évocation de la récompense savoureuse et la salivation. « *Ils en avaient l'eau à la bouche* ». Lors de l'utilisation du métronome, les chiens pouvaient être conditionnés à une fréquence précise de battements. Les autres fréquences n'entraînaient pas de salivation.

Plus tard, il fut possible de déprogrammer un chien en lui offrant de la nourriture avant l'utilisation du stimulus neutre. Des travaux beaucoup plus récents (2013) de conditionnement chez le singe ont montré que cet animal est capable de visualiser le stimulus neutre (une image) lorsqu'on lui donne la récompense. Cette association de la récompense à l'image disparaît lorsqu'on administre au chien un antagoniste de la dopamine, le neurotransmetteur de la stratégie gagnante.

Ces expériences célèbres sont capitales pour comprendre le lien entre les souvenirs et les manifestations corporelles. Quoi de plus ridicule pour un observateur neutre qui n'est pas au courant du conditionnement du chien, que de constater qu'il suffit de faire tinter une cloche ou de mettre en route un métronome pour voir le chien se mettre à saliver abondamment ! Quoi de plus étonnant qu'un médecin connaissant les réflexes conditionnels de Pavlov, passe son temps à observer des manifestations corporelles sans chercher à mettre en évidence le conditionnement qui est à l'origine du symptôme physique ?

Le sens et la signification du symptôme

Bien sûr, il importe de distinguer entre les bons souvenirs (récompenses) et les mauvais souvenirs (remords). La réponse du corps n'est certainement pas la même. Que se passerait-il si on offrait au chien conditionné une nourriture répugnante pour lui, par exemple des os de bécasses ? On ne serait pas étonné d'observer autre chose qu'une salivation, par exemple des vomissements et de la diarrhée.

Dans le premier cas, la récompense déclenche une anticipation du mécanisme physiologique pour favoriser la dégustation de la récompense. Dans le second cas, les vomissements et la diarrhée ont pour rôle d'éliminer la nourriture infecte. Le symptôme a donc un sens précis. Là encore, quelle surprise pour un observateur neutre de voir se déclencher des vomissements et une diarrhée après l'agitation d'une sonnette. Les médecins n'ont pas encore cette imagination. Et malheureusement, Pavlov n'est véritablement connu que pour le conditionnement aux récompenses. C'est ce conditionnement qui a fait la fortune des dompteurs. Mais une question se pose: le conditionnement aux mauvais souvenirs que je viens d'imaginer pour les chiens existe-t-il réellement chez l'homme ? Nous allons le vérifier en faisant des expériences sur le petit Albert. Auparavant, il faut savoir qu'en pathologie, à côté des cas d'hyper salivation, il existe des cas de réduction de la sécrétion salivaire soit fonctionnelle (bouche sèche associée à la peur par exemple), soit par action d'une substance atropinique, soit organique par destruction des glandes salivaires par un processus auto-immun. Souvent cette sécheresse buccale est associée à une sécheresse oculaire par atteinte des glandes lacrymales. Cette association est connue sous le nom de syndrome sec ou syndrome de Gougerot-Sjögren.

▶ J'ai personnellement souffert d'un Syndrome de Pavlov « *inversé* ». Vers mes 12 ans, je me suis aperçu que je ne pouvais plus manger de marrons par manque de salive. Quelle que soit la présentation, le marron me déclenchait immédiatement une sécheresse buccale. Impossible d'avaler. Pourtant, tout jeune, j'aimais bien les châtaignes grillées vendues dans les rues de Paris pendant l'hiver. J'avais à l'époque 8 ans et je montais à la capitale régulièrement pour y subir des séances d'orthoptie avant et après une intervention pour un strabisme. C'est à 12 ans que je me suis aperçu que je ne pouvais plus manger de marrons, quelle qu'en soit la préparation. Le goût me plaisait toujours autant mais dès que j'introduisais un peu de marron dans ma bouche, la sécrétion de salive s'interrompait instantanément. Impossible de déglutir et d'avaler ce que j'avais dans la bouche à moins de prendre un grand verre d'eau. Cette sécheresse buccale induite par le marron a duré près de 45 ans. Il a fallu qu'un ophtalmologue intervienne dans une séance médicale de confrontation psychosomatique et qu'il parle du syndrome de Gougerot-Sjögren (le syndrome sec) pour que j'évoque mon problème. La réponse fusa immédiatement: « *Mais c'est tout simplement qu'il y a un marron que tu refuses d'avaler[9] !* »

Interpellé, je suis remonté dans le temps de mon enfance, après mon intervention oculaire et juste avant l'apparition de mon symptôme. « *Coco* »: je venais de retrouver le surnom d'un camarade d'école dont nous nous moquions parce qu'il avait des difficultés d'élocution. Nous avions fait une partie de football sur le terrain communal et à la fin de la partie, comme d'habitude, nous étions tous à harceler Coco. Tous, sauf son grand-frère Pierre, que je n'avais pas vu s'élancer pour foncer dans le tas. J'ai reçu son poing en pleine figure, plus précisément sur la joue gauche et quelques instants après cette châtaigne, j'avais un volumineux hématome. Pendant 15 jours, avec une grosse ecchymose, j'ai dû montrer à tout le monde mon humiliation de m'être fait casser la figure. La trace du marron s'est estompée et j'ai oublié l'événement. Mais j'étais conditionné ; 2 ans plus tard, sur la cour de récréation où je jouais au football, j'ai reçu la menace de Jacques parce que nous embêtions son petit frère. J'ai fait profil bas pour éviter une nouvelle châtaigne. C'est à partir de ce moment que j'ai vu ma salive se tarir à chaque fois que je voulais manger du marron ! **Un symptôme ne se déclenche qu'au réveil d'un mauvais souvenir.** Ayant revu mon humiliation, je n'ai pas eu besoin d'en faire la confidence. Dans les jours qui ont suivi cette introspection, j'ai pu remanger des marrons normalement. J'étais définitivement guéri.

Qu'il s'agisse de récompense ou de punition, le conditionnement ou la sensibilisation s'effectue dans un premier temps. C'est le réveil du bon ou du mauvais souvenir qui va déclencher ultérieurement le symptôme physique. Si aucun événement ne vient réveiller un premier mauvais souvenir ou si l'aveu de l'humiliation subie à ce premier moment a arrêté définitivement la rumination induite après ce conditionnement, il n'y aura pas de manifestation clinique ultérieure pendant toute la vie du sujet.

---

9 Avaler et digérer un aliment, c'est symboliquement faire sien un aliment, ici faire sienne une châtaigne.

Un mauvais souvenir peut se réveiller très très tard

C'est avec le cas de monsieur « Albert » que j'ai observé la plus grande latence entre le premier traumatisme conditionnant, un événement programmant néo-natal, et son « *réveil* » 85 ans plus tard déclenchant une chute.

▶ Un matin d'été, vers 5h, Albert se lève pour aller aux toilettes. Il fait une chute qui le cloue par terre dans sa chambre. Son épouse l'aide à ramper jusqu'au lit. Le médecin appelé en urgence est rassurant. Avec un peu de kinésithérapie, il pourra reprendre rapidement la marche. Malheureusement, il n'en est rien ; 5 jours plus tard, je le reçois en consultation. Il boite, incapable de se tenir debout seul, porté par les bras de sa femme et de sa fille. Son côté gauche fonctionne moins bien que le côté droit mais n'évoque pas une pathologie neurologique grave. Néanmoins, une radiographie révélera une fêlure des os du bassin permettant d'expliquer en partie les douleurs et la boiterie.

L'enquête va être de courte durée. Le jour de l'accident, sa femme devait partir vers 7h pour faire une excursion avec les aînés de la commune. Mr Albert se sentait trop fatigué pour y participer mais il n'avait pas osé interdire le voyage à son épouse. Sa chute matinale a tout compromis. Restait à déterminer le moment du conditionnement. Tout jeune, à 3 mois, le père d'Albert était parti au front au moment de la guerre 14-18. Pour pouvoir continuer l'exploitation de sa petite ferme, la maman avait confié son petit Albert à une nourrice. Un véritable abandon dont elle se sentait coupable. Mais elle n'avait pas le choix ; 85 ans plus tard, l'abandon de sa femme pour une journée avait réveillé chez Albert ce souvenir d'abandon infantile. Après sa chute, il était incapable de se lever. Il était obligé de rester par terre (rappelez-vous la terre-mère, c'est Gaïa). Il était cloué au sol, sa mère symbolique. Symboliquement, il ne pouvait pas en être séparé pour être confié à une nourrice. Mais cela n'effaçait pas la souffrance du nourrisson, expérience indélébile. Notons aussi le bénéfice secondaire de cette chute qui fut l'annulation du voyage de son épouse. Et donc, pas de séparation.

Soulignons les points importants de toutes ces manifestations somatiques en lien avec les souvenirs: il faut toujours un premier événement conditionnant, avant l'apparition d'un symptôme. C'est la « *seconde fois* » qui déclenche la maladie ou l'accident. C'est le réveil du souvenir de cet événement conditionnant qui déclenche la réaction somatique de façon « *réflexe* », automatique. Si le souvenir initial est plaisant, après un événement déclenchant, le corps va produire a priori (avant) une réaction symbolique de facilitation de nature physiologique: la salivation provoquée par l'idée de la nourriture pour faciliter la déglutition et commencer la digestion. Si le souvenir initial est déplaisant, après un événement déclenchant, le corps produit une symptomatologie a posteriori (après coup) qui neutralise symboliquement la souffrance initiale. Collé à sa mère symbolique (la terre dont il ne peut se relever) par sa chute, Albert ne peut pas être abandonné et partir chez la nourrice. Dernier point: si sa maman avait avoué sa culpabilité de se séparer de son nourrisson pour s'occuper d'une vache, de cochons, et de volailles, il n'y aurait pas eu la chute d'Albert, 85 ans plus tard. Mais nous reviendrons sur ce point. Pour moi, la confidence faite par Mr Albert de ne pas pouvoir se séparer de son épouse, même une journée, lui a permis de récupérer sa station debout rapidement, malgré sa fêlure osseuse.

Une expérience qui montre l'influence des souvenirs sur le fonctionnement psychique

John Broadus Watson (1878-1958), un psychologue américain, est le fondateur du *béhaviorisme*. Voulant faire de la psychologie une science parfaitement objective, ce chercheur défend l'idée que l'étude de la psychologie doit se cantonner à l'étude rigoureuse des comportements (*behavior* en anglais). Watson accorde ainsi une place centrale aux phénomènes d'apprentissage et notamment d'association stimulus-réponse, dans le droit fil des travaux de Pavlov. Le courant comportementaliste suppose que tous les comportements peuvent être expliqués sans impliquer la conscience. Convaincu par l'intérêt de l'approche behavioriste pour les applications de la psychologie, les recherches de Watson se portent sur l'étude du comportement animal, la publicité et l'éducation des enfants. Son expérience la plus célèbre et la plus controversée fut l'expérience dite « *du petit Albert* » qu'il mit au point avec son assistante Rosalie Rayner. On peut trouver des séquences filmées de ces travaux expérimentaux sur Internet. Là encore, l'expérience se déroule en 2 temps.

▶ Dans un premier temps, le bébé est conditionné. Il lui est présenté des animaux qui excitent sa curiosité et provoquent son « *apprivoisement* ». Lorsque le bébé est familiarisé, on lui présente des animaux de laboratoire blancs (souris, rats) en même temps qu'on produit un son effrayant chaque fois qu'il manifeste de l'intérêt pour l'animal. Au bout de quelques répétitions, le petit Albert est conditionné. Il finit par avoir peur de la souris ou du rat blanc. Rien qu'en le voyant, il se met à hurler. Il a associé l'animal au bruit effrayant. Dans un second temps, il suffit de lui présenter n'importe quel animal blanc pour qu'il prenne peur. On a créé chez lui de toute pièce une maladie: la phobie des animaux blancs. Watson a pu ainsi montrer que le conditionnement simple qu'on avait observé chez les animaux pouvait également s'appliquer aux humains. Malheureusement, Watson n'a pas déconditionné l'enfant car celui-ci fut retiré par sa mère avant la fin des expériences.

Cette pathologie psychique créée de toute pièce comporte bien les 2 temps de conditionnement: formation d'un mauvais souvenir grâce aux bruits effrayants et déclenchement du symptôme (la phobie) via le réveil des souvenirs effrayants créés par la vision d'un animal blanc. Là encore, le symptôme est bien une compensation symbolique stéréotypée: l'enfant se protège des bruits effrayants (mauvais souvenir) par une réaction de peur face à l'animal blanc. Dans ce cas, le symptôme psychique est clairement un comportement: il peut donc changer par un déconditionnement. Pourquoi ne pourrait-on pas regarder la maladie psychique comme un comportement dont il faudrait rechercher le conditionnement pour le faire disparaître ? Voici quelques exemples.

▶ **La culpabilité de Marie.** Marie est inquiète depuis plusieurs jours. Elle n'arrête pas de téléphoner aux autorités pour signaler que l'eau distribuée par la ville est dangereuse. C'est tour à tour le service des eaux, la mairie, les pompiers, la gendarmerie... et quelques représentants de l'autorité sanitaire qu'elle importune. Un véritable délire. La consultation se fait à mon cabinet dans un climat de confiance. Elle me confie que ses craintes sont apparues après le malaise de son fils, son 3e enfant âgé de quelques mois. Elle lui donnait un bain lorsqu'il a fait une syncope. Elle l'a cru mort. À l'hôpital, le pédiatre a dû convenir que les résultats des analyses de l'eau « *potable* » n'étaient pas conformes à la norme de sécurité. Il a convenu aussi qu'elle était potentiellement dangereuse pour la santé. Elle a immédiatement demandé à son mari de remettre en usage le puits de la cour. Toujours dans le calme, la consultation s'est poursuivie par la recherche du fameux conditionnement. C'est un souvenir de petite fille qui est remonté à la surface. Vers ses 10 ans,

Marie a vécu une expérience dramatique: sa maman profitait d'une nouvelle grossesse pour enseigner à sa petite fille des rudiments de sciences maternelles. Elle lui proposa de pousser le bébé qu'elle avait dans le ventre. Comme il était dans une poche d'eau, il revenait aussitôt au contact de la main. Marie avait renouvelé l'expérience plusieurs fois. Quelques semaines plus tard, le fœtus était mort. Malgré les dénégations de la maman, elle n'avait pu s'empêcher de penser qu'elle était pour quelque chose dans la mort du bébé. Et cette culpabilité la tenaillait toujours. Aujourd'hui, la peur de la mort pour son bébé et son délire sur l'eau empoisonnée de la ville venaient lui enlever sa culpabilité: avec cette méfiance, il n'est pas question de jouer avec le bébé dans l'eau du ventre de maman et il n'est pas question de mettre son nourrisson dans une baignoire. En moins de 48 heures, les idées folles disparurent comme par enchantement. Pour le psychiatre, les bouffées délirantes sont brèves par définition et les neuroleptiques dispensent de la confidence.

▶ **Les scrupules de Jeanine.** Jeanine a accompagné son mari chez le guérisseur car il souffre d'une sciatique rebelle. Alors qu'ils sont dans son bureau, elle entend le guérisseur ordonner: « *Couche-toi là* ». Mais n'ayant pas remarqué qu'il s'adressait à son chien, elle a pris cette injonction pour elle. Cela l'a pétrifiée. Son mari est formel: c'est depuis ce moment que sa femme a basculé dans le scrupule. Depuis, il l'entend répéter à longueur de journée: « *C'est de ma faute si...* ». Là encore, il faudra rechercher le conditionnement de ces scrupules dans la petite enfance. « *Couche-toi là* », c'était l'injonction du guérisseur à son chien qu'elle avait pris pour elle. Mais « *Couche-toi là* », c'était aussi l'injonction de sa mère lorsqu'elle était jeune. Quand en fin de journée son père rentrait à la maison en état d'ébriété avancée, la maman avait pris l'habitude la coucher à ses côtés dans le lit conjugal. Pour Jeanine, c'était un véritable cauchemar de petite fille, tiraillée entre ses deux parents. Comment compenser des ordres insupportables ? Tout simplement en devenant scrupuleuse pour reprendre la maîtrise de tout ce qui se passe. « *C'est de ma faute si* ».

Mais c'est certainement la dépression qui est le symptôme psychique durable le plus invalidant. En pleine dépression, le sujet se replie sur lui-même et il n'a plus le goût à tisser des relations. Quoi de plus efficace que ce repli sur soi quand on a vécu une relation qui s'est mal passée ?

Quoi de plus naturel d'en parler pour que la confidence fasse disparaître le symptôme !

L'histoire de Pinocchio enseigne la compensation symbolique inconsciente

C'est peu après la mort de Claude Bernard que Carlo Collodi, un journaliste « *affamé* » a proposé à un journal italien le début d'une histoire de marionnette: *Le avventure di **Pinocchio**. Storia di un burattino*. Ces épisodes ajoutés les uns aux autres du fait du succès du début de la série seront finalement recueillis en un seul volume de 36 chapitres, après quelques corrections et l'adjonction du fameux « *résumé* » en tête de chaque chapitre. Le livre est publié en février 1883 chez l'éditeur Felice Paggi de Florence qui avait déjà publié d'autres ouvrages de Collodi. Son succès mondial ne se dément pas, 130 ans plus tard: on compte près de 200 traductions en langues officielles et en dialectes, et plusieurs versions cinématographiques. « *Un classique, c'est un livre qui n'a jamais fini de dire ce qu'il a à dire* » dira Italo Calvino. Ma version est une édition de *Rue du Monde* de 2009.

Selon mon approche, Pinocchio ne raconte pas moins que l'histoire humaine avec le créateur de l'homme, Geppetto, qui finira par donner sa vie à sa créature, la marionnette. L'histoire de Pinocchio, c'est aussi les démêlés de l'homme-marionnette aux prises avec son inconscient et sa culpabilité, faisant des symptômes qui sont bien nos compensations symboliques inconscientes successives (le nez qui s'allonge, les oreilles d'âne qui poussent, la transformation complète en âne). Enfin, ne serait-ce pas la description d'un monde futur où les condamnations frapperont les innocents (en apparence) ? Quand par exemple Pinocchio se fait voler ses 4 pièces d'or, le juge le condamne à 4 mois de prison. « *C'est pourquoi le juge sachant que j'avais été volé, m'envoya en prison* ». Je reviendrai sur ce point. Mais Collodi ne manque pas d'écorcher les médecins au passage par la voix de la conscience, le grillon-qui-parle: « *Moi, je dis que la meilleure chose que puisse faire un médecin qui ne sait pas de quoi il parle serait qu'il se taise* ».

Voici un très bref résumé de la version originale (différente du dessin animé de Disney). Un menuisier, Maître Cerise, découvre un rondin qu'il pense tailler en un pied de table. Dès qu'il commence à travailler le bois, celui-ci proteste: « *Ne frappe pas si fort* ». Et quand le menuisier manie le rabot: « *Arrête ! Tu me fais des chatouilles sur tout le corps* ». Affolé, Maître Cerise donne ce bois étrange au vieux Geppetto qui cherche justement de quoi fabriquer un pantin exceptionnel. Avant même de le confectionner, il lui cherche un nom: Pinocchio. « *Ce nom-là lui portera bonheur. J'ai connu une famille entière de Pinocchio. Le père, la mère, les enfants, tous se la coulaient douce. Et le plus aisé d'entre eux se contentait de mendier* ».

Collodi nous donne la solution dès le début l'énigme des problèmes transgénérationnels, qui sont en jeu dans le choix d'un nom (prénom). Depuis cette époque, par d'autres auteurs, nous avons appris que nous sommes liés de génération en génération par des **liens transgénérationnels**. Ici Geppetto qui a trimé toute sa vie sans rien amasser choisit pour son « *fils* » le nom d'une famille de rentiers. Cette oisiveté, c'est une mission de compensation donnée par le nom (en fait le prénom) et « *l'enfant Pinocchio* » va commencer immédiatement à la remplir, dès sa fabrication. Ainsi, pour empêcher le travail en cours, la marionnette joue à allonger son nez pendant qu'il est taillé, à prendre la perruque de Geppetto dès que ses mains sont faites. « *C'est mal* ». Et dès que ses jambes sont terminées, le pantin s'enfuit par la porte ouverte, poursuivi par son sculpteur qui le menace et qui, pour cela, se retrouve en prison. Là s'arrêtait la toute première série... mais: de retour à la maison, le pantin est sermonné par sa conscience, le « *grillon-qui-parle* ». Furieuse, la marionnette lui lance un marteau qui écrase le grillon sur le mur. Une fois seule, elle est incapable de trouver à manger. L'œuf qu'elle découvre enfin contient un poussin qui s'envole dès que la coquille est brisée. Fourbu et frigorifié, Pinocchio finit par s'endormir les pieds posés sur le brasero. Et le lendemain matin, ils sont entièrement calcinés. Stop ! Voilà la **première grande compensation symbolique** inconsciente de l'histoire. Jusque-là, la marionnette n'a eu que deux relations « *glacées* »: avec Geppetto qui est en prison (conditionnement à la séparation) et avec le grillon-qui-parle qu'il a violemment « *refroidi* » (réveil d'une séparation et déclenchement du symptôme).

En symbolique du corps humain, les jambes servent à la relation. Le pied, c'est le symbole de la relation accomplie: tout se passe bien et « *c'est le pied !* », tout va mal et « *je me lève du pied gauche* ». Pour me réconcilier « *je fais un pas vers...* ». À ses relations « glacées » qui le culpabilisent, Pinocchio va opposer des relations symboliques tellement chaleureuses qu'il s'en brûle les deux pieds. Symptôme qui lui enlève toute culpabilité de froideur. Le pantin ne porte plus que la trace de relations symboliques brûlantes, comme peuvent l'être celles de l'amour.

Mais Geppetto revenu chez lui est miséricordieux. Il retaille des pieds neufs afin de lui permettre de commencer une nouvelle relation. Pour calmer la faim de sa marionnette, il lui donne son repas constitué de trois poires. Puis Pinocchio repart dans sa mission d'oisiveté. Il fait la fête avec les marionnettes de Mangiafaco (Mange feu) le marionnettiste. Celui-ci lui donne 5 pièces d'or pour Geppetto avec lesquelles Pinocchio-le rentier rêve de faire fortune (en plantant les pièces d'or dans le champ des miracles du Pays-des-Nigauds pour qu'elles se multiplient). Il faut attendre les chapitres 16-17 pour voir un second symptôme. La Bonne Fée des lieux a recueilli Pinocchio, inerte après avoir été pendu par des brigands. Elle appelle trois médecins pour savoir s'il est mort ou vif. Pinocchio finit par prendre le médicament prescrit à la vue des lapins croquemorts.

Au chapitre 17, Pinocchio dit un mensonge à la fée et son nez commence à s'allonger. Comment faire le lien entre un mensonge et le nez ? Il s'agit sans doute d'une intuition de Collodi qui devance de plus de 100 ans les données de la science. Ce n'est qu'au XXIe siècle que les explorations fonctionnelles d'imagerie ont montré que le mensonge s'accompagne d'une augmentation de la circulation sanguine du nez chez le menteur. Mais le langage populaire nous dit déjà que le menteur se reconnaît « *à son nez qui bouge* » et, plus souvent, à son doigt qui touche le nez pendant la discussion.

Sur le plan symbolique, le nez sert à flairer les pièges: plus il s'allonge, plus il permet de flairer loin le danger et moins Pinocchio risque de se faire avoir par le Chat et le Renard ou par les brigands. Mais toujours selon le langage populaire, plus le nez est long, plus la marionnette risque de se faire « *mener par le bout du nez* ». En terme de compensation symbolique, plus son nez s'allonge, plus Pinocchio est aussi symboliquement capable de flairer les pièges de la Bonne Fée. Il voulait en effet lui faire croire qu'il n'avait plus les pièces d'or (elles étaient toujours dans sa poche) pour lui cacher son désir de les planter dans le champ des miracles. Plus il mentait, plus son nez s'allongeait jusqu'à empêcher ses déplacements dans la pièce. À la fin, il lui était même impossible de sortir pour aller au champ des miracles. Il était coincé dans la pièce du mensonge. La leçon fut bonne, mais pour peu de temps.

Il faut attendre la fin de l'histoire pour voir Pinocchio « *s'ani-fier* ». Un grand goûter au café au lait est organisé pour célébrer la promesse de la Fée que Pinocchio deviendra un vrai petit garçon. Mais au chapitre 30, au lieu de se transformer en petit garçon véritable, continuant à exécuter la mission d'oisiveté qui lui a été donnée dès le premier jour par Geppetto, Pinocchio part en cachette mais à contrecœur aux *Pays des jouets* avec son ami La Mèche. Un pays où les enfants ne sont pas obligés d'aller à l'école. Il vit pendant 5 mois une vie de cocagne toute de jeux et de divertissements et sans école. Ce n'est qu'au chapitre 31 que des oreilles d'âne lui poussent, puis que Pinocchio devient un âne pour de vrai avec une queue et qu'il se met à braire. Il faut revenir au texte de Collodi, véritablement délicieux, pour expliquer le mécanisme d'une découverte scientifique empirique. « *Puis, un matin, en se réveillant, Pinocchio eut une fort désagréable surprise qui le mit hors de lui... ».* Pinocchio qui n'avait que de minuscules oreilles constate au réveil qu'il a deux oreilles d'âne. Il pousse des cris qui alertent la marmotte sa petite voisine du dessus.

> « - *Que se passe-t-il cher voisin ?*
> - *Je suis malade, petite marmotte, très malade, et d'une maladie qui me fait peur !...*
> - *Tu as une méchante et forte fièvre... une fièvre de cheval ou plutôt d'âne... D'ici 2 ou 3 heures, tu deviendras un bourricot, un vrai...*
> - *Oh ! Pauvre de moi ! Pauvre de moi ! hurla Pinocchio en saisissant ses oreilles à pleines mains, tirant dessus et essayant de les arracher rageusement comme si ce n'étaient pas les siennes.*
> - *Mon ami, intervint la marmotte pour le calmer, que cherches-tu donc à faire ? Tu n'y peux rien ! C'est le destin ! Il est prouvé scientifiquement que tous les enfants paresseux qui rejettent les livres, l'école et les maîtres, qui passent leurs journées à jouer et à se divertir, deviennent tôt ou tard des petits ânes.*
> - *C'est prouvé ?* ».

Le symbolisme du bonnet d'âne et de l'âne est assez parlant pour comprendre le sens du symptôme: Pinocchio devenu âne n'a plus à se culpabiliser de ne pas aller à l'école. Pour une seconde fois, il ne tient pas sa promesse d'aller à l'école et la compensation symbolique inconsciente s'installe après un délai de 5 mois[10]. Le symptôme est

---

10 Le délai de 5 mois donné par l'auteur n'est pas correct sur le plan « médical ». Après un imprévu, le symptôme débute après un délai constant de 6 mois entiers au

un alibi symbolique parfait pour sa paresse, mais il ne survient qu'a posteriori. Il faut souligner que le symptôme est toujours en lien avec une culpabilité non assumée. Dans son dialogue avec la marmotte, effectivement, Pinocchio se défausse:

> - *Mais ce n'est pas de ma faute, crois-moi, petite Marmotte, c'est à cause de La Mèche ...*
> - *Pourquoi avoir suivi les conseils de ce faux ami, de ce mauvais compagnon ?...*
> - *Oh ! Si jamais je rencontre La Mèche, gare à lui ! Je lui dirai ses quatre vérités.*

Chapitre 32: « *Devenu un vrai âne, Pinocchio est vendu au directeur d'un cirque qui lui apprend à danser et à sauter dans des cercles. Un soir de représentation, il s'estropie et il est revendu pour sa peau* » à un homme qui fabrique des tambours. Par chance, trempée dans la mer, la parure d'âne est dévorée par les poissons et seul le squelette de la marionnette persiste. Pinocchio est momentanément sauvé.

Bien qu'expliqué dans un conte, le « *scientifiquement prouvé* » sans statistiques mérite des explications. Dans cette histoire de marionnette, il n'y a ni chercheurs ni statistiques. Mais il y a un adepte du **cas par cas**. Effectivement, à la fin du livre, Pinocchio retrouve celui qui profite de cette situation. Ce génie de la découverte a choisi une méthode expérimentale empirique qui le dispense de statistiques: le même symptôme apparaît à chaque fois qu'il renouvelle son expérience. Une preuve irréfutable et une mine d'or pour lui. Il obtient du 100% dans ses résultats, ce qui démontre avec succès un lien de cause à effet, succès qui fait tant défaut à la médecine moderne. Devenu âne, Pinocchio retrouve son ami La Mèche qui cache, lui aussi, des oreilles d'âne sous un bonnet de coton... Le charretier, le petit homme qui a amené les enfants au pays des Jouets se manifeste alors. C'est lui le génie qui sillonnait de temps en temps le pays, embobinant avec ses minauderies et ses promesses tous les enfants paresseux, les faisant monter dans sa carriole et les amenant au pays des Jouets. Ces pauvres enfants naïfs devenaient des ânes que le petit homme allait vendre au marché et sur les foires. C'est ainsi qu'il était devenu millionnaire.

Que peut-on retenir de cette histoire ?

---

moins (182 jours et demi). Voir plus loin le syndrome d'épuisement.

Les mêmes conditions de vie et de souffrance « *culpabilisantes* », ici la paresse et la cupidité des enfants, produisent les mêmes effets, un symptôme identique, la transformation en âne. Il suffit de le vérifier au cas par cas, les uns après les autres pour en faire une démonstration scientifique. Ce résultat est tellement stéréotypé à 100% que le charretier est devenu millionnaire. Inversement, sous l'aspect de l'âne Pinocchio, sous l'aspect de l'âne La Mèche ou de l'âne untel, il est possible de découvrir un enfant ou une marionnette qui se culpabilise mais qui peut redevenir « *un vrai petit garçon* » en bonne santé. Et Geppetto d'ajouter: « *Quand les sales gosses deviennent de bons petits, ils ont aussi le pouvoir de transformer toute leur famille* »..

~ 4 ~
Convertir le symptôme
en souffrance inavouée

Les trois temps de la conversion du symptôme

Vous savez déjà que toute manifestation clinique, qu'elle soit fonctionnelle ou organique, somatique ou psychique, peut correspondre à une compensation symbolique inconsciente. Le symptôme masque une souffrance spécifique qui doit être évacuée pour espérer que le malade guérisse définitivement. Il faut donc, à partir des phénomènes observés, découvrir cette souffrance qui n'a jamais été gérée, exprimée, en faisant l'opération inverse, **dite de conversion du symptôme**. Il s'agit de comprendre ce qui s'exprime par les hiéroglyphes inscrits dans le corps sous forme d'un symbole et d'en faire la bonne traduction en souffrance réelle. Une bonne consultation devrait donc comporter l'aveu du malade: « *ça, je ne l'ai jamais dit à personne* ». Par exemple, une malade n'a pas un cancer du sein, sans précision. Il faut savoir la latéralité (sein droit ou sein gauche), la taille et le siège de la lésion (quadrant supéro externe par exemple), l'existence ou non d'adénopathies cancéreuses, essentiellement au niveau de l'aisselle, l'existence ou non de métastases à distance et surtout le type histologique du cancer, sa sensibilité hormonale éventuelle. Le cancer canalaire est le plus fréquent des cancers du sein mais on peut trouver un adénocarcinome (« *adéno* » signifiant glande), un sarcome (tumeur du tissu fibreux) voire une tumeur phyllode rarement maligne, etc. Toutes ces précisions sont indispensables car chaque élément a une valeur symbolique précise à déchiffrer qui s'ajoute au reste pour reconstituer l'ensemble du puzzle. L'exercice de conversion d'un symptôme va comporter **3 étapes** successives. Un schéma récapitule l'ensemble.

1) établir **la liste** complète des éléments symboliques présents dans le ou les symptômes (les données cliniques et paracliniques).

2) trouver **le contraire** de chacun de ces éléments de la liste, quand ce contraire existe, puisque nous sommes dans un processus de compensation, de contrepoids. Ainsi, insensible devient sensible, mais droit n'est pas le contraire de gauche.

3) **passer du symbole à la réalité** en décryptant l'ensemble des symboles. C'est l'étape la plus complexe car bien souvent, un élément n'a pas une symbolique unique. Ainsi, le pouce de la main est un symbole possible de la mère. Mais le pouce peut aussi symboliser une mère spirituelle, une mère adoptive. D'une façon plus générale, le pouce est symbole de protection ou d'encouragement. Fréquemment, il faudra donc faire plusieurs hypothèses sur les traumatismes que le malade a été susceptible de vivre. À la fin, on aura une ou des idées sur la souffrance réelle que le malade n'a jamais exprimée (parce qu'elle lui paraît inavouable). (Photo DR)

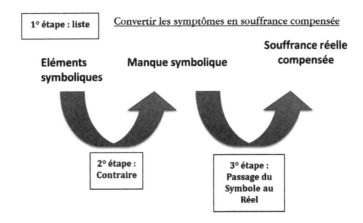

▶ **Exemple de décryptage avec un index droit insensible.** Nous avons plusieurs hypothèses.

1re étape: lister les éléments cliniques: index, droit, insensible (donc atteinte nerveuse sensitive).

2e étape: il s'agit d'une compensation (contrepoids). Nous cherchons les contraires possibles pour chacun des éléments de la liste: index n'a pas de contraire ; gauche n'est pas le contraire de droit ; insensible devient **sensible, contraire** auquel on ajoutera si possible une (ou des) note psychoaffective tirée du langage populaire: par exemple, « *ça m'a touché* ».

3e étape: passer du symbolique au réel ; étape la plus difficile car elle nécessite des connaissances précises pas encore acquises.

Réfléchissons ensemble. L'index, c'est le doigt symbolique du père: le doigt que l'on pointe pour montrer une direction (par-là !), pour accuser (c'est toi !), pour donner un ordre, pour désigner (toi !), pour évincer (dehors !) mais aussi le doigt avec lequel on « *balaie* » (non-non-non !) ou on appelle (viens un peu par-là !)... Tous ces attributs sont ceux du père qui, en principe, fixe les règles de la vie familiale. Par extension, le père peut être le père spirituel, le patron (même racine, de *pater* en latin), le parrain, le beau-père, le juge qui accuse, le prêtre qui pardonne... il faut savoir laisser courir son imagination. Le côté droit indique que le sujet malade a subi quelque chose venant d'un autre. Plus rarement, il peut s'agir de ce que l'autre a fait seul sans se concerter avec moi comme je l'aurai souhaité. Nous reverrons plus loin ces notions de latéralité avec une double possibilité. Si le sujet a été touché, c'est peut-être que son amour-propre a été blessé. C'est pour cela qu'une partie de son corps devient insensible. La sensibilité est sous la dépendance du système nerveux. Le nerf est l'organe qui symboliquement permet de déclencher l'accomplissement d'un projet précis.

Muni de tous ces éléments, on peut maintenant échafauder plusieurs hypothèses et avoir ainsi en mémoire des idées précises sur ce qu'on va pouvoir entendre comme confidence. Mais c'est le malade qui doit spontanément raconter ce qu'il n'a jamais dit à personne. C'est capital. La confidence s'accompagne souvent d'une grande émotion, de manifestations somatiques notamment sensorielles (pleurs, mouvements respiratoires amples, sensation de chaleur, de faim, bâillements ...) qu'il faut accueillir dans le silence et respecter dans la durée jusqu'à ce que le sujet « *soulagé* » reprenne spontanément son discours. Dans notre cas, une première hypothèse paraît très plausible: celle d'une accusation à tort car elle risque de blesser fortement le sujet. « *C'est toi qui as fait ça !* » et c'est faux. L'index droit insensible rend symboliquement le sujet insensible à cette accusation portée à tort. On pourra également envisager un contact insupportable avec le père mais aussi un ordre ou une interdiction. Ce contact insupportable peut même être la rupture du contact. Et pourquoi ne s'agirait-il pas d'un problème avec le beau-père ou avec un juge ? Il faut également toujours penser à l'hypothèse inverse, même si elle paraît moins probable: le problème n'est-il pas celui de la direction (index) prise par l'autre (ce qui explique le côté droit du symptôme) sans m'en parler (j'aurais aimé être prévenu de ce projet).

Au terme de cet exercice, le lecteur comprendra aisément toutes les subtilités de la conversion des symptômes cliniques qui font de cette écoute du symbole tout un art auquel les médecins ne sont pas tenus de s'exercer. « *C'est en forgeant qu'on devient forgeron* ». Mais je vous rassure: c'est une technique qui n'est même pas indispensable pour un débutant qui se forme l'oreille. Cependant, elle permet de gagner du temps dans l'entretien en éliminant au fur et à mesure les mauvais souvenirs évoqués par le patient car ils ne semblent pas correspondre aux symptômes qu'il présente.

Je voudrais vous réconforter en vous donnant l'exemple récent d'un thérapeute sophrologue motivé qui a commencé à se former avec moi à cette écoute (aidé par la lecture de livres et durant quelques jours de séminaire). Il a déjà une bonne expérience de l'accompagnement des patients mais la découverte de cette grille de lecture symbolique du symptôme a vraiment dynamisé sa pratique.

▶ Il reçoit Anny, âgée de 14 ans, qui a développé en fin d'année une multitude de symptômes. Après des efforts intenses et inhabituels ayant entraîné un malaise et une perte de sensibilité dans les jambes pendant 2 heures, elle a eu de violents maux de tête et des vertiges. Puis elle a commencé à cracher du sang et à avoir des manifestations respiratoires s'accompagnant de douleurs diffuses et permanentes dans les membres et d'un épuisement général. Au fil des semaines, se sont manifestées des difficultés motrices, des décharges électriques violentes, des myalgies intenses (douleurs musculaires) la rendant incapable de se lever pendant 3 mois. Elle mangeait énormément mais maigrissait beaucoup.

Les hospitalisations se sont enchaînées sans résultats concluants. Les médecins voyaient toute la symptomatologie clinique d'une vascularite (maladie de système touchant les petits vaisseaux) mais sans élément permettant de poser un diagnostic précis. À partir de Noël, Anny a commencé à avoir des manifestations cutanées « *ressemblant à un zona mais qui n'en était pas un* » et à perdre et l'appétit et le moral. À partir de mars de l'année suivante, sortie de l'hôpital, elle a eu un purpura (efflorescence de suffusions sanguines diffuses notamment cutanées), avec un état inflammatoire sur plusieurs semaines s'accompagnant de lésions cutanées vésiculaires suintantes évoluant par poussées successives. Durant les éruptions cutanées, les crachats de sang s'interrompent puis recommencent le jour de la cicatrisation cutanée. Pas de répit entre les différentes phases. Avant une éruption cutanée, elle passe par une phase inflammatoire invalidante avec des douleurs dorsolombaires, des ganglions à la nuque, un épuisement total avec état comme grippal, et une hypotension artérielle jusqu'à 7/3. Dernier élément: cette jeune fille a toujours eu un accompagnement psychologique depuis sa petite enfance suite au divorce de ses parents lorsqu'elle avait 4 ans. Depuis elle a une relation très froide et difficile avec son père.

Comme le sophrologue ne savait pas encore faire la conversion d'un tel complexe de symptômes, il a utilisé un autre outil, une notion de base fondamentale facile à retenir: les symptômes apparaissent très souvent 6 mois après un événement imprévu. Il a donc cherché à savoir ce qui s'était passé 6 mois avant l'apparition des premiers signes inflammatoires. La jeune fille lui raconte qu'elle a été agressée 6 mois avant par deux « *copines* » du collège. Elle a voulu porter plainte à la gendarmerie mais personne ne l'a prise au sérieux ; elle raconte cette histoire-là, c'est sa souffrance actuelle. La consultation se termine, elle rentre chez elle et dort 3 jours et 3 nuits ne se réveillant et ne se levant que pour manger. La dernière nuit, elle a fait un rêve étonnant: elle rêve qu'un matin le proviseur de son lycée – là ce n'est plus le gendarme – l'écoute dans ses plaintes et lui donne raison. Son problème réel est compensé symboliquement dans le rêve ; et pendant une semaine elle n'a plus aucun symptôme: une rémission totale. Mais cette semaine passée, les symptômes reviennent avec moins de douleurs cependant. La jeune fille va revoir le thérapeute auquel on avait suggéré que c'était sans doute la culpabilité d'avoir porté plainte qu'il fallait creuser pour découvrir la véritable cause de sa maladie.

Effectivement, l'histoire de l'événement de la gendarmerie a réveillé sa souffrance d'avoir été obligée de témoigner contre son père au moment du divorce. En même temps, l'événement déclenchant de sa maladie est une compensation symbolique de cette culpabilité: on ne la croit pas quand elle accuse (ses camarades) alors que pour son père, on l'avait crue. C'est dramatique pour une petite fille de devoir dénigrer son père et rompre une relation qui devrait, au contraire être privilégiée. Depuis cet épisode du tribunal, malgré une psychothérapie régulière, cette culpabilité ne l'a jamais quittée.

Ce qui est étonnant dans cette histoire, c'est qu'on n'a pas vraiment de diagnostic médical sérieux à proposer et qu'on arrive à la rémission clinique après la confidence, sans passer par l'étape de conversion du symptôme. Et c'est également intéressant de voir qu'un rêve en tant que compensation symbolique peut entraîner la rémission, pendant une semaine, d'un état clinique assez critique. Résultat final: des mois après, grâce à cette écoute ciblée sur les 6 mois précédant la maladie et sans traitement médicamenteux, Anny est en rémission complète d'une maladie très invalidante, bien avant que les médecins n'aient pu en faire le diagnostic précis !

~ 5 ~

Rémissions spontanées de cancers: renvoyés chez eux pour mourir, ils résistent au dogme médical !

Deux guérisons m'ont particulièrement marqué au début de ma carrière médicale, des cas de rémission spontanée de tumeurs malignes. Des cancers qui guérissent sans traitement ! L'amélioration clinique étant survenue en l'absence de tout traitement allopathique, ou après échec des divers traitements allopathiques proposés, j'ai été obligé de me tourner vers la seule autre explication possible, le rôle du psychisme.

La première expérience date de plus d'une trentaine d'années. À l'époque, j'étais chef de service dans un petit hôpital de province et j'avais l'habitude d'assister chaque vendredi après-midi au staff du CHU voisin où se rassemblaient les neurologues, les neurochirurgiens et les neuroradiologues pour discuter en commun des dossiers de malades. Un jour, le chef du service de neurologie nous a présenté les images d'un scanner cérébral d'un de ses patients. Aussitôt, le consensus s'est établi: le malade présentait plusieurs images typiques de lésions tumorales malignes du cerveau, ce qui impliquait un pronostic vital engagé à brève échéance. Le chef de service a alors pris un air malicieux et il a affiché les images d'un autre scanner cérébral. Force est de constater que ce scanner était strictement normal. Les explications nous laissèrent pantois. Il s'agissait des scanners d'un même patient: ils avaient été réalisés à 8 ans d'intervalle. Au vu du premier scanner avec ses lésions tumorales et étant donné l'âge du patient, il avait été décidé de laisser repartir le malade chez lui sans traitement pour qu'il y meure en paix ; 8 ans plus tard, il était toujours en rémission spontanée sans lésion cérébrale visible.

Pour la majorité des médecins, une grosse lésion cancéreuse non traitée est censée toujours s'aggraver. Ce n'est pas toujours vrai. La plupart des participants à ce staff a donc conclu à une erreur de diagnostic. Mais quel autre diagnostic fallait-il envisager ? Guérison spontanée d'un lymphome cérébral, guérison spontanée d'une infection, par exemple une toxoplasmose, pseudo-images tumorales de nature inflammatoire ? Personnellement, j'ai mis dans un coin de ma tête qu'un cancer du cerveau pouvait peut-être régresser spontanément. Quelques cas ont été publiés dans la littérature. Erreurs médicales ? Pour ce patient, en l'absence de biopsie des lésions, il était impossible de trancher avec certitude en faveur d'un cancer. Depuis, j'ai pu moi-même constater qu'exceptionnellement des lésions cancéreuses du cerveau (et de n'importe quel organe) pouvaient effectivement régresser sans traitement allopathique.

Le second cas est plus récent, celui d'une femme traitée pour un cancer canalaire du sein. Malgré les protocoles successifs, la maladie a continué à évoluer. Les métastases ont notamment envahi les os du crâne. Divers types de chimiothérapies ont été utilisés, de plus en plus agressives, sans aucun effet. Au bout du rouleau, la malade a été renvoyée chez elle pour y mourir. Le cancérologue lui avait annoncé une survie potentielle de 2 à 3 semaines. De retour chez elle, la malade s'est cloîtrée dans une pièce où on avait mis son lit et une petite table. Elle y dormait et s'y faisait porter à manger. N'ayant plus que 3 semaines à vivre, elle avait entrepris de faire une anamnèse de ses plus mauvais souvenirs sur un cahier d'écolier. Arrivée à la fin de la 3e semaine fatidique, elle avait décidé de mettre le feu à son cahier.

Quelle ne fut pas la stupéfaction du cancérologue lorsqu'elle revint le voir en consultation quelques semaines plus tard, en bon état général. Le bilan radiologique a montré qu'elle avait remplacé les lacunes osseuses des métastases par un os de forte densité. Cette femme m'a raconté son histoire 6 ans après sa condamnation à mort par les médecins. Entre temps, elle s'était reconvertie sur le plan professionnel: de cadre de l'industrie, elle était devenue accompagnatrice de femmes atteintes d'un cancer du sein. Le médecin du centre anticancéreux lui avait adressé plus d'une centaine de patientes. Elle avait pu, apparemment et contre toute attente, se « guérir » de son cancer et des métastases osseuses en revisitant ses mauvais souvenirs et en s'investissant dans la protection de femmes atteintes du même mal.

Malheureusement, l'histoire ne s'est pas bien terminée. Cette femme agissant par intuition n'avait rien compris au mécanisme de sa « *guérison* ». Le choix d'une nouvelle vie avait pu jouer un rôle bénéfique capital dans sa rémission totale ; 7 ans après cette rémission totale spontanée, elle décida de cesser son accompagnement des femmes atteintes de cancer du sein. Peu après, le processus tumoral a repris et l'a emportée en quelques semaines. Je n'ai pas entendu dire que dans le centre anticancéreux où elle avait été traitée, on avait changé la façon de soigner les malades en portant une attention plus particulière aux souffrances psychiques des femmes atteintes d'un cancer du sein. Pourtant, quoi de plus naturel qu'un dialogue malade-soignant ouvert, a priori sans effets secondaires notables, comparés à ceux de la chimiothérapie ou des rayons. Je pourrais rapprocher cette histoire de celle que nous a transmise le médecin personnel du président Mitterrand. Dans un ouvrage rapidement interdit après la publication, on apprenait que les métastases osseuses du Président n'avaient pas évolué pendant 13 ans jusqu'à la fin de son second septennat. De là à penser que la satisfaction fournie par son élection puis par sa réélection ont pu jouer un rôle dans la stabilisation des lésions métastatiques, il n'y a qu'un pas que l'expérience m'autorise à franchir.

Je viens de citer trois observations exceptionnelles, mais cela ne nous autorise pas pour autant à généraliser et à dire que le psychisme est toujours en cause dans le déclenchement et dans l'évolution d'un processus pathologique quel qu'il soit. Néanmoins, une fois éliminées les erreurs de diagnostic, ces rémissions spontanées de maladies réputées mortelles sont un indice sérieux pour penser que le psychisme a eu un rôle majeur sans que nous en connaissions pour l'instant les modalités. Malheureusement, il n'existe pas de registre de ces guérisons spontanées ni de publications sur ce sujet ni même de témoignage évoquant les conditions de vie psychoaffectives du malade au moment où la rémission intervient. L'efficacité est-elle liée au malade ou à la chimiothérapie ?

Les deux ?

Seul le rôle de l'effet placebo est bien documenté.

Le lymphome et traitement symbolique

Dans son livre sur la psychobiologie de la guérison E. L. Rossi décrit la guérison spontanée d'un cancer de l'estomac: le malade inopérable à la première intervention n'avait plus trace de son cancer quelques années plus tard lors d'une nouvelle intervention abdominale. Aucune explication.

Mais l'histoire qui débute le livre de Rossi est plus intéressante. Elle nous montre le pouvoir de l'effet placebo sur le cancer. Le premier chapitre du livre est intitulé: « L'Aimable Monsieur Wright: Cancer et système immunitaire ».[11] Bruno Klopfer était le spécialiste du test de Rorschach (un test de personnalité utilisé par les psychologues). Il était capable de distinguer les malades dont le cancer progressait rapidement ou non, sur les résultats de ce test. Une autre façon de mettre en évidence un lien fort entre psychisme et cancer. En 1957, il présenta le résultat détaillé d'un de ses échecs. Il s'agit du cas de Mr Wright rapporté par le Dr Philip West. Ce patient était atteint d'un cancer très avancé des ganglions lymphatiques résistant à toutes les formes de traitement curatif. « Il avait d'énormes masses tumorales, de la taille d'une orange, au niveau du cou, des aisselles, de l'aine et de l'abdomen. Sa rate et son foie étaient devenus énormes. Le canal thoracique était bloqué et tous les 2 jours il fallait ponctionner 1 ou 2 litres d'un fluide laiteux. Il avait fréquemment recours à un masque à oxygène et nous avions l'impression qu'il en était à un stade terminal, intraitable à l'exception des sédatifs administrés pour le soulager ».

Le Krébiozène, un nouveau médicament, représentait son seul espoir. Mais pour entrer dans le protocole d'étude de ce médicament, le malade devait avoir une espérance de vie de 3 à 6 mois, ce qui n'était pas le cas de Mr Wright déjà moribond. Sur son insistance, il fut néanmoins intégré à l'essai. (N.B. Je n'ai pas inventé que les chercheurs trichent dans leurs études même pour la bonne cause). La première injection du nouveau médicament eut lieu un vendredi. Le médecin pensait récupérer la place de Wright, après son décès, dès la semaine suivante pour inclure un autre patient « légitime » dans l'essai. Mais le lundi soir, le malade grabataire 3 jours avant, se promenait à nouveau dans les couloirs prodiguant ses encouragements aux infirmières et aux malades. Ses masses tumorales avaient diminué de moitié. Les autres malades qui avaient reçu le même produit étaient restés stables ou s'étaient aggravés.

Au bout de 10 jours de traitement, Mr Wright était pratiquement guéri, capable de voler aux commandes de son propre avion à une altitude de 4000 mètres sans malaise. Quelques semaines plus tard, la presse se fit l'écho de l'échec du Krébiozène dans tous les

---

11 Psychobiologie de la guérison d'Ernest Lawrence ROSSI, p.20 ; aux Éditions du souffle d'or.

centres d'essai. Peu à peu, Monsieur Wright retomba dans l'état antérieur. Le médecin lui fit alors croire à une altération du produit et il lui proposa de nouvelles perfusions d'une forme purifiée de traitement. Mr Wright reçut une injection d'eau distillée **en grande pompe** un vendredi.

Du placebo et de ses effets...

J'espère que les médecins et les chercheurs remarquent au passage la « *grande pompe* » nécessaire au placebo pour induire une suggestion positive et un véritable conditionnement à la rémission du patient. C'est justement cette grande pompe que les essais cliniques « *contre placebo* » ont totalement supprimée sous prétexte d'homogénéité de l'échantillon de malades. Ce faisant, le protocole vient tout simplement enlever de l'effet au placebo et donner plus de chances au médicament candidat. Il ne serait pas bon pour les laboratoires pharmaceutiques de prendre le risque d'avoir un placebo beaucoup plus efficace que le produit à commercialiser à un prix élevé. Alors, sous prétexte de faire une expérience rigoureusement scientifique, on commence par trier un échantillon de malades (et de sujets-témoins). Puis on propose d'administrer au malade « *en aveugle* », par tirage au sort, soit la substance à tester pour la maladie, soit une substance inerte sans action (plutôt qu'un médicament déjà reconnu pour son action). Croyez-vous sincèrement que le malade qui reçoit des injections d'interféron pour une sclérose en plaques reste longtemps aveugle quand il fait un syndrome grippal après chaque injection et qu'il voit apparaître des lésions inflammatoires au point d'injection ? Croyez-vous que l'inconscient du malade ne reconnaît pas l'injection d'une substance étrangère alors qu'il le fait dans le cas d'une allergie à la pénicilline ?

Pour plus de rigueur et d'objectivité (ce qui facilite encore la dilution de l'effet placebo), on a inventé « *le double aveugle* »: soi-disant, le médecin ne connaît pas non plus la nature du produit injecté puisqu'il a été tiré au sort. Là encore, les effets secondaires du produit actif peuvent lui donner une idée de ce que reçoit le malade mais surtout on a définitivement abandonné « *la grande pompe* » qui est essentielle dans l'induction d'un important effet placebo. Mais ce n'est pas le plus grave à mes yeux. Procéder ainsi, c'est méconnaître totalement le fonctionnement des inconscients personnel et collectif qui échangent leurs informations en permanence (voir la théorie de la noosphère), c'est méconnaître aussi les projections que nous faisons sur l'autre à longueur de temps.

Si le médecin qui pratique l'étude représente pour la malade atteint de SEP (Sclérose En Plaques) un parent « *coercitif* » comme celui qu'il a eu dans la réalité, on peut prédire que les injections de produit actif ou inactif auront moins d'efficacité. Cette projection du malade sur le médecin maintient le malade dans le conflit qui est à l'origine de sa maladie: la soumission au parent. Si, au contraire, le médecin par son empathie et par sa maturité représente un parent libéral respectant l'autonomie du malade, tout l'opposé de la réalité familiale dans la majorité des cas de SEP, l'injection du produit (actif ou non) aura plus de chances d'être efficace. Un biais possible important qui n'est jamais étudié: le psychisme et le comportement du médecin expérimentateur.

Mais, ce n'est pas tout dans ce puzzle de la recherche allopathique. Les génériques moins chers ont un nom de chimie à coucher dehors, non mémorisable, rendant impossibles les associations d'idées. En revanche, l'inconscient humain du responsable marketing est capable de choisir un nom de spécialité qui, symboliquement, résout le conflit à l'origine de la maladie. Le plus souvent, dans la réalité, le malade atteint de sclérose en plaques est incapable de se libérer de la tutelle d'un parent, tutelle réelle ou imaginaire. Il est incapable de se rebiffer. Quel est le nom commercial du médicament qu'on lui injecte ? Du Rebif. N'est-ce pas surprenant ? Notre inconscient connaît tout.

Et pour un patient atteint d'hypertension artérielle suite à une rivalité familiale, on proposera de l'Atacand. Mais en écrivant cela, je me fais beaucoup d'ennemis et je me mets dans un sale pétrin. Et ce n'est pas tout.

Lorsque la démonstration de l'efficacité clinique du produit au long cours n'a pas été faite pour la majorité des malades, on a eu le culot d'inventer la notion de malades « *répondeurs* » au traitement lorsque leur maladie est peu évolutive avec le traitement. À l'inverse, l'inefficacité du produit testé est due aux mauvais malades « *non répondeurs* ». On croit rêver ! Mais pourquoi les expérimentateurs ne se préoccupent-ils pas des malades non répondeurs au placebo ? Ils sont peut-être nombreux. Et moi, quand chez un malade atteint de SEP, j'observe au fil des années une évolution bénigne avec ma médecine des mauvais souvenirs, pourquoi l'expert me rétorque-t-il qu'il s'agit forcément d'un cas de SEP bénigne ? Deux poids et deux mesures. J'aime penser qu'il s'agit d'un malade qui a été soulagé de sa souffrance et de ses symptômes cliniques par ses confidences.

Ailleurs, on invente une théorie au moment de commercialiser un produit. Ainsi les neurologues ont vu apparaître la notion de douleurs neuropathiques au moment où un produit allait être commercialisé plus cher que les produits existants (mais pas plus efficace) avec une indication spécifique pour les douleurs neuropathiques (liées à une atteinte du système nerveux). Autre subterfuge: pour les malades parkinsoniens, les études avaient « *scientifiquement* » démontré l'efficacité d'un produit à la posologie journalière d'un milligramme. Il a donc fallu trouver un expert qui ose inventer sans vergogne une théorie pour expliquer l'inefficacité du produit à la posologie quotidienne de 2 milligrammes ! Pourquoi il n'agit pas là où il est censé être plus efficace. Et le produit fut commercialisé.

Nous sommes loin de l'esprit scientifique de Claude Bernard ni même de la méthode d'étude des premiers antibiotiques. Avec les sulfamides (Dagénan) puis avec la pénicilline à toute petite dose, quasiment tous les malades guérissaient rapidement de leur pneumonie. Avec l'apparition de la Streptomycine, les malades atteints de méningite tuberculeuse n'étaient plus condamnés à une mort certaine. Nul besoin de ces études en double aveugle avec des statistiques: l'efficacité du médicament « crevait les yeux » pour la grande majorité des cas. Mais la réalité, c'est que nous n'avons plus de tels nouveaux médicaments très actifs.

La « grande pompe » encore efficace chez Mr Wright

Le lundi suivant, la grande pompe accompagnant l'injection placebo d'eau stérile, Wright était à nouveau sur pied, résultat plus rapide et plus surprenant que le premier, grâce à l'injection de l'eau distillée (petit prix, pas d'effets secondaires de la chimiothérapie). Le malade reprit ses vols d'avion comme précédemment ; 2 mois plus tard, l'Association Américaine de Médecine a publié un communiqué dans *JAMA* sur l'inefficacité TOTALE du produit. Quelques jours plus tard, le malade fut ré hospitalisé et il mourut en 48 heures.

En résumé, c'est bien la croyance aveugle en l'efficacité du traitement administré avec une grande mise en scène qui a induit un effet placebo conduisant à la rémission totale apparente de ce cancer des ganglions, à deux reprises. Ce sont les articles des médias qui ont provoqué l'interruption de la croyance du malade induisant les rechutes et la mort du malade. Le rôle du psychisme dans la rémission paraît donc essentiel pour une maladie grave comme pour une otite ou un trouble de l'articulé dentaire.

La grande presse nous relate parfois des guérisons miraculeuses. Ce fut le cas de Francis Chichester qui avait été condamné à mourir dans les 6 mois à venir par les médecins cancérologues anglais lorsqu'on lui diagnostiqua un cancer du poumon. C'est ce pronostic fatal qui a décidé cet homme non pas à se soigner mais à faire des courses à la voile en solitaire sur tout le globe. Sir Chichester est né en 1901, dans le Devonshire, en Angleterre. À peine adolescent, il émigre en Nouvelle-Zélande. Il y fait plusieurs métiers, souvent rudes, parfois prospères: bûcheron, mineur, chercheur d'or, agent immobilier, etc. En même temps, il découvre l'aviation. Il revient en Angleterre, passe son brevet de pilote et il effectue le second vol en solitaire jusqu'en Australie avec son avion *Gipsy Moth*. Il continue de voler, la plupart du temps de la façon la plus aventureuse: premier vol en solitaire d'Est en Ouest de Nouvelle-Zélande en Australie, recordman de la distance en hydravion et en solitaire... Tout ne se passe pas toujours bien. Les accidents et les émotions ne manquent pas. Le jeune homme audacieux et volontaire invente de nouvelles méthodes de navigation aérienne. Durant la IIe Guerre Mondiale, à la demande de la Royal Air Force, il forme les pilotes de l'armée de l'air anglaise.

Au lendemain de la guerre, Francis Chichester monte une entreprise d'édition de cartes à Londres. Paradoxalement, à plus de 50 ans, celui qui deviendra le plus grand marin de sa génération n'avait encore jamais mis les pieds sur un bateau. Il achète son premier voilier qu'il baptise *Gipsy Moth II* et participe à toutes les courses. Dès 1956, il gagne l'une des plus difficiles épreuves de la mer du Nord. C'est à ce moment qu'il tombe malade, affecté d'un cancer du poumon. Son médecin veut l'opérer, Chichester refuse, et part pour le midi de la France où il se livre à sa passion de la voile. Il guérit alors miraculeusement de son cancer.

Ce n'est que 20 ans plus tard que la maladie va le rattraper après une traversée de l'océan Atlantique dangereuse où son bateau a failli couler. Pour la première fois, depuis qu'il navigue en solitaire, **il n'a pas eu le dessus** et a dû faire appel aux secours pour s'en sortir. L'année suivant cette expérience de détresse, il développa une tumeur de la moelle épinière qui l'emporta en quelques mois. « *Guérir* » un cancer du poumon en assouvissant une passion de la voile, vivre 20 ans en mer sans récidive de tumeur, comment est-ce véritablement possible ? Peut-on parler de miracle ? Sur le plan médical traditionnel, c'est certainement vrai. La guérison ne paraît pas explicable. Mais comme dans ce cas on n'a pas parlé de spiritualité, il est impossible de conclure à un miracle au sens religieux du terme. Pourtant, la foi peut jouer un rôle dans les guérisons « *spontanées* ».

Revenons à mon expérience de médecin. J'ai également connu le cas d'un malade atteint d'un cancer broncho-pulmonaire qui a guéri « *spontanément* ». Son frère lui avait fait rencontrer un prêtre et l'homme avait été bouleversé par cette rencontre. Il devait être opéré dans les jours à venir de son cancer. Lorsque son frère s'inquiéta auprès de l'hôpital, des résultats de la dernière radiographie pulmonaire, il lui fut répondu qu'elle avait été « *perdue* ». La seconde radiographie, non égarée cette fois, confirma aux médecins du service incrédules la disparition totale de la lésion qu'ils devaient opérer, à la suite de cet échange entre le malade et un prêtre. Malheureusement, cet homme a tout de même fini par se laisser convaincre de subir un traitement pour protéger définitivement son cerveau d'éventuelles métastases ultérieures et la radiothérapie préventive ne l'a pas empêché de faire des métastases cérébrales quelques années plus tard, après un nouveau conflit familial. Notons la peur pour le cerveau induite par le radiothérapeute. Mais, à ce stade, il n'était plus possible de refaire une radiothérapie cérébrale pour ces métastases du fait du traitement « *préventif* » déjà effectué. Cela aurait été trop dangereux pour le cerveau (risque de radionécrose). Le malade est donc mort, après la guérison totale et « *spontanée* » de son cancer broncho-pulmonaire.

Quand le patient guéri devient guérisseur...
Autre exemple de cas unique. Emilien Tardif est un prêtre catholique québécois qui a vécu de 1928 à 1999. Guéri miraculeusement d'une tuberculose pulmonaire aiguë en 3 jours, il est devenu par la suite une figure éminente du renouveau charismatique, parcourant le monde pour annoncer, qu'aujourd'hui encore, Jésus guérit les malades... Ordonné prêtre à 27 ans, Emilien Tardif s'établit en république dominicaine pour y développer sa communauté religieuse des Missionnaires du Sacré-Cœur de Jésus. En 1973, il est atteint

d'une tuberculose miliaire et rapatrié en urgence au Canada pour y être soigné. C'est à l'hôpital qu'il reçoit la visite de 5 personnes amies appartenant à une communauté du renouveau charismatique. Elles lui demandèrent s'il croyait que Jésus pouvait le guérir maintenant comme il le faisait autrefois en Palestine. Au pied du mur, le prêtre accepta qu'on lui impose les mains et qu'on prie Jésus de le guérir ; 3 jours plus tard, le Père Emilien Tardif était totalement guéri tant sur le plan physique que radiologique, au grand désarroi des médecins.

Sa véritable vocation venait de lui être confirmée: « *Emiliano* », un bon père, embrassa alors le ministère de guérison et ses enseignements attirèrent la foule. Il quitta la république dominicaine pour parcourir le monde. En 1979, un rassemblement de plus de 70000 personnes eut lieu au stade olympique de Montréal. Il passa les dernières années de sa vie à guérir les malades notamment avec des « *paroles de connaissance* »[12]. Comme Joseph dans la Bible, Emilien Tardif tout jeune avait rêvé sa vocation. Dans ce songe, il enseignait une foule immense, et il guérissait les malades au nom de Jésus. La Providence avait fait le reste.

---

12 Un patient libanais m'a raconté qu'enfant, il avait été guéri lors de la venue d'Emilien Tardif au Liban. Il était alité, à un stade avancé d'une tumeur maligne de l'estomac. Il écoutait la radio lorsqu'il a entendu le prêtre « inspiré » déclarer: « *Il y a un jeune garçon est en train de guérir d'une tumeur de l'estomac* ». Après un déluge émotionnel, l'enfant a rapidement guéri et je l'ai vu pour une sclérose en plaques une dizaine d'années plus tard.

~ 6 ~
Et si nous regardions définitivement la maladie d'un autre œil ?

La médecine moderne conventionnelle répond éventuellement aux « *comment* » de la maladie mais elle ne répond jamais aux « *Pourquoi ?* ». Pourquoi cette personne devient-elle malade plus que son voisin qui a les mêmes facteurs de risque ? Pourquoi fait-elle cette complication du tabagisme plus qu'une autre ? Pourquoi la pathologie se déclenche-t-elle à ce moment de sa vie ? Bien sûr, il existe des réponses populaires ou médicales toutes faites: il a pris un coup de froid, elle a un terrain allergique et le gluten de la nourriture est dangereux, elle vieillit mal. C'est ainsi qu'on va couramment expliquer une extinction de voix, les troubles digestifs d'une allergie au gluten ou bien la survenue d'un rétrécissement aortique chez une femme âgée. Mais **en termes de compensation symbolique, les réponses sont très différentes.**

▶ **Exemple 1, laryngite:** pendant la Coupe du monde de football au Brésil en 2014, TF1 avait délégué une équipe de trois commentateurs sportifs. Mais à la diffusion du match suivant, France-Allemagne, il n'en restait que deux car le 3e homme avait eu une extinction de voix complète. Selon les commentaires de ses collègues, les passages répétés des locaux climatisés de l'hôtel à la canicule extérieure avaient provoqué une laryngite se traduisant par une extinction de voix. Alors je repose mes questions: **Pourquoi lui et pas les deux autres journalistes ? Alors qu'ils sont dans le même hôtel...** Pourquoi après le match France-Allemagne, et pas avant ? Pourquoi une laryngite plutôt qu'une angine ou une bronchite ? Si vous demandez aux médecins experts, ils ne savent pas. En revanche, avec les règles de la compensation symbolique, vous trouvez seul des réponses assez précises à ces trois questions.

Souvenez-vous: pendant le match de quart de finale France-Allemagne, le premier but a été rapidement marqué par les Allemands. Pendant tout le reste du match, le journaliste de TF1 qui jouait habituellement le rôle d'un monsieur loyal pontifiant n'avait cessé de pronostiquer un imminent but d'égalisation des Français et cela avec une certitude absolue. Imaginez son humiliation à la défaite de la France avec le 1-0 final. Lorsque ce journaliste a été tourné en dérision pour ses commentaires et ses prédictions erronées en direct devant des millions de téléspectateurs, le souvenir de l'humiliation ressentie au coup de sifflet s'est manifesté. Le lendemain cet homme a tourné une page et l'inflammation a fait le reste: une extinction de voix l'empêchant de donner des prévisions inexactes au micro de TF1. **C'est précisément cela une maladie: un alibi, a posteriori, ici pour ne plus être raillé, accusé, blessé dans son amour propre.**

Voilà maintenant les réponses aux 3 « *pourquoi(s)* ». Ce commentateur est le seul (pourquoi lui ?) sur les trois présents qui aurait mieux fait de se taire (pourquoi une laryngite et une extinction de voix plutôt qu'un rhume ?) pendant ce match France-Allemagne (pourquoi après le match France-Allemagne ?) et qui, ensuite, n'a pas supporté les quolibets (réveil de l'humiliation). Malheureusement, comme toute compensation consciente (justice, assurances) ou inconsciente (ici le symptôme), la compensation survient forcément après coup, pour contrebalancer un dommage ou une déception qui a réellement existé. Elle n'enlève pas le préjudice moral ou matériel ni l'humiliation déjà ressentie et, à l'inverse des satisfactions éventuellement apportées par la justice ou par les assurances, le symptôme d'une maladie vient souvent ajouter un handicap plus ou moins grave pour le malade, pour quelques jours dans le cas présent.

Si on comprend ce cas, c'est bien mais cela ne suffit pas. Il faut savoir utiliser ce mécanisme de compensation pour une autre fois. Si le journaliste avait écouté son juge intérieur (le surmoi) et avait accepté de reconnaître immédiatement à la fin du match, son orgueil démesuré de prétendre connaître l'avenir, il se serait senti soulagé, il n'aurait pas été raillé par ses camarades et il n'aurait pas fait de laryngite du tout. S'il avait reconnu son orgueil pendant son extinction de voix, celle-ci aurait vraisemblablement été abrégée en quelques dizaines de minutes. C'est mon expérience.

Mais, en l'absence de confession, même aujourd'hui, ce speaker risque de faire une nouvelle laryngite lors d'un nouveau réveil de ce mauvais souvenir (un nouveau match France Allemagne, un film sur le Brésil...). Cette anecdote peut aussi être utile à d'autres personnes. Par exemple, si un père de famille est tracassé par la répétition des laryngites striduleuses nocturnes de son fils (le spasme laryngé entraîne des difficultés de respiration impressionnantes), il sera judicieux de lui conseiller de ne plus réprimer violemment les écarts de langage de son enfant pour que les épisodes laryngés disparaissent définitivement. Et il n'aura plus besoin de faire appel aux médecins urgentistes la nuit.

Surprenant ! Incroyable ? Sans doute pour une première fois. Il faut certainement avoir expérimenté plusieurs fois la compensation symbolique inconsciente (pour soi-même ou un autre) et constaté les effets rapides de l'aveu, pour ne plus douter de son existence, de son ubiquité et de la nécessité de la connaître pour mieux vivre. Car c'est nous, à notre insu, qui créons nos propres malheurs lorsque nous n'osons pas avouer « *J'ai honte...* ».

Malheureusement, il faut savoir décrypter les hiéroglyphes. Autre situation: c'est un homme qui se réveille en pleine nuit du fait d'un spasme laryngé. Il est en train d'étouffer sans pouvoir appeler au secours ; il constate également qu'il a régurgité des aliments et du liquide gastrique vers les cordes vocales. Il ne peut plus dire (du fait du spasme laryngé) qu'il a eu honte de trop manger (il a symboliquement régurgité ce trop). Tout cela parce qu'il n'a pas eu la simplicité de dire au repas qu'il ne voulait pas finir son assiette ou qu'il n'avait plus faim, au lieu de continuer à se forcer à manger « *par politesse* ».

▶ **Exemple 2, allergie au Gluten.** Un bilan digestif montre qu'une femme présente une allergie au « *dangereux* » gluten. Elle est condamnée par son médecin à faire un régime sans gluten pendant tout le reste de sa vie. C'est la croyance des soignants actuels et ils la font partager aisément aux patients et à tous les nombreux inquiets de la nourriture. D'ailleurs, dans cette pathologie, les lésions de l'intestin grêle semblent leur donner raison. Que dit la compensation symbolique ? L'allergie au gluten provoque une inflammation et une atrophie de la muqueuse intestinale du grêle. Symboliquement, l'intestin grêle sert à la digestion de ce qui vient de l'extérieur pour l'assimiler, le faire sien. Une atrophie permet donc symboliquement de ne pas pouvoir digérer (accepter) ce qu'un autre veut nous faire avaler et accepter.

L'entretien orienté de cette dame allergique au gluten va révéler que les troubles digestifs sont apparus peu après un conflit conjugal. Au petit déjeuner, la femme était en train de manger une bonne tartine de pain (avec son gluten) lorsque son mari lui a annoncé qu'il la quittait. D'ailleurs, c'était également au petit déjeuner avec la tartine de pain que, quelques mois plus tôt, son mari lui avait avoué qu'il l'avait trompée. Si, du fait de son allergie, la femme ne mange plus de tartine au petit déjeuner, son mari ne pourra plus lui faire ses annonces odieuses lorsqu'elle mange du pain. C'est ce contexte de la déception que le cerveau a retenu. L'allergie est donc une bonne solution symbolique, mais tout à fait idiote sur le plan de la réalité. Ce n'est pas le pain qui rend un mari infidèle. En revanche, l'atrophie intestinale empêche, toujours symboliquement, de faire sien (et le gluten) et le projet de son mari. En revanche, l'allergie au gluten n'empêchera pas le nouveau mari de cette femme de la quitter.

La symbolique créée par notre inconscient est véritablement d'une absurdité diabolique. Mais si l'aveu des humiliations vécues par cette femme lui permet de se guérir définitivement de son allergie au gluten sans faire de régime au long cours, je pense que vous serez déjà d'accord pour lui proposer de se faire écouter par une oreille spécialisée en « *mécanique compensatoire* » pour recueillir cet aveu. Car pour cette écoute, il faut une oreille douée d'une compétence très spécifique qu'en général les médecins n'ont pas encore, ni même la plupart des « *psys* ».

Malheureusement, Sigmund Freud, le spécialiste de l'inconscient, n'a pas découvert son rouage essentiel: la compensation symbolique inconsciente. Il a même brouillé la piste en affirmant que seul un tableau clinique purement fonctionnel (avec uniquement des symptômes dits de conversion) était d'origine psychique, fonctionnel c'est-à-dire caractérisé par l'absence de lésions organiques. Les lésions de l'intestin grêle de l'allergie au gluten seraient, pour Freud, une preuve qu'il n'y a pas de conflit psychique à leur origine.

▶ **Exemple 3, rétrécissement aortique.** Une dame accompagne son mari en consultation dans mon cabinet de neurologie. Récemment, elle a échappé à une intervention grave à cœur ouvert. C'est d'ailleurs vraisemblablement cette perspective chirurgicale qui avait déstabilisé son mari (le chirurgien cardiaque avait parlé de

« *risque de mort* » sur la table d'opération pour son épouse). La femme m'a précisé qu'elle avait un rétrécissement aortique mais qu'elle n'avait pas pris de Médiator, récemment incriminé dans les pathologies valvulaires du cœur. Chez elle, au fil du temps, les valves à la sortie du ventricule gauche s'étaient rigidifiées et soudées, entravant l'éjection du sang. Le ventricule gauche devait donc faire face à un surcroît d'effort à chaque contraction. Au dernier moment, l'amélioration de l'état cardiaque de cette femme avait permis de surseoir à cette grave opération. Pendant que j'examinais son mari, je poursuivais l'interrogatoire très ciblé de sa femme.

- « *Madame, que s'est-il passé avec votre père ?* »
- « *Rien Docteur* ».
- « *Madame, que s'est-il passé avec votre père ?* »
- « *Mais je vous l'ai dit. Rien, docteur* »

Il m'a fallu élever le ton car j'attendais une autre réponse. Et de nouveau, je la questionne: «*Madame, que s'est-il passé avec votre père ?* »

- « *Mais docteur, je vous dis qu'il ne s'est rien passé ... **Je ne l'ai pas connu !*** »

Question mal posée, sans doute, mais la connaissance des mécanismes de compensation somatique permet souvent de cerner assez précisément le lien entre la souffrance inexprimée et le symptôme qu'elle a fait naître ; et inversement, il est possible de prévoir la compensation somatique (ou psychique) qui va survenir quand on connaît la souffrance vécue et jamais dite à personne. Mais pour cela, il faut un apprentissage spécifique très sérieux qui permet d'acquérir cette certitude intérieure et cette ténacité face au refoulement du patient.

À l'heure actuelle, un vent de nouveauté se lève sur notre planète. Beaucoup de personnes cherchent à comprendre notre monde et sont prêtes à entendre que le hasard n'existe pas, que l'esprit et le corps sont étroitement liés. Mais ils n'ont pas encore les clefs, ils ne connaissant pas les mécanismes de LA COMPENSATION SYMBOLIQUE INCONSCIENTE qui permet de comprendre et d'agir sur le symptôme.

Pour comprendre « *la femme au rétrécissement aortique* », je ne vous apprendrai rien si je vous dis que le cœur est le symbole de l'amour, notamment de l'amour familial de la mère et du père pour l'enfant dans le foyer. Le cœur fait circuler le sang qui représente les liens familiaux. On parle effectivement des « *liens du sang* ». Le féminin, la mère, c'est l'oreillette parce que c'est elle qui accueille-reçoit le sang. Le masculin, le père, c'est le ventricule car c'est lui qui agit et fait circuler le sang par ses contractions dans le système pulmonaire et dans la circulation générale. Une femme qui n'a pas eu de relation avec son père peut, par compensation, développer un rétrécissement aortique qui ralentit la circulation sanguine et ainsi, augmente symboliquement la durée de contact du sang (la fille) avec le ventricule gauche (le père). Le ventricule gauche se dilate pour accueillir-provoquer plus de liens du sang. Mais pourquoi le ventricule gauche plus que le droit ? Les symptômes du côté gauche traduisent un désir non satisfait du malade. Grâce à ses lésions cardiaques, cette femme reçoit beaucoup de contacts d'amour symbolique de son père pour compenser ceux qu'elle n'a jamais eus dans la réalité et qu'elle aurait souhaité avoir. Ridicule mais bien réel.

Devant une telle masse d'informations complètement nouvelles et inimaginables, je réalise qu'il faudra encore beaucoup de temps pour que ces données soient vérifiées, précisées et éventuellement admises par un grand nombre de malades et de soignants. Mais je suis déjà prévenu. Voici 40 ans, le Dr Michel Moirot a publié son livre sur l'origine psychosomatique des cancers, résultats issus d'une étude avec une méthodologie rigoureuse.[13] Quel est le cancérologue actuel qui connaît ses travaux ? En 2004, j'ai participé à Marseille à un colloque intitulé « *Cancer: hasard ou opportunité ?* ». Les psychologues hospitaliers ont fait une pétition de protestation auprès du directeur du centre anticancéreux qui présidait cette réunion pour la communication que j'ai faite.

Selon Françoise Dolto, un renversement des théories se fait en 3 générations. Et Schopenhauer l'a très bien expliqué en montrant qu'il faut toujours 3 longues étapes avant qu'une vérité nouvelle soit reconnue: « *Toute vérité franchit 3 étapes. D'abord, elle est ridiculisée. Ensuite, elle subit une forte opposition. Puis, elle est considérée comme ayant toujours été une évidence* ».

Beaucoup vont prendre mes propos pour du délire et les rejeter sans chercher à vérifier quoi que ce soit. Il n'y a pas plus sourd...

13 Michel Moirot, *Origine des cancers*, Les Lettres Libres, Paris 1985.

D'autres crieront « *au loup* » du fait de leur peur de la nouveauté, toujours dangereuse à leurs yeux. En général, si les sujets sont réticents aux concepts nouveaux et s'ils les rejettent en bloc pour se protéger, s'ils retardent les progrès de la science, ils n'y sont pour rien: c'est tout simplement parce qu'ils ont une empreinte de naissance très négative. Pour le nouveau-né dont la naissance s'est mal passée, il vaut mieux retourner à la vie intra-utérine « *bien connue et confortable* », bien en sécurité ensemble avec maman, plutôt que d'affronter dans la douleur une naissance à un monde totalement nouveau et inconnu, pour se retrouver dans un endroit ressenti comme hostile, dans une solitude qui fait peur. C'est pourquoi je comprends bien que, du fait de leur empreinte de naissance, beaucoup de personnes soient réticentes à la médecine des mauvais souvenirs. C'est normal.

Les traits de caractère sont aussi des compensations symboliques inconscientes qui nous racontent les souffrances vécues au début de la vie. Malheureusement, contrairement aux explorateurs, les chercheurs besogneux ont pour la plupart une empreinte de naissance bien négative (ce qui n'était certainement pas le cas de monsieur Wright le vieil aviateur ou de Sir Chichester le marin gagneur, côté malades, ni de Groddeck ou de Collodi, côté auteurs). Ils craignent d'abandonner leurs croyances, leurs méthodes, leurs certitudes pour affronter une nouveauté totale. Ils ont besoin de maîtrise. Ils ne sont pas des « *trouveurs* » pour reprendre l'aphorisme du Général De Gaulle: « *Des chercheurs qui cherchent, on en trouve. Des chercheurs qui trouvent, on en cherche* ». Cependant, malgré l'énergie mise dans la lutte contre les dérives sectaires depuis des années, visant spécialement le secteur des médecines dites « *parallèles* » ou « *douces* », l'expansion de formes de soins différents même en milieu hospitalier, la perte de crédibilité et la méfiance grandissante du public contre la médecine conventionnelle semblent montrer que nous approchons déjà du seuil de la 3e phase de Schopenhauer, celle de l'évidence.

Je dois avouer que j'ai mis beaucoup de temps pour m'éveiller au sens et aux règles psychiques de la maladie. Des lois naturelles toutes nouvelles pour un médecin. Et il m'a fallu accepter cette symbolique invraisemblable et incroyable que je découvrais pas à pas: le « *nerf du chien* » situé à la cuisse, le grand pectoral « *muscle des parents* », la « *zone du couple* » au bord radial de l'avant-bras, la zone de contact « *parent-enfant* » sur le dos de la main... les « *mains de la séparation* », les 6 mois de latence du symptôme après un imprévu, les malformations congénitales « *rassurant* » la mère par rapport à la grossesse... Toutes ces découvertes m'entraînaient progressivement et irrémédiablement à l'opposé de ma formation scientifique, me coupant ainsi définitivement de mes confrères médecins. Je n'étais plus un neurologue certifié d'anatomo-pathologie. J'étais sur une autre planète, celle du symbolisme et de la confidence, un médecin pour le moins bizarre aux yeux de ses confrères.

Mais ce sont les multiples rémissions observées chez des malades après leurs aveux (notamment rémissions de maladies graves comme les cancers) et la résolution au jour le jour de certains de mes propres problèmes personnels ou familiaux de santé qui m'ont progressivement convaincu que c'était la seule véritable très bonne voie pour la rémission. J'emploie le mot rémission car malheureusement pour parler d'une véritable guérison pour une maladie chronique, qui est considérée a priori comme définitive ou susceptible de rechute, il faut avoir de la patience et savoir attendre beaucoup d'années dans l'inconfort de l'incertitude, jusqu'à la mort qui, seule, donne la certitude qu'il n'y aura plus de récidive.

Avec l'exemple du rétrécissement aortique « *d'origine paternelle* », j'imagine déjà la consternation des cardiologues qui, par erreur, se seraient éventuellement aventurés à ouvrir les premières pages de ce livre. Ce sont pour la plupart des allopathes purs et durs, combattant le tabac, la bonne chère et l'immobilisme. Ils ont raison quelque part, mais ils ne connaissent pas la symbolique relationnelle du jogging, du tabagisme ni la compensation d'un moi faible par la nourriture. Pourtant je me permettrais, moi aussi, de mettre en doute leur connaissance des causes réelles des maladies du cœur sur ma seule expérience personnelle (je parle comme toujours à partir d'un cas unique vérifié personnellement, de préférence aux nombreux cas hypothétiques des statistiques).

~ 7 ~
La symbolique inconsciente

J'ai découvert la symbolique de quelques zones du corps en procédant au cas par cas, une méthode de recherche empirique très efficace. Précisons que jeune, j'avais une mémoire visuelle importante. Par exemple, il me suffisait de « *photographier* » mentalement la page d'un livre pendant quelques instants pour ensuite la lire dans ma mémoire, sans avoir cherché à comprendre le sens du texte et sans l'avoir appris. Pendant ma formation hospitalière, à plusieurs reprises, en comparant deux observations similaires, j'ai pu diagnostiquer des intoxications jusque-là méconnues en France (bismuth, collyre d'atropine, clioquinol). Mais maintenant, le poison que je scrute avec attention, c'est la vie psychoaffective des malades AVANT l'apparition des symptômes. Quand ils ont la même maladie, ou qu'ils ont le même organe atteint, je cherche la déception identique. Je dois trouver le plus petit dénominateur commun entre les deux cas et ensuite je vérifie qu'il est bien présent à chaque nouvelle observation de cette pathologie ou à cette topographie du symptôme.

Voici l'exemple d'une zone du corps précise par la méthode des cas uniques, l'atteinte du nerf fémoro-cutané de la cuisse qui est devenu pour moi le « *nerf du chien* ». Pour mes confrères neurologues, il faut trouver une maladie des nerfs ou une compression de ce nerf sensitif pour expliquer la pathologie que l'on nomme habituellement une méralgie paresthésique. Le sujet présente des douleurs ou des paresthésies (des fourmillements) sur la face externe de la cuisse. S'il existe une anesthésie, elle touche tout un territoire en forme de raquette sur le côté externe de la cuisse. Il n'y a jamais de paralysie associée car le nerf est purement sensitif. Pour ma part, j'appelle ce nerf « *le nerf du chien* ». Pourquoi ? Parce que son territoire correspond précisément à l'endroit où le chien vient poser son cou et sa tête pour demander une caresse à son maître lorsque celui-ci est assis. Jusqu'à présent, j'ai trouvé une histoire de chien dans tous les cas de méralgie (le 100% nécessaire pour proposer un lien de causalité). Mais il faut bien du courage pour aborder le sujet du chien quand vous recevez en consultation le PDG d'une grande firme pour une douleur de la cuisse. Il se demande où il a mis les pieds !

▶ Un patient souffrait d'une méralgie paresthésique droite et niait toute histoire de chien. Il a fallu insister, le temps nécessaire, pour apprendre que sa mère avait récemment fait une marche-arrière avec son 4x4, pour monter sur le trottoir. En fait de trottoir, il s'agissait du vieux chien de son fils, mon patient... Vous comprenez pourquoi, je tiens à faire moi-même l'enquête: j'ai assez de certitude intérieure pour tenir tête au patient qui paraît souvent dans le déni du fait du refoulement de son traumatisme psychique dans l'inconscient. Ce n'est pas par orgueil que j'insiste mais c'est pour obtenir la guérison du malade.

▶ Un autre vieux malade m'a rappelé lors d'une consultation: « *Vous m'avez parlé de mon chien et j'ai été guéri* ». Effectivement, il avait dû emmener son chien chez le vétérinaire pour le faire piquer et sa cuisse gauche était devenue douloureuse.

▶ L'un de mes patients se traînait depuis des mois avec des douleurs infernales de la cuisse droite. Il avait vu son médecin traitant à de multiples reprises, trois fois un neurologue avec la pratique d'examens complémentaires: IRM, radios, électroneuromyogramme, prises de sang. J'ai creusé à la recherche du chien jusqu'à ce que je pense au chien écrasé. Effectivement, cet homme qui n'aurait pas fait de mal à une mouche se reprochait la mort d'un chien qui s'était jeté sous sa voiture. « *Il a dû mourir sur le coup* » se consolait-il avec encore beaucoup d'émotion. Une demi-heure pour régler un problème qui durait depuis des mois, un traitement peu onéreux et parfaitement « *bio* », j'ai parlé du langage et de la franchise !

▶ J'ai reçu monsieur J. qui a eu un petit accident vasculaire cérébral. À la première consultation, il s'est plaint de paresthésies (fourmillements) du pourtour de la bouche et de la main gauche. La topographie des symptômes et leur survenue brutale évoquait la possibilité d'un accident vasculaire cérébral limité, plus précisément d'une lacune thalamique droite[14]. J'ai revu monsieur J. avec les clichés de son IRM du cerveau qui confirmait la présence d'une lacune thalamique droite. Mais ses plaintes avaient changé. Il était alors très gêné par une sensation de brûlure de la cuisse gauche et du

---

14 Une lacune est le plus souvent liée à l'oblitération d'une petite artère cérébrale ce qui explique l'aspect de « trou » de la zone ischémique sur les images du cerveau. Le thalamus est un noyau de matière grise situé de part et d'autre de la ligne médiane. Y passent notamment les voies de la sensibilité.

poignet gauche. La bouche et la main gauche avaient disparu du devant de la scène. Il a fallu écouter un autre épisode récent où il avait cru devoir être obligé de prendre dans ses bras sa chienne berger allemand pour la faire piquer. Un froid ! L'endroit de la cuisse qui le gênait était, bien sûr, celui où le chien vient poser sa tête et son cou pour chercher des caresses quand le maître est assis. Mais pourquoi les douleurs du poignet gauche ? À voir... plus loin.

▶ Un confrère neurologue a bien voulu tester mon hypothèse du chien chez une cliente qui le consultait pour une douleur atroce de la face externe de la cuisse gauche. Il lui a demandé d'emblée: « *Vous-vous êtes séparée d'un chien ?* » La femme s'est effondrée en larmes car sa douleur était apparue le jour même où elle avait décidé d'abandonner son chien. Elle devait quitter sa maison et son jardin pour aller vivre dans un appartement trop petit pour son animal.

▶ C'est la nuit que la cuisse droite de ce monsieur s'engourdit depuis plusieurs semaines. Pourtant, avec le chien tout va bien. En fait, il s'agit de celui de son fils qu'il a recueilli (le fils) chez lui pour qu'il loge dans un studio qu'il lui a prêté. Oui, mais peu de temps après, son fils accueille une jeune « *paumée* » avec un chien pour la nuit.

L'enquête complète permet de retrouver les deux temps de la mise en place du symptôme: l'événement conditionnant et l'événement déclenchant.

▶ Un mois après une appendicectomie, le patient souffre de la face externe de la cuisse gauche et d'une suppuration chronique sur le drain d'appendicectomie. Il n'a pas d'autre nerf atteint que le nerf fémoro-cutané gauche ; 12 ans auparavant, son frère était venu chez lui avec ses deux chiens: ils avaient ravagé le jardin que sa femme et lui s'appliquaient à entretenir amoureusement. Juste avant son appendicite récente, le frère, encore lui, avait appelé cet homme pour lui proposer le chien de son voisin: un magnifique terre-neuve gratuit ! Le propriétaire, un vieil homme, n'était plus assez vaillant pour s'en occuper. Il fallait absolument saisir l'occasion et prendre ce superbe chien. Mais mon patient avait brutalement raccroché le téléphone au nez de son frère, coupant court avec le chien (sa décision de ne pas avoir de contact avec un chien est respectée d'où le symptôme du côté gauche).

Il faut néanmoins savoir relativiser cette symbolique et garder un esprit critique. Une « *histoire de chien* » peut donner d'autres types de pathologie.

▶ Patiente qui me consulte pour un électroneuromyogramme. Elle a un « *bobo* » au poignet droit. Curieux, je lui demande ce que c'est. Réponse: « *Mon chat m'a griffée* ». Et elle me montre sa cuisse droite où les griffures infectées sont plus nombreuses, dépassant largement le territoire du nerf fémoro-cutané. « *Non madame, ça c'est une histoire de chien* ». La dame: « *Je sais tout de même bien que c'est mon chat qui m'a griffée* ». Mais j'insiste, non pour l'embêter mais pour lui permettre de guérir rapidement de ces lésions cutanées qui s'éternisent depuis des semaines. (Photo DR)

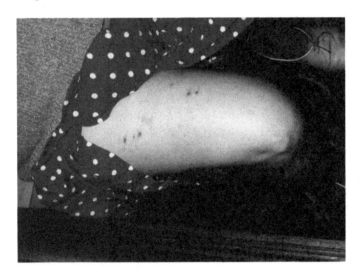

Effectivement, elle finit par m'avouer sa déception avec le chien. Pour l'anniversaire de son fils, elle lui avait acheté un chien de poche. Mais quelques semaines plus tard, l'animal faisait déjà ses 40 kilos. C'est la cuisse droite qui est atteinte car la malade s'est fait rouler par le marchand. Ce n'est pas le nerf fémoro-cutané qui est atteint car il ne s'agit plus d'un problème de projet (nerf) de chien. La maman était d'accord avec son fils pour lui en payer un. Les lésions infectées de la face antérieure (zone symbolique du futur contact) de la cuisse viennent symboliquement tourner la page sur ce contact imposé pour l'avenir (le devant de la cuisse). Nous reverrons souvent ce sens d'une infection ou d'une inflammation qui « *permet de tourner une page* ».

▶ Une dame venue pour une douleur de la hanche droite, qui se manifeste essentiellement lorsqu'elle est obligée de reculer. « *Elle n'a pas pu faire marche arrière* » et elle se sent coupable. Effectivement, 2 ans auparavant, elle avait amené son vieux chien chez le vétérinaire qui lui avait annoncé sa mort prochaine et qui l'avait assurée qu'elle pouvait acheter un tour du monde pour l'année suivante. Oui, mais le jour du voyage arrivant, il avait fallu piquer le vieux chien s'obstinant à rester vivant !

Tous ces exemples nous montrent qu'il existe toute une gymnastique d'esprit à faire pour comprendre la souffrance inexprimée qui se cache derrière un symptôme, quel qu'il soit. La découverte des symboles est la première étape indispensable pour celui qui veut se former à cette écoute. C'est cette connaissance des symboles qui permet de faire ce que nous avons appelé la « *conversion du symptôme* », opération qui doit être la plus précise possible.

Le cordonnier est le plus mal chaussé

Si j'ai choisi l'exemple du nerf du chien pour illustrer le début de ma découverte au cas par cas de la symbolique du corps, c'est peut-être parce qu'il s'agit de ma première découverte symbolique et qu'elle reste « *imperturbable* » avec le temps. Mais je pense que c'est surtout parce que cette atteinte nerveuse fait partie de ma biographie. Avec le nerf du chien, j'ai pu constater combien il était difficile de s'écouter soi-même, car nous sommes tous aveugles face à notre propre culpabilité, alors que nous voyons tout de suite ce qui ne va pas chez les autres. **Nous verrons à de nombreuses reprises que la fin d'un contact souhaité, apprécié, se compense par une douleur.** Comme bien des fois, la découverte du conflit déclenchant d'un symptôme ne suffit pas à la guérison: à savoir, la disparition totale et définitive des symptômes. C'est la culpabilité liée à l'événement déclenchant ou conditionnant qui doit être exprimée.

Je n'écarte pas l'hypothèse d'une autre cause de méralgie paresthésique, par exemple celle d'un mauvais rapport affectif mère-enfant.

▶ Lors d'une crise d'adolescence tardive, une femme de 60 ans demande à sa mère de lui donner immédiatement un signe d'affection. La mère ne va pas vers sa fille. Elle se cale dans un fauteuil ne laissant que ses genoux dépasser. Sa fille est obligée de se mettre à terre pour poser sa tête sur la cuisse de sa mère qui lui caresse la tête comme si c'était son chien !

Le nerf (du contact) du couple

Cette autre découverte de la symbolique du corps débute également par une expérience personnelle. Au moment de mon baccalauréat, j'avais une petite amie qui m'accompagnait quand je sortais avec une bande de copains. Pendant mes rêveries des vacances, le vague à l'âme m'avait poussé à « *graver* » avec une lame de rasoir les initiales de son nom à l'endroit symbolique qui convenait: le bord radial de mon avant-bras gauche. Elle avait trouvé cela stupide. Heureusement, je n'avais pas tatoué ses initiales à l'encre de Chine pour m'assurer symboliquement « *un contact indélébile* ». Depuis, j'ai vu que le couple qui sort de l'église, ou de la mairie après le mariage, les partenaires se tiennent « *bras dessus-bras dessous* », c'est-à-dire que l'avant-bras de l'un appuie sur cette **zone du couple** de l'avant-bras gauche de l'autre.

Sur le plan anatomique, cette zone est innervée par la branche sensitive du nerf musculo-cutané du membre supérieur qui innerve également le biceps (qui sert notamment à plier l'avant-bras pour « *se donner le bras* »). Un « *nerf du couple* » après le « *nerf du chien* », avec sa branche motrice pour accrocher les membres supérieur des partenaires, et sa branche sensitive pour évaluer le contact de couple donné ou reçu. Sur le plan symbolique, le territoire sensitif correspond à mon projet de contact de couple pour le côté gauche et à celui que je reçois pour le côté droit. Et rappelons la règle du jeu: chaque fois qu'on a un symptôme fonctionnel dans ce territoire, que le nerf soit lésé ou non, je vais trouver une histoire de couple dans 100% des cas.

Manifestation physique d'une dispute !

L'inconscient des amoureux peut s'exprimer dans une banale dispute au domicile conjugal. Notre inconscient a une connaissance véritablement prodigieuse de notre propre anatomie et de celle de l'autre, jusque dans les détails microscopiques. Il sait s'en servir chaque fois qu'une compensation « *chirurgicale* » ou accidentelle d'un désaccord se fait nécessaire par un traumatisme.

▶ Yves vient avec Jacqueline en consultation. L'histoire de ce couple est simple: Jacqueline a eu une geste involontaire malheureux au moment de débarrasser la table après le dîner, alors qu'elle tenait un couteau pointu. C'est Yves qui a écopé de ce coup de couteau au niveau de l'avant-bras gauche, près du coude. Depuis, il a la zone cutanée « *du couple* » anesthésiée (le territoire sensitif du musculo-cutané gauche qui a été sectionné par le couteau). Yves a sans doute eu un projet pour son couple qui n'était pas du goût de Jacqueline. Il valait mieux compenser ce désaccord (« *couper court* ») et anesthésier (se rendre insensible) ce projet de contact conflictuel car trop superficiel. Ils recevaient chez eux, ce soir-là, un couple d'amis. À la fin de la soirée, cet ami caressait le sein de sa femme. C'est alors qu'Yves a proposé sans ménagement d'en faire autant avec Jacqueline. Par question pour elle d'accepter ni de faire un esclandre devant les invités. Vous connaissez la suite. Un geste malheureux et tout s'est remis symboliquement dans l'ordre par ce contact de couple plus profond, et anesthésiant la proposition superficielle (l'atteinte d'un nerf concerne un projet précis). « *Je ne suis pas d'accord avec ton projet. Notre relation de couple est plus profonde que le projet de contact vulgaire que tu me proposes et qui m'a touché* ». Voilà ma traduction « *mots à maux* ».

Cette maladresse est véritablement **fabuleuse**. Ou le lecteur considère qu'il s'agit d'une ménagère peu fréquentable, ou il entre définitivement dans la connaissance de la compensation symbolique. Un couteau qui fait une plaie sous le coude (l'articulation qui symboliquement fait passer du bras à l'avant-bras) et qui pénètre pour dire un désaccord définitif (section/rupture) avec le projet précis (nerf musculo-cutané) de contact superficiel (peau) proposé (côté gauche) par son mari pour le couple (zone symbolique du contact du couple) ! Prenez le temps de relire cette phrase et entrer dans la compréhension de la compensation symbolique, afin d'apprendre à faire en permanence des exercices de « *conversion du symptôme* » et pour avoir accès au sens réel de la manifestation observée.

▶ Exemple chez un adolescent de 16 ans. Une névralgie du nerf musculo-cutané de l'avant-bras doit, c'est rare chez un jeune. Un projet de contact de couple à cet âge, est-ce possible ? Faut-il en parler devant la maman qui accompagne son fils ? Oui ! À 15 ans, Sandra était d'accord pour se marier avec le garçon. Ils en avaient parlé à leur famille et leurs copains. Un an plus tard quand il lui a redemandé de se marier, elle a simplement répondu « *T'es pas fou, non* ».

Le plus souvent, la pathologie se manifeste par des brûlures réelles de l'avant-bras droit de la femme lorsqu'elle fait la cuisine. Elle est en froid à cause d'une réflexion de son homme. Mais il peut s'agir de sensations de brûlures siégeant au niveau des deux avant-bras, dans le territoire des nerfs musculo-cutanés. Pourquoi ? Je vous laisse réfléchir... Vous avez sans doute reconnu que le territoire symbolique des sensations de brûlure correspond au « *nerf du couple* ». Il s'agit bien de la relation de couple que je reçois à droite, et de celle que j'offre à gauche.

▶ Des brûlures viennent compenser le contraire, une expérience glaciale. Elles sont effectivement apparues lorsqu'un patient est rentré chez lui et qu'il a constaté que sa femme était partie sans laisser d'adresse... Pas de contact possible.

En procédant ainsi, petit à petit, le puzzle du membre supérieur symbolique va pouvoir se mettre en place. Quand le pouce est devenu symbolique de la mère, quand l'index est devenu symbolique du père, la zone du dos de la main situé entre l'index et le pouce (entre le père et la mère) devient symboliquement celle du contact parent/enfant . Et avant de se mettre au contact dans un couple, à l'avant-bras, il y a le bras qui est la zone de l'accueil (en ouvrant et en prenant dans les bras) c'est-à-dire la zone symbolique de la fréquentation avant de former le couple. Au niveau de l'épaule, c'est le début du trajet: l'enfant, qui plus tard, acceptera (le coude) le couple et qui passera à l'acte (le poignet) pour se marier (l'annulaire) et faire des enfants (le majeur).

Cette symbolique est universelle et elle ne dépend pas de la culture dans laquelle le sujet est élevé car elle est innée, communiquée par l'inconscient collectif en dehors de tout apprentissage. Elle est même en partie commune avec les animaux: un chiot coupé trop tôt de sa mère risque de ronger la griffe de son « *pouce* » droit nommé l'ergot. Sans griffe au pouce droit, la mère du chiot ne peut plus symboliquement le repousser.

La découverte des symboles par d'autres voies

La découverte au cas par cas passe aussi par la lecture: c'est en lisant Etty Buzyn que j'ai découvert la symbolique de la scarlatine à travers son livre *Quand l'enfant nous délivre du passé* aux Éditions Odile Jacob. Comme psychologue, elle a travaillé dans un service de réanimation infantile à l'hôpital Saint Vincent de Paul à Paris. Elle nous décrit son expérience d'écoute des parents d'enfants hospitalisés. L'expression de la souffrance d'un couple ou d'un parent permet parfois la guérison de l'enfant hospitalisé. Cette expérience rejoint celle que nous avons donnée comme premier exemple dans l'introduction. Un ouvrage à lire et méditer tout comme celui de Willy Barral intitulé *Le corps de l'enfant est le langage de l'histoire de ses parents*[15].

▶ La première partie du livre d'Etty Buzyn est une autobiographie où elle nous confie son expérience d'enfant juif juste après la rafle du Vel d'Hiv en 1942. Pour mettre leurs enfants à l'abri, les parents décident d'envoyer Etty et son petit frère chez Marie Lacroix, une veuve ayant perdu également son fils. Elle habite à Miribel dans l'Ain… C'est au retour en région parisienne qu'Etty et son frère tournent la page sur cette séparation familiale forcée. Ils font alors tous les deux une scarlatine.

▶ Rappelé pour 6 mois à la fin de la guerre, et donc séparé de force de sa femme et de sa fille, ce médecin fait une scarlatine quand il regagne définitivement son foyer.

▶ Plus récemment, une dame décide de ne plus voir son père qui a été odieux et elle impose cette même règle à ses enfants. Heureusement, un baptême est l'occasion d'un regroupement familial. Le petit-fils le plus marqué par la séparation avec son grand-père fait une scarlatine à l'annonce de ces retrouvailles ; 4 séparations imposées et 4 cas de scarlatine à la fin de cette séparation. Toujours du 100%. Pour ce nouveau contact retrouvé, la peau devient rouge (rouge comme un contact intense et chaleureux pour compenser un manque de contact), les mains desquament (la peau épaisse tombe pour laisser une peau fine permettant un nouveau contact facile: plus intime et plus agréable), la langue aussi (on peut à nouveau se parler).

Le microbe responsable de la scarlatine est une bactérie, un streptocoque de type A. Sa forme est incurvée, symboliquement tout à fait adaptée à la situation vécue: le malade a été obligé de se « *plier* » à l'exigence d'une rupture de contact cutané et de contact vocal sans pouvoir se défendre (symboliquement on se défend de la privation avec ses amygdales, d'où une angine fréquemment associée au tableau clinique de la scarlatine). Le verbe grec *Streptein* cor-

15 Éditions Payot et Rivages, Paris 2008.

respond à ce qui est facile à plier. La forme et le nom du microbe, les symptômes de la maladie qu'il provoque, sont parfaitement adaptés sur le plan symbolique à la souffrance vécue par le malade. C'est bien ça la compensation symbolique inconsciente: des rouages infernaux qui nous empoisonnent la vie mais qui sont chargés de sens.

La symbolique des parties du corps

Internet est l'outil indispensable à la mise en pratique quotidienne du décryptage des compensations symboliques, idéal pour découvrir la fonction physiologique d'un organe et ses maladies, quand on ne les connaît pas, pour trouver l'étymologie de mots inconnus, pour découvrir le langage populaire lié à notre corps (des dizaines d'expression liées au mot oreille ou nez pour relire l'aventure de Pinocchio), pour trouver une symbolique déjà proposée par d'autres.

1) **Le nez,** le pif, le naze, le blair, piffrer, sentir, se sentir, flairer un bon coup, renifler un piège. Sur le plan physiologique, le nez sert à inspirer et la bouche sert à manger (mais aussi sucer, donner un baiser, parler...). Ce sont deux processus vitaux dont nous ne pouvons pas nous passer. À l'inspiration par le nez s'ajoute la fonction olfactive dont le développement est sous la dépendance du système dopaminergique. Le nez est donc déterminant dans le choix de nos stratégies. Le mucus du nez permet une circulation fluide de l'air jusqu'à l'arbre respiratoire. Le nez est symbole de la lucidité et du discernement (le flair): celui qui n'est plus lucide, qui ne discerne plus « *se fait mener par le bout du nez* ». Celui qui cherche de l'inspiration se pince la racine du nez avec le pouce et l'index. Pinocchio se fait berner par le Renard et le Chat et il est amené à mentir. Plus son nez s'allonge pour compenser son manque de sincérité et plus il peut être « *mené par le bout du nez* » (à la fin des mensonges, Pinocchio ne peut plus bouger la tête ni sortir de la maison à cause de la longueur extravagante de son nez). Mais en Occident comme en Orient, le nez est relié principalement à la sexualité. C'est un organe qui contient des corps caverneux comme la verge et le clitoris. En général, le nez symbolise l'organe viril, la vitalité sexuelle et la sensualité (qui peut être aussi féminine). Organe de l'odorat, le nez capte les phéromones et autres odeurs dégagées par le corps du partenaire sexuel potentiel. En Chine « *la ligne qui passe entre le nez et la bouche ou milieu de l'homme symbolise les joies du sexe* ». Les humoristes

Pierre Dac et Francis Blanche vont plus loin: « *Éternuer, c'est avoir l'orgasme du pauvre* ».

Symboliquement, la narine gauche cherche à percevoir avant de voir ou d'entendre (essentiellement pour flairer le danger) et la narine droite accueille l'odeur pour s'y complaire ou non (ce que j'aime bien sur le plan affectif, mais aussi odeur de la nourriture ou, au contraire, de ce que je ne peux pas sentir). « *Je ne peux pas le blairer* ». La forme du nez est constitutive de notre identité. Elle peut être difficile à assumer et conduire à la chirurgie esthétique (nez en trompette, nez en pied de marmite, nez dévié...). Une déviation de la cloison nasale est une compensation symbolique: la cloison déviée vers la gauche indique une personne qui vit sur le qui-vive tandis qu'une déviation vers la droite vient compenser un manque affectif.

▶ Un exemple d'épistaxis de la narine gauche: flairer à temps. C'est l'observation d'un patient qui fait des saignements répétés et rapprochés de la narine gauche. L'anamnèse montre que la première séparation affective dramatique est intervenue au moment du suicide de son fils qui avait alors 25 ans. Le père se sentait coupable de n'avoir rien vu venir (de n'avoir rien « *flairé* »). Les saignements de la narine gauche peuvent avoir plusieurs significations. Symboliquement, la narine gauche, c'est celle qui cherche l'odeur pour flairer à temps le danger tandis que la narine droite est celle qui accueille l'odeur de l'autre, par exemple l'odeur de son parfum. Le saignement correspond à la fin du besoin d'avoir un flair efficace (le sang apporte l'énergie à l'organe et il n'y en a plus besoin) mais aussi de sentir le danger pour un membre de la famille (le sang représente aussi les liens du sang, la famille). Les saignements de ce père sont apparus lorsque son fils cadet a eu 26 ans. Ouf ! il ne s'était pas suicidé à 25 ans! Plus besoin d'être sur le qui-vive pour ce 2e fils (côté gauche).

2) **L'oreille** que l'on retrouve dans les expressions populaires proverbiales: « *ce n'est pas tombé dans l'oreille d'un sourd, chien hargneux a toujours l'oreille déchirée, les murs ont des oreilles, les oreilles ont dû vous tinter, ventre affamé n'a point d'oreilles, je n'en crois pas mes oreilles, tu m'écorches les oreilles* ». Parmi ces expressions, une m'évoque tout de suite une pathologie de l'oreille externe.

▶ Écorcher les oreilles: un problème de peau abrasée et douloureuse par des propos excessifs (piquants, rugueux). La compensation au niveau de l'oreille pourrait être une démangeaison (ça me démange veut dire qu'on souhaite un contact auditif) avec une prolifération des couches de peau sèche (kératose) sur une zone de peau inflammatoire. Il s'agit de tourner la page quand quelqu'un a eu des propos excessifs. Les symptômes cutanés que nous venons de décrire correspondent dans la réalité à du psoriasis de l'orifice du conduit auditif. La peau est la limite du corps. Elle réagit par une prolifération (kératose) pour résister à l'abrasion quand il y a eu des propos qui « *dépassent les limites* ». Le morceau à entendre est trop gros pour passer dans le conduit auditif externe. Symboliquement, l'épaisse peau sèche protège d'écorchure.

Mais il est difficile de faire le tour du langage populaire. Les expressions associées à l'oreille sont multiples: « *avoir l'oreille basse, avoir de l'oreille, avoir la puce à l'oreille, avoir les oreilles rebattues, au creux de l'oreille, avoir chaud aux oreilles, avoir les oreilles bouchées, avoir des oreilles chastes, avoir les oreilles délicates, avoir les oreilles qui sifflent, avoir l'oreille fine, n'avoir ni d'yeux ni d'oreilles, avoir une oreille qui traîne, baisser l'oreille, le bouche à oreille, boucle d'oreille, bouger une oreille, casser les oreilles, chauffer les oreilles à quelqu'un, dire un mot à l'oreille, dire deux mots à l'oreille, dormir sur ses deux oreilles, dresser l'oreille, échauffer les oreilles, écouter de toutes ses oreilles ou écouter d'une oreille, entrer par une oreille et sortir par l'autre, être dur d'oreille, être tout oreilles, faire dresser les oreilles, faire la sourde oreille, fermer l'oreille, frotter les oreilles, gratter l'oreille, jouer (composer) d'oreille, laisser percer le bout de l'oreille, les oreilles ont dû vous corner, mettre la puce à l'oreille, montrer le bout de l'oreille, n'avoir d'yeux et d'oreilles que pour, ne pas bouger d'une oreille, ne pas en croire ses oreilles, ne pas l'entendre de cette oreille, oreille absolue, oreille d'âne, oreille d'homme, oreille d'or, ouvrir l'oreille, par-dessus les oreilles, parler à l'oreille, pendre à l'oreille, perce-oreille, pince-oreille, plein les oreilles, prêter l'oreille, prêter une oreille amusée ou une oreille indulgente, rebattre les oreilles de quelqu'un, rougir jusqu'aux oreilles, se faire tirer l'oreille, se prendre par les oreilles, souffler à l'oreille, sourire jusqu'aux oreilles, tendre l'oreille, se faire tirer l'oreille, venir à l'oreille* »...

Pour cette liste, nous n'avons utilisé que le mot oreille comme porte d'entrée mais des dizaines de mots ou d'expression sont possibles pour préciser certains aspects: audition, sourd, surdité, otite pour la pathologie, entendre, s'entendre, écouter. En hébreu *ob-éir* qui signifie écouter (mot à mot: mettre l'oreille sous) pour la relation, ..., *ephata* (ouvre-toi) et l'avertissement « *que celui qui a des oreilles entende* » que Jésus prononce dans l'Évangile... Mais se limi-

74

ter aux seules expressions populaires en lien avec l'oreille, ce serait se priver d'une source d'informations capitales pour comprendre la pathologie. Il faut également reprendre les liens symboliques de l'oreille avec la sexualité et avec l'affectivité. N'oublions pas l'expression culpabilisante: « *se masturber rend sourd* ». « *Redites-moi ces mots tendres* ». Pour les oreilles, il faut aussi reprendre les classiques mythes comme celui de Pinocchio que nous avons étudié, sans oublier l'œuvre de Rabelais: Grandgousier, le père de Gargantua, adore manger. Il épouse Gargamelle, fille du roi des Parpaillons. De leur union naît Gargantua qu'elle porte pendant 11 mois. Selon Rabelais, c'est de la durée d'une grossesse que dépend la perfection du nouveau-né: plus la grossesse dure longtemps, plus le nouveau-né sera un « *chef d'œuvre* ». Gargamelle, enceinte de Gargantua, fait abattre des centaines de milliers de bœufs pour mardi-gras, et invite des amis pour ce repas. Malgré son état et les remontrances de son mari, Gargamelle fait grande chère. Ils dansent, chantent, commencent à se disputer. Ivres, ils tiennent des propos incohérents. Pendant la beuverie, Gargamelle ressent des contractions et met au monde Gargantua. De façon insolite, il sort de l'oreille gauche de sa mère et réclame aussitôt à boire ! Ce lien avec la sexualité est souvent nécessaire pour comprendre la pathologie de l'oreille (la surdité et les acouphènes), en particulier la pathologie congénitale malformative.

▶ Exemple 1 « oreille et avortement ». Un enfant est né avec une malformation du pavillon de l'oreille gauche: le pavillon est replié à plat sur le conduit auditif externe qu'il obstrue totalement. Plusieurs interventions seront nécessaires pour reconstruire à l'âge adulte un pavillon satisfaisant sur le plan esthétique. Lorsque je rencontre ce patient, je lui évoque un problème d'avortement: la malformation permet de ne pas écouter celui qui m'y pousse. Elle permet également de ne pas faire sortir l'enfant, comme chez Gargamelle, de façon violente. La maman encore vivante a expliqué à son fils qu'elle avait effectivement fait une première grossesse pour laquelle elle regrettait d'avoir suivi les injonctions de son mari de pratiquer un avortement. Pour la seconde grossesse, elle a été symboliquement protégée d'un avortement par la malformation de l'oreille de son fils.

Il faut encore souligner une source non négligeable d'informations obtenues à partir de l'auriculothérapie. En effet, le pavillon de

l'oreille supporte des relations en lien avec tout le corps et la soma-
totopie du pavillon se traduit sous la forme d'un petit enfant. Il
existe des points un peu excentrés, notamment celui de l'œil situé
sur le lobule de l'oreille. C'est pourquoi, les corsaires utilisaient autrefois un anneau traversant cette zone lobulaire de l'oreille pour
améliorer leur vision et ainsi détecter le navire ennemi du plus loin
possible.

▶ Exemple 2: « oreille et toxoplasmose ». Pendant la grossesse,
la toxoplasmose (une infection parasitaire due à toxoplasma Gondii)
de la maman est susceptible d'atteindre le fœtus et de donner des
atteintes graves: localisations oculaires et cérébrales notamment.
Une petite fille naît avec de discrètes anomalies du pavillon de
l'oreille gauche. (Photo de droite et flèches). Il manque une partie
du lobule qui correspond à la zone de la vision. Impossible de
mieux voir. On remarque également la diminution du calibre de
l'orifice du conduit auditif externe et un gonflement de la conque
qui augmente l'obstruction de l'orifice, ce qui permet de faire la
sourde oreille. La « *conversion de la malformation* » a permis d'évoquer
l'origine du symptôme et la maman a pu avouer à sa fille sa culpabilité du début de la grossesse, culpabilité qu'elle n'avait encore jamais racontée à personne. (Photos DR)

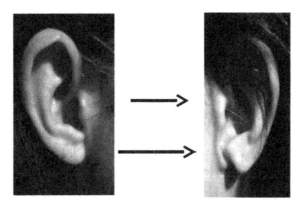

Les flèches indiquent le resserrement de la conque et la zone
d'amputation du lobule de l'oreille gauche.

La maman s'était sentie coupable d'avoir attrapé la toxoplasmose
en tout début de grossesse, après avoir mangé un steak tartare
cru... ce qui est interdit chez une femme qui a une sérologie de
toxoplasmose négative. Par la suite, elle ne voulait pas (côté gauche

de la malformation) entendre parler (rétrécissement du conduit auditif qui empêche d'entendre) d'examens pour mieux voir (lobule de l'oreille amputé dans la zone de la vision où les pirates avaient la coutume de mettre un anneau pour mieux voir) s'il existait des lésions de toxoplasmose chez son enfant.

Un fou pas si fou: le muscle des parents en témoigne

Pour conforter la compréhension des symboles, il importe d'avoir les oreilles et les yeux qui traînent un peu partout, sans rien négliger. Thierry, considéré comme malade mental par les psychiatres, m'a mis sur la piste du muscle symbolique du parent, le grand pectoral. C'est ce muscle qui permet de tenir un bébé contre soi, qui permet aussi de le prendre sous les aisselles en serrant le thorax pour ne pas le laisser tomber. Ce garçon est venu me consulter pour une paralysie faciale a frigore. Celle-ci était apparue après une hospitalisation motivée par les blessures qu'il s'était infligées avec un couteau bien aiguisé. Pendant son séjour à l'hôpital, il pensait voir ses parents pour s'expliquer sur son geste. Ses parents ne sont jamais venus. L'apparition d'une paralysie faciale vient alors compenser cette déception. Si le nerf facial ne fonctionne pas, c'est qu'il est impossible de bien s'entendre. Je me souviens de la veste rouge qu'il arborait pour sa consultation. Outre la paralysie faciale droite, j'ai pu constater les cicatrices de ses plaies. Il avait des estafilades entrelacées sur le bord radial de son avant-bras droit. Symboliquement, il recevait (côté droit) un contact de couple (la peau de l'avant-bras sur le bord radial) plus profond (plaies) et plus intense (entrelacement des estafilades). Thierry avait pris le couteau de la main droite et l'avait planté dans son muscle pectoral gauche ! Il était venu avec une veste rouge. Dans le langage populaire, c'est l'autre qui vous « fait porter la veste », en l'occurrence sa femme. Le rouge, c'est symboliquement le grand amour, la relation intense qui, dans la réalité, n'existe plus du tout avec sa femme (estafilades droites du « couple ») et avec son fils (plaie du pectoral gauche donnant une relation profonde avec son enfant: symboliquement, il fait « *profondément* » le père). Depuis longtemps, sa femme ne lui reconnaissait plus le droit accordé par le juge d'être le père de son enfant. Elle lui refusait le droit de visite. Sous le poids de la souffrance, Thierry était passé à l'acte très approprié. Je savais déjà que la symbolique de la 2e côte était celle du père et la 3e celle de la mère, mais il fallait d'autres observations pour conforter la symbolique du grand pectoral.

► Une jeune patiente, venue pour un électromyogramme, me confia qu'elle avait une petite fille atteinte du syndrome de Poland du côté droit, soit l'absence congénitale de muscle grand pectoral.

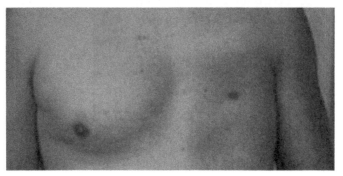

Syndrome de Poland gauche avec Absence de muscle pectoral gauche associée à une hypotrophie du mamelon gauche. DR.

Pouvaient s'y associer d'autres signes: un mamelon hypotrophique, une atteinte de l'épaule ou du membre supérieur. Cet ensemble de malformations peut bénéficier d'une chirurgie correctrice à l'âge adulte. Il correspondrait à une mauvaise irrigation de la région pendant la grossesse (comment et pourquoi le seul muscle serait-il atteint ?), théorie qui n'explique pas vraiment l'agénésie totale du muscle. Sur Internet, il existe des sites de plusieurs associations concernées par cette maladie orpheline. **Sur l'un d'eux, il était mentionné que le syndrome de Poland gauche était souvent précédé d'un échec de l'avortement. La femme ne désirait pas être mère.** Mais elle se trouvait obligée de l'être après l'échec de l'IVG. La poursuite de la grossesse s'accompagne de la compensation symbolique inconsciente automatique: l'absence de pectoral gauche chez l'enfant. À gauche, car c'est le désir de la maman de ne pas avoir d'enfant, de ne pas être parent. Pas de pectoral gauche = tu n'es pas parent ! Cette information corroborait ce que ma patiente m'avait raconté. Sa mère se saignait pour payer à sa fille des études d'infirmière: aux yeux de la mère, il était donc strictement interdit (côté droit de la malformation de la petite fille) de devenir parent pendant les études. Un début de 100% à compléter par l'observation de Thierry.

► Nous progressons cas par cas. Un patient désirait que son épouse arrête de travailler pour qu'elle s'occupe de ses enfants à la maison. Mais au dernier moment, la vente de son affaire avait capoté et ils devaient continuer à travailler en couple. C'est alors qu'il eut un accident de « quad »: ayant capoté avec son engin, il se retrouva avec un volumineux hématome devant le pectoral gauche. Un hématome, ce sont les liens du sang: les enfants étaient bien symboliquement au contact souhaité (côté gauche) du parent-pectoral... Les 100% continuent avec ce 3e cas. Je n'ai pas créé cette véritable folie symbolique de l'inconscient, chacun peut la constater dans sa propre vie, dans sa famille, s'il le désire. Il vérifiera alors que les maux expriment symboliquement une souffrance non exprimée par des mots.

~ 8 ~
Les compensations familiales: la maladie d'un enfant n'est certainement pas un hasard

Souvenez-vous, un journaliste italien invente l'histoire d'un vieillard qui a travaillé comme menuisier toute sa vie pour rien, mais qui rêve d'avoir un fils-marionnette portant le nom de Pinocchio, nom d'une famille de rentiers. La marionnette, prisonnière de la compensation symbolique, devient un vrai garçon quand il cesse de vivre dans la culpabilité de sa paresse... La santé et les maladies ne sont pas une affaire singulière personnelle. En dehors des liens génétiques gouvernant l'hérédité, en dehors des maladies collectives évoluant par épidémies, il importe de connaître les liens psycho émotionnels qui existent entre tous les êtres humains, liens plus forts au sein de la famille.

Un bébé rendu malade par les pensées de sa maman
Pour permettre la prise de conscience du lien transgénérationnel qui régit les maladies, voici le cas de ce bébé rendu malade par les pensées de sa maman. Elle résume à la fois la compensation symbolique inconsciente familiale et elle permet de comprendre comment le dialogue inconscient d'une maman avec son petit peut créer chez lui une maladie. **Oui, après la naissance, une maman peut rendre son bébé malade par ses seules pensées,** tout comme nous l'avons vu pour les malformations congénitales. C'est elle qui doit gérer les émotions de son enfant jusqu'à ce qu'il devienne autonome. C'est particulièrement vrai pendant la grossesse mais également pendant les 10 premiers mois de la vie où l'enfant et sa mère vivent en symbiose.

▶ Patiente angoissée qui veut un avis médical: sa petite fille de 10 mois a eu une fièvre importante à 39 - 40 degrés pendant 4 jours. Les examens ont permis de conclure à une pyélonéphrite droite à colibacilles. Une pyélonéphrite, c'est une infection du conduit urinaire qui va du rein à la vessie, comportant les bassinets et l'uretère. Souvent chez le petit, une infection urinaire s'observe quand il existe un reflux des urines contenues dans la vessie, vers le haut, dans les uretères, au moment où la vessie se contracte pour se vider. Escherichia Coli ou colibacille, c'est le nom de la bactérie normalement présente dans le gros intestin, qui passe en permanence dans les urines, en plus ou moins grande quantité et qui est souvent « *responsable* » d'une infection urinaire (appelée colibacillose). Elle me demande quelle attitude médicale doit-on avoir pour ce genre d'infection car les médecins lui ont parlé de la possibilité d'anomalies congénitales de l'arbre urinaire. Dès qu'elle a fini ses explications, je lui dis: « *Je ne suis pas spécialiste de ces problèmes d'urine, en revanche, vous ne m'avez jamais dit que vous vouliez garçon !* » Car selon ma grille d'analyse, c'est une évidence.

Si le nourrisson de 10 mois a fait cette infection urinaire du côté droit avec du colibacille, c'est parce que la maman n'avait pas accepté son enfant de sexe féminin auparavant. Dans mon expérience, l'infection survient au moment où la maman change d'avis. Car quelle qu'elle soit, une infection bactérienne arrive lorsqu'une page est tournée sur un conflit donné. Ici, la blessure de l'âme est identitaire.

Pour comprendre la localisation de l'infection, il faut savoir que la façon symbolique d'uriner est pour les mammifères une façon de marquer le territoire et l'appartenance à un sexe. Le mâle et la femelle n'urinent pas de la même façon. Inconsciemment, le tout petit enfant se comporte déjà différemment selon qu'il est mâle ou femelle. Si le sexe du bébé n'est pas accepté par la maman, en compensation, il va se « *retenir d'uriner* » comme une petite fille ou comme un petit garçon. Les urines refluent donc vers le haut appareil urinaire, dans les uretères, lorsque la vessie se contracte pendant une miction. Les chirurgiens sont parfois amenés à corriger chirurgicalement ce reflux vésico-urétéral lorsque les infections se répètent.

▶ Elodie n'a jamais vraiment été acceptée par ses parents qui voulaient un garçon. Entre ses 5 et ses 18 ans, il a fallu l'opérer 3 fois de son reflux vésico-urétéral. Dans la vie courante, « *par hasard* », Élodie ne trouve jamais sa place.

La nature du microbe dans une infection n'est pas non plus anodine. Mais les médecins mettront certainement du temps à le découvrir. Pour le moment, ils distinguent les malades infectés par un microbe et les « *porteurs sains* » du même microbe qui ne sont pas malades, sans avoir vraiment d'explication sur ce qui les différencie, en dehors d'une hypothétique baisse de l'immunité chez les sujets qui font l'infection. Dans mon expérience, le microbe qui se développe au cours d'une infection a un sens symbolique. C'est l'organisme humain qui crée les conditions de telle ou telle infection. Ainsi, une infection à bacilles du colon (colibacilles) vient toujours clore un conflit où l'identité de la personne était en jeu. Car le colon, c'est l'organe symbolique de l'identité par excellence avec lequel les chiens fabriquent leurs « *cartes de visite* ».

La suite de la conversation m'a bien confirmé que cette infection était bien intervenue parce que la maman venait juste de « *lâcher* » sa déception (la page définitivement tournée). La veille de l'infection urinaire de sa fille, elle méditait intérieurement et en était arrivée à faire cette réflexion: « *Dans le fond, une petite fille, ce n'est pas si mal. Pourquoi est-ce que je n'en aurais pas **deux** ?* ». Ce dialogue intérieur de la maman et sa conclusion ont été aussitôt captés par sa petite fille qui dormait dans la pièce à côté. Elle pouvait désormais vivre en paix avec son identité de petite fille bien acceptée par la maman. L'infection à colibacilles de l'arbre pyélique droit qui a débuté le lendemain montrait qu'elle s'était sentie accueillie et qu'elle avait tourné définitivement la page.

Mais ce n'est pas la médecine traditionnelle qu'on m'a enseignée et qu'on enseigne aujourd'hui ! Quel médecin sait qu'une telle infection survient dans de telles circonstances ? C'est la médecine que j'ai découverte en écoutant les confidences des malades et de leur entourage.

▶ Je me souviens d'un cas où la maman n'avait lâché que très tardivement sa déception énorme de ne pas avoir eu une fille, alors que son petit garçon avait 3 ans et demi. La réaction infectieuse avait été si violente à la fin du refoulement, qu'elle avait provoqué une septicémie et un coma nécessitant un séjour en service hospitalier de réanimation. Et dès l'âge de 5 ans, cet enfant qui était passé très près de la mort, s'est intéressé à la mort du Christ et surtout à sa résurrection: une croyance rassurante, c'est aussi une compensation symbolique. Inconsciemment, tous les êtres humains sont liés entre eux par leurs connaissances (ce que Teilhard de Chardin appelait la « *noosphère* », tout comme il existe la biosphère) et par leurs culpabilités. L'homme vit en lien avec tout l'univers sans avoir conscience de son enveloppante et indestructible solidarité, pour le meilleur et pour le pire.

Une fausse couche « nécessaire »

Nous savons déjà que les membres d'une famille sont solidaires dans la maladie pour apporter la compensation symbolique inconsciente qui convient. Par exemple, de mère à enfant, il y a les malformations congénitales, les « *mains de la séparation* » mais aussi la pyélonéphrite de la petite fille quand sa maman accepte enfin d'avoir une fille... Ces compensations symboliques fonctionnent dans le double sens: vers le descendant **et** vers les ascendants. La maladie d'un enfant apporte à retardement le symptôme qui déculpabilise le parent. Un rouage solide.

▶ Une jeune fille fait une hépatite **mononucléosique** pour ses fiançailles. Symboliquement, elle tourne la page sur le fait de vivre en fille unique dans sa famille. L'hépatite détruit les réserves « *hépatiques* » de son identité (foie) solitaire (**mono**) devenues inutiles. Chez les parents, on va retrouver une culpabilité liée au fait de ne pas être resté tout seul: au moment de la rencontre, ça s'est mal passé. La maman s'est effectivement mariée un peu précipitamment pour satisfaire les intérêts de sa famille. Mais elle n'a pas supporté longtemps de vivre avec un homme homosexuel: il est reparti au bout de 8 jours vivre chez son oncle. Quant au père, il a rompu ses fiançailles à la grande honte de ses parents car il a mis l'honneur de la famille en jeu. L'hépatite mononucléosique de l'enfant leur permet de tourner la page et de retrouver leur identité par rapport à la solitude.

Nous avons vu que bien des fois, les conflits de sens contraire produisaient la même compensation symbolique. Ainsi, chaque maladie est véritablement un rouage où tout le monde y trouve son compte, même à distance de la famille. Si le sens du symptôme du malade n'est pas mis à jour, l'étude de l'histoire familiale peut aider à le percer.

▶ Un patient vit comme une honte le fait d'avoir eu un garçon à l'âge de 50 ans. À la génération suivante, la compensation va se faire dans le même sens, en « *insistant* » dans la même stratégie. La compensation: c'est normal d'avoir un enfant à 50 ans. Le fils de la 2e génération va donc lui aussi avoir un garçon à cet âge. Cela devient normal d'avoir un enfant à 50 ans comme son père, mais c'est la risée dans la petite ville bourgeoise: un enfant quand madame a l'âge de la ménopause et que la fille aînée est toujours célibataire, cela fait mal devant les 50 ouvriers de l'usine. Cet enfant est un fils, le 4e de la fratrie. Il va donc falloir une compensation à la génération suivante, mais cette fois-ci de sens inverse. C'est pourquoi, à la 3e génération, après la naissance de 3 filles, on attend un garçon avec impatience. Mais pour avoir la faveur des cieux, les parents promettent au début de la grossesse de faire un pèlerinage à pied dans un sanctuaire marial si c'est un fils. Et le fils désiré naît dans l'allégresse mais les parents oublient tout simplement leur promesse de pèlerinage. Une honte qu'ils mettront 10 ans à réparer. À la 4e génération, le scénario se reproduit. Ce serait très bien d'avoir un fils après avoir eu 3 filles. Seulement au 4e mois de grossesse, la maman fait une fausse couche: il s'agissait bien du petit garçon désiré. Une fausse couche à 3 mois et demi, c'est la bonne solution symbolique pour les grands-parents paternels: on n'aurait pas su dans la petite ville que la femme du directeur avait été enceinte si tardivement: pas de risée. C'est une bonne solution pour les arrières grands-parents. Pour les parents, c'est encore la bonne solution: une fausse couche à 3 mois et demi d'un garçon relève de la promesse de faire un pèlerinage d'action de grâce pour l'enfant mort. À noter qu'au 4e enfant vivant de la 4e génération, après la fausse couche, les parents feront un pèlerinage quelques semaines après la naissance alors qu'ils n'avaient rien promis ! Par hasard. À la 5e génération, deux des enfants ont au moins 4 enfants. Ces quatrièmes enfants (donc de la 6e génération) portent les prénoms de Raphaëlle et d'Anastase. Pourquoi ? Il faut « *consoler* » les grands-parents de la fausse couche avec « *Dieu guérit* » (le sens de Raphaël) ou avec une Résurrection (Anastase). Bien sûr, chacun de ces prénoms correspond, pour les parents, à une autre souffrance de couple.

Les dents des engrenages se complètent. Par hasard, le fœtus masculin (futur homme/futur père), donc un lever de soleil symbolique, avait été surnommé Anatole en début de grossesse. Anatole signifie par hasard « *lever de soleil* ». De plus, un grand-parent avait dit avant la grossesse et la fausse couche: « *S'il y en a un 4e, je le mettrai à la poubelle* ». Et quand elle a su que maman attendait un bébé, la petite dernière a déclaré: « *Je ne le verrai pas* ». « *Mais pourquoi dis-*

tu ça ? » « *Je sais, je ne le verrai pas* ». Question: « *Pourquoi une petite fille prévoit-elle la mort du fœtus que porte sa maman ?* » C'est pour compenser une mort imprévue. Effectivement, juste avant la naissance de ce bébé, le père n'avait pas supporté la vue d'une petite fille (de 4 ans et demi), qu'il avait vue morte sur la chaussée. C'est pourquoi au dernier moment, il avait choisi de donner à sa fille à lui le prénom de cette petite fille décédée, avec en quelque sorte la mission de la faire revivre symboliquement ; 4 ans et demi plus tard, survenait la fausse couche qu'elle avait annoncée avec certitude. De là à se sentir coupable de la mort d'Anatole... de là à vouloir absolument un garçon comme premier enfant pour faire revivre Anatole symboliquement... Mais il n'y a pas eu de petit garçon pour faire réparation de la mort d'Anatole. La boucle des compensations est bouclée avec la survenue d'une pyélonéphrite droite à colibacilles au moment où la maman finit par accueillir définitivement le sexe de son premier enfant: une petite fille.

Quand les parents se taisent, l'enfant trinque ?

Dès la conception, les informations génétiques peuvent transmettre à l'enfant le mauvais souvenir d'un parent et programmer ses réactions dans une situation précises. Cette recherche a été faite chez l'homme. Elle a montré que le stress généré par des abus subis dans l'enfance induit une modification épigénétique du gène récepteur des glucocorticoïdes NR3C1 appelée méthylation génétique, qui agit sur l'axe hypothalamo-hypophyso-surrénalien. Cet axe intervient dans le processus de gestion du stress et, lorsqu'il est altéré, perturbe la gestion du stress à l'âge adulte et peut entraîner le développement de psychopathologies telles qu'un trouble de la personnalité.

Sur le plan expérimental, on a pu reproduire chez la souris cette transmission des souvenirs traumatiques par l'ADN de la descendance. Le souvenir d'une odeur était couplé à celui d'une expérience désagréable (choc électrique) déclenchant la peur chez des souris mâles. L'expérience a montré que ce souvenir était transmis aux descendants jusqu'à la 3e génération par voie biologique en couplant ces mâles conditionnés avec des souris femelles qui n'avaient pas été conditionnées. Les souriceaux élevées par ces femelles sursautent dès le premier contact avec l'odeur conditionnante qu'ils n'ont pourtant jamais sentie. Ils n'ont pas de réactions avec d'autres odeurs. Les animaux témoins n'ont également pas de sursaut en présence de l'odeur conditionnante. C'est bien l'environnement qui a provoqué la formation d'un épigène, sorte d'interrupteur du gène, transmis sur 3 générations. Nous sommes tous avertis génétiquement des mauvaises expériences de nos parents.

La transmission d'une culpabilité entre parent et enfant, d'inconscient à inconscient n'emprunte vraisemblablement pas la voie génétique. Mais il est capital de savoir qu'un trouble du comportement de l'enfant peut guérir par l'aveu de la culpabilité des parents.

▶ Patiente se plaint du comportement outrancier de son fils de 6 ans. Dès que le père est présent, l'enfant exige d'être dans ses bras. Si le téléphone de son père sonne, l'enfant l'envoie promener d'un geste violent. Cette tyrannie dure depuis des mois et des mois. Lors de la consultation, le fils est sur son papa, agrippé, à distance de sa mère. Il écoute les propos de ses parents de façon apparemment distraite. Après avoir expliqué le mécanisme des symptômes, je propose à la maman de retrouver des épisodes où elle a été mise à distance de son enfant, épisodes où elle s'est sentie coupable. Les larmes ne tardent pas à fuser lorsqu'elle raconte l'hospitalisation de son fils pour une appendicite. Elle a dû l'abandonner pour s'occuper de son restaurant et elle a demandé à ses propres parents de venir à la clinique lui tenir compagnie. Insidieusement, pendant que nous continuons à parler, le fils commence à se déplacer se laissant glisser de sur son papa pour se mettre debout devant mon bureau. Avec un peu de persévérance, la maman trouve un nouvel épisode où elle a dû quitter son fils, toujours pour s'occuper de son restaurant. Quelque part, elle se rend compte que la marche de sa boutique est plus importante que le soutien psychoaffectif de son fils. À nouveau, elle ressent de fortes émotions. Quelques instants plus tard, le fils est dans les bras de sa maman pour un câlin. Il est guéri par les confidences de maman.

~ 9 ~
Le corps humain dans le temps (les repères spatiaux-temporels)

1) Dans le temps. Imaginons le corps d'un être humain debout, les bras le long du corps, les paumes des mains sur les cuisses. Dans cette position, l'orientation symbolique dans le temps est claire: le passé est dans le dos, le futur est devant et le présent est sur les côtés de la tête et du cou, des membres et du tronc. Cette symbolique du temps n'est pas la seule mais elle permet de comprendre bien des situations. Une atteinte du sternum est toujours en rapport avec le futur. Une fracture de l'arc postérieur d'une côte correspond à un désaccord portant sur le passé: par exemple, « *tu as été une mauvaise mère* ». Le côté du cou correspond à la communication présente. Mais si on considère la trajectoire humaine dans le temps, l'enfant reçoit la vie et l'hémicorps droit correspond alors au passé (ce qui est reçu). Un homme mène sa barque: le temps présent de la rencontre est le milieu du corps. Les projets vont correspondre au futur, ce qu'il va faire, et donc au côté gauche du corps.

Malheureusement, comme nous l'avons déjà vu à de nombreuses reprises, la traduction d'un symbole n'est jamais univoque. L'apparition d'un symptôme peut correspondre à 2 situations opposées: par exemple un sujet qui m'oblige à faire quelque chose d'une façon qui me déplaît et un sujet qui agit tout seul dans son coin sans tenir compte de moi alors que je suis très intéressé par ce qu'il fait. Il est donc parfaitement impossible d'envisager un dictionnaire de symbolique qui risque d'être très incomplet et surtout faux. Une seconde remarque: le cerveau (stratégique) ne fait pas la différence entre une situation réelle et une situation symbolique. Le symptôme clinique ne permet pas de les distinguer. Ainsi, le péricarde entoure le cœur anatomique (protection mécanique) mais sur le plan symbolique il est en lien avec la protection parentale. Un sujet qui a eu très peur pour son cœur peut faire une inflammation du péricarde (une péricardite) quand il est définitivement rassuré. Un sujet qui recherche son père inconnu peut faire une péricardite chaque fois qu'il est sur le point de le rencontrer (risque de rechutes).

2) Dans l'espace. Le père: Le corps de l'humain debout est situé entre ciel et terre. Le ciel, c'est symboliquement le lieu où siègent le père et son symbole le soleil. Se lever, aller vers le haut (orthostatisme, verticalité, se relever, monter, se redresser, grimper, être sur la pointe des pieds), faire de l'alpinisme ou de l'aviation, c'est une façon symbolique d'aller vers le père. Il en est de même pour l'énergie: solaire (la chaleur, la lumière), électrique, le feu, l'air. L'homme, c'est aussi le yang, le masculin, l'émission (ondes électromagnétiques et sujets électro sensibles), la foudre, la pénétration. À part, la place de la couleur or, l'aurore, le métal étincelant, les paillettes qui rappellent l'éclat du soleil. D'autres pistes :

- Fonction paternelle: il fixe la limite à ne pas dépasser, représente la puissance, la protection. Il fournit l'énergie des besoins matériels, assure la transmission familiale et l'identité (le nom).
- Prénoms en lien avec le besoin de père: Patrick (du latin *pater*), Lucie, Laurent, Laure et Aurore (lumière), Anatole (lever de soleil), Bruno et Mélanie (couleur noire de la mélanine pour se protéger du soleil) ...
- Les succédanés: beau-père, parrain, patron, père supérieur, père spirituel.
- Les aliments: sel, viande ...
- Les objets: motif du t-shirt à la hauteur de la 2e côte, hauts talons pour s'élever, lunettes de père (monture limitée à la bordure supérieure du verre), lunettes de soleil et lunettes portées en guise de serre-tête (permettant de voir les cieux), le rouge à lèvres... de l'identité.
- Soins: héliothérapie, ultra-sons, stimulation électrique...

Au niveau du corps, l'index est symbolique du père qui a l'autorité bienveillante et fixe les règles du temps et la direction à suivre au sein du groupe familial. Le premier espace interosseux dorsal de la main permet le contact avec l'enfant. La couleur des cheveux permet de compenser les échanges d'idées avec le père. Fréquemment, on constate un changement de couleur des cheveux chez la femme,

6 mois après le décès de son père. Dans la vie familiale, le père est symbolisé par la 2e côte gauche.

Au cœur du foyer, c'est le ventricule qui symbolise le père et sa vaillance avec les réglages par les valves aortiques pour le ventricule gauche et les valves pulmonaires pour le ventricule droit. Le ventricule gauche active la circulation générale pour distribuer l'énergie familiale. Le ventricule droit permet la recharge en énergie au niveau des poumons pour faire vivre la famille. Un gros ventricule droit vient compenser un père absent ou presque dans la vie familiale.

Au niveau du cerveau stratégique, c'est le vermis cérébelleux qui « *assure la protection sociale* ». Citons encore la couleur de la peau (pigmentation due au soleil), la taille de l'enfant (domination ou soumission), les lèvres (identité). Il faut surtout retenir le rôle de l'identité qui est étroitement liée avec la quête spirituelle (chercher l'inspiration du ciel), essentiellement chez la femme. Elle cherche à s'élever par des formations multiples pour compenser le manque de relation paternelle.

La mère: en position debout, les pieds reposent sur la terre, qu'elle soit solide ou liquide (la mer, les cours d'eau, les lacs). Gaïa, la déesse terre est symbolique de la mère. Quand nous descendons, quand nous nous couchons à l'horizontale, quand nous jardinons la terre, quand nous nageons, pendant le sommeil dans un lit, quand nous tombons à plat ventre, nous nous mettons symboliquement au contact de la mère. Écoutons la nageuse Laure Manaudou nous décrire le contact qu'elle a eu avec sa maman et nous comprendrons rapidement pourquoi elle a dû compenser le manque de contact maternel chaleureux par un supplément de contact symbolique avec l'eau chaude (chaleureuse) en pratiquant la natation en piscine. Dans une interview dans le journal *Nous Deux* du 18 novembre 2014, Laure est décrite comme une jeune maman de 28 ans, attentive, généreuse, aimante et proche de sa fille Manon[16]. « *Ma mère, Néerlandaise, avait reçu une éducation assez distante et pudique de sa propre mère, ce qu'elle a reproduit avec nous. Elle n'était pas proche, ni tendre, elle ne nous disait pas qu'elle nous aimait. Mes parents avaient de l'affection mais sans nous le dire. J'ai fait tout l'inverse avec Manon !* »

---

16 On peut encore faire le lien entre le prénom et le succès cinématographique *Manon des Sources*: celle qui est au contact de l'eau (mère) dès l'origine. À l'inverse, les prénoms Laure et Florent traduisent un besoin de père pour les parents.

Mais où est donc le libre-arbitre dans une vocation sportive de haut niveau, ou dans une vocation de maman attentionnée ? Nous ne savons pas vivre autrement qu'au passé compensé. Vous ne me croyez pas: le frère de Laure Manaudou qui a eu la même mère d'une extrême froideur affective a évidemment effectué la même compensation que sa sœur. Et les résultats de la compensation ont été à la même hauteur: Florent est devenu lui aussi un brillant champion du monde passant comme sa sœur de nombreuses heures de la journée au contact de l'eau tiède des piscines, une mère chaleureuse symbolique. Deux souffrances identiques d'enfants frustrés d'affection par leur mère et deux champions de la même discipline à force de compensation symbolique. C'est bien le 100% que je recherche. Mais il faudrait poursuivre cette enquête chez une multitude de champions pour convaincre les sceptiques.

La mère, c'est la terre, l'eau, mais aussi le féminin, la femme, le yin, le froid, la matière, la réception, l'accueil, le creux, la maternité... Au niveau du corps, le pouce est le symbole de la mère, celle qui subvient aux besoins de vie de l'enfant: protection, encouragement. Le gros orteil est en revanche symbolique de la maman, celle qui donne de la relation, de l'affection. La plante des pieds permet le contact avec la terre. La longueur, la quantité, la disposition des cheveux permettent de compenser les échanges d'idée avec la mère. La plante de pied et les chaussures (forme, épaisseur de la semelle) permettent d'ajuster le contact avec la mère-maman. Le contact avec l'autorité de la mère se fait en regard des articulations sacro-iliaques (présence de bourses séreuses): le sacrum symbole de l'identité personnelle et l'os iliaque, l'os symbolique de la mère qui porte l'enfant.

Dans la vie familiale, la mère est symbolisée par la 3e côte gauche. L'aisselle est la région où le parent prend l'enfant sous son aile. Le sein permet la nutrition mais aussi symboliquement la protection (un bouclier devant le thorax). Le cœur symbole de l'amour familial est féminin au niveau des oreillettes, de la valve tricuspide et de la valve mitrale. La protection symbolique dans le cerveau stratégique correspond au vermis cérébelleux comme pour le père. Au niveau du colon, se fait le contrôle de l'hydratation des selles. On peut encore signaler les points symboliques suivants:

- Fonction maternelle: maternité, nutrition, protection, encouragement, affection (maman): puériculture, infirmière, enseignante.
- Prénoms: Marie, Myriam, mais aussi Sarah, Anne...
- Succédané: belle-mère, mère spirituelle, mère supérieure, marraine...
- Aliments: lait, fromages, sucre...
- Soins: hydrothérapie, argile, cryothérapie, lavements, coliques...

Les Accessoires sont multiples:
- Sports nautiques, course à pied, poterie...
- Objets: motif sur le T-shirt niveau de la 3e côte, lunettes « de mère » avec montures sur le bas du verre, chaussures (forme du bout et épaisseur des semelles).
- Maquillage: coiffure, ongles ...

3) Hémicorps et latéralité. L'hémicorps est sous la dépendance du cerveau du côté opposé. La distinction cerveau droit / cerveau gauche est tout à fait originale en termes de compensation symbolique. Les fonctions stratégiques du cerveau sont effectivement organisées de façon très différente de celle que nous connaissons pour le cerveau cognitif des neurophysiologistes. On distingue le cerveau gauche qui est « *féminin* », le cerveau de l'accueil, de la réception, qui tient compte de ce que l'autre m'apporte, que cela me convienne ou non et le cerveau droit qui est le « *masculin* », le cerveau de l'action que le sujet veut mettre en place, en accord ou non avec l'autre. Il y a conflit lorsque le sujet n'est pas soutenu dans ses projets quand il en a besoin ou lorsque l'autre s'y oppose carrément. Les symptômes siégeront sur l'hémicorps gauche.

Inversement, on a aussi un conflit d'accueil lorsque l'autre impose ses vues ou au contraire lorsqu'il se débrouille seul sans faire me participer. Les symptômes siégeront sur l'hémicorps droit.
Les conflits peuvent survenir par action de l'un ou de l'autre, mais aussi par omission, ou par pensées. D'une façon générale, un conflit est ressenti en termes de manque et ce manque est jugé anormal car excessif. Il dépasse les bornes. Si l'origine du conflit est d'origine mixte, les symptômes seront bilatéraux. Un syndrome du canal carpien est bilatéral si une femme propose d'aider son mari parce qu'un

entrepreneur vient de faire défaut, si elle est ensuite critiquée par son mari sur sa façon de faire. En général, la personne a un hémisphère stratégique dominant pour la vie: la latéralité se met en place dès la fin du 3e mois de grossesse, lors d'une poussée de sécrétions hormonales masculines ou féminines. En cas de conflit de séparation de la maman à ce moment capital, ce pic hormonal peut être écrêté voire totalement absent (voir le chapitre *les mains de la séparation*).

4) **La ligne médiane, union-séparation.** La ligne médiane est symbolique du contact établi pour faire **ensemble**, aller **ensemble**: la sexualité, la vie familiale, le partage des projets... Lorsqu'une séparation intervient, un certain nombre de symptômes très évocateurs vont survenir. Il convient de les remarquer d'emblée pour connaître le contexte de vie familiale. Les zones paramédianes du cerveau contiennent en particulier les circuits de la mémoire et de la « *confection* » d'un trajet (orientation). Les symptômes observés lors d'une séparation sont en rapport avec le dysfonctionnement de ces zones.

La désorientation spatio-temporelle: le sujet ne se dirige plus facilement. Il ne sait plus où aller directement. Symboliquement, il ne peut pas rejoindre l'autre. Il a également du mal à trouver son chemin pour venir à son rendez-vous. Il risque d'arriver en retard, mais surtout, il a besoin de téléphoner pour demander son chemin. Un homme en pleine période de divorce, se trouvant à une centaine de mètres du cabinet médical m'a téléphoné 3 fois de suite pour trouver son chemin.

Les troubles de la mémoire: il s'agit le plus souvent de troubles de l'attention, le cerveau étant mis en ébullition par la séparation, la mémoire dysfonctionne. Mais il n'y a pas d'amnésie durable et définitive comme dans la démence d'Alzheimer.

▶ Une patiente m'a consulté pour ces troubles. « *J'ai un mal fou à retenir* ». Il a fallu s'y reprendre à deux consultations pour que j'entende finalement ce qu'elle me disait vraiment: « *J'ai un mâle fou à retenir* ». Chaque soir de la semaine, ou presque, son mari avait une réunion en ville à honorer. Pas de soirée ensemble pour le couple.

Les zones paramédianes du corps comprennent également un grand circuit qui va du cerveau jusqu'aux glandes surrénales. C'est l'axe hypothalamo-hypophyso-cortico-surrénalien. Cet axe dysfonctionne lors de la séparation du groupe (familial, couple) et la sécrétion de cortisone en est réduite. Le symptôme clinique le plus souvent observé est alors la fatigue, dès le matin, car le pic de sécrétion hormonale (cortisol) de la fin de la nuit n'a pas eu lieu. Un long sommeil ne répare pas cette fatigue. La triade (désorientation, fatigue, troubles de l'attention) que nous venons de décrire est caractéristique des séparations quand on ne peut plus vivre ensemble. La fatigue empêche symboliquement de s'éloigner dans le mauvais sens quand on ne souvient plus du bon chemin pour se retrouver ensemble.

Par extension, on peut admettre que les symptômes et les maladies qui sont très sensibles à l'administration de cortisone, sont vraisemblablement en rapport avec une prise de distance insupportable qu'il faut faire préciser au malade (eczéma, asthme...). Inversement, des retrouvailles tant attendues sont susceptibles de provoquer une hypertrophie de la corticosurrénale qui peut perdurer longtemps en l'absence de décryptage.

▶ Cas fabuleux d'une petite fille, la petite dernière, gardée à la maison par sa mère jusqu'à ses 6 ans. Elle veut aller à l'école comme ses frères et sœurs. Elle n'a pas eu le droit, non plus, d'aller à la maternelle, par égoïsme de la maman. Peu après sa première rentrée, elle développe une maladie de Cushing (une hypertrophie cortico-surrénalienne idiopathique). Elle est hospitalisée et le bilan endocrinologique confirme le diagnostic. Le traitement médicamenteux choisi est rapidement efficace. Quelques semaines plus tard, après son retour à l'école, la maladie flambe à nouveau. L'augmentation du traitement ne permet pas de juguler cette nouvelle aggravation de façon durable. Son retour à l'école est suivi d'une reprise de la maladie. Après un nouveau bilan hospitalier, les médecins décident de lui enlever chirurgicalement sa glande surrénale droite. Quelques mois après l'intervention, son état est tout à fait satisfaisant. Malheureusement, peu après une nouvelle rentrée scolaire, c'est la rechute. Après de nombreuses tergiversations, on décide de faire l'ablation de la seconde glande surrénale et de la soumettre à vie à un traitement hormonal de substitution puisqu'elle ne pourrait plus fabriquer d'hormones après cette opération (nous n'avons que 2 glandes surrénales). Les mois passent. Et, à l'âge de 10 ans, une reprise des symptômes de maladie de Cushing fait découvrir le développement d'une nouvelle corticosurrénale dans le thorax (médiastin) !

Notre inconscient est vraiment têtu.

La corticosurrénale régule symboliquement la vie du groupe familial. Comme toutes les autres glandes endocrines, elle sert à maintenir l'harmonie du groupe. En période de stress, chez un membre qui se sent isolé ou exclu du « *troupeau* », cette glande diminue la sécrétion de cortisol et s'atrophie. À l'inverse, elle augmente sa sécrétion et s'hypertrophie lorsque l'individu rejoint le groupe. C'est pourquoi dans le cas présenté, la maladie s'aggrave par poussées à chaque nouvelle rentrée scolaire et elle se stabilise pendant les périodes d'hospitalisation qui sont de nouvelles périodes de séparation avec les frères et sœurs, et ce, indépendamment du traitement appliqué. La compensation symbolique est tellement incontournable qu'elle peut même provoquer le développement d'une nouvelle glande corticosurrénale dans le thorax !

~ 10 ~
Le protocole pour traquer la souffrance à la manière d'une enquête policière

Devant un symptôme quel qu'il soit, l'enquête idéale doit nous dévoiler sa place dans la vie du malade en remontant le temps: les circonstances « *déclencheuses* », les circonstances de conditionnement (qui peuvent se faire en plusieurs étapes) de compensation symbolique en compensation symbolique, en remontant jusqu'au rail maternel lui-même, inscrit dans l'histoire familiale transgénérationnelle. Seules nos mémoires nous empêchent de remonter très loin la cascade des conséquences dans la famille. Pour réaliser cette enquête avec efficacité, il faut imaginer une méthode rigoureuse qui ne se réduit pas à un exercice de conversion du symptôme. C'est pourquoi nous allons envisager un schéma didactique qui constitue un véritable protocole d'investigation. Il va vous donner les étapes successives indispensables à connaître dans le cadre de l'accueil d'un malade.

Mais avant d'exposer cette méthode, il faut faire feu de tout bois à cause de la multiplicité des rouages de la compensation. Chaque circonstance de la rencontre a un sens, depuis le rendez-vous raté jusqu'à la tenue vestimentaire du malade, en passant par les lapsus de celui qui l'accueille. Mais pour commencer, nous allons résumer un exemple, une « *enquête idéale* », en nous centrant sur le symptôme.

▶ Patient de 42 ans et demi qui consulte parce qu'on vient de lui découvrir un glioblastome pariéto-occipital droit. C'est un cancer primitif du cerveau qui évolue rapidement, plus souvent en termes de mois qu'en termes d'années. La nature de la tumeur nous indique que Pierre a vécu récemment un épisode qui l'a libéré d'une forte (et stupide) culpabilité (dévalorisation). La localisation postérieure droite de la tumeur dans le cerveau suggère que cet épisode est lié à la prévision d'un danger. Les troubles du champ visuel en lien avec la localisation de cette tumeur orientent sur des événements où il y a eu des visions difficilement supportables. La discussion nous apprend qu'avant l'apparition des signes révélant la tumeur, le malade avait été hospitalisé pour une appendicite. Il avait 42 ans. Tout s'était bien passé, ou presque.

En reprenant dans le sens chronologique pour faciliter la compréhension de l'enchaînement des événements, on note un premier drame juste après la naissance de Pierre. La mère du nourrisson a perdu brutalement son père dans un accident de la circulation. Imaginez la culpabilité de cette femme torturée entre la joie de la naissance et la tristesse du deuil. Toujours est-il que le petit garçon a dû supporter pendant de long mois l'état dépressif de sa mère qui, à chaque progrès de l'enfant, se lamentait de l'absence du grand-père pour les partager. Il faut savoir qu'après la naissance, un enfant ne peut gérer seul les émotions qui l'assaillent car il n'a pas de langage intérieur: c'est le rôle de la maman de rassurer l'enfant. Encore faudrait-il qu'elle soit en état de le faire !

À 10 ans et demi, survient un incident presque anodin qui aurait dû être sans conséquence si Pierre n'avait pas été déjà marqué par la hantise de la « *mort accidentelle* ». En jouant au football sur une petite route, il fait une chute et reste au sol tandis qu'une voiture arrive à vive allure sur le côté gauche. Une vision d'horreur. Le film de l'accident commence à se dérouler dans sa tête: le choc avec la voiture et la mort. Heureusement, le conducteur de la voiture évite l'enfant au dernier moment. Tout ce cinéma dans la tête de Pierre pour rien. Ce qui en rajoute à la culpabilité de ne pas pouvoir prévoir correctement les accidents mortels. Pierre garde dans sa tête cet incident. Une compensation est nécessaire.

À 21 ans, le double, Pierre participe à un tournoi football avec un cousin. Ils gagnent et la victoire est arrosée comme il se doit. Au moment de se séparer, il veut raccompagner son cousin mais celui-ci lui tient tête (habite à côté) et part avec sa voiture. Quelques minutes plus tard, il ne peut que constater la mort de son cousin qui a perdu le contrôle de sa voiture, encastrée dans un arbre. Une vision horrible sur le côté gauche de la route. Une mort accidentelle prévisible qu'il a honte de ne pas avoir su éviter. Il gardera cette énorme culpabilité secrète qui devra donc être compensée symboliquement

21 ans plus tard, soit à 42 ans. À 42 ans, le double du double, Pierre fait une appendicite[17], une façon de tourner définitivement une page sur un côté secret de son identité qu'il s'est obstiné à cacher, sans doute le fait qu'il aurait pu sauver son cousin en l'empêchant de conduire. Pendant qu'il est hospitalisé, son beau-frère se tue dans un accident d'hélicoptère en percutant des lignes à haute tension: une mort accidentelle imprévisible dans laquelle il n'a rien à se reprocher et pour laquelle il n'a rien vu d'horrible. C'est la déculpabilisation que l'inconscient attend depuis la mort accidentelle de son grand-père. Une aubaine dont il faut faire provision pour ne pas revivre de telles situations dévalorisantes: c'est pourquoi se déclenche dans le cerveau une prolifération de « *cellules de soutien* » (les cellules gliales) dans la zone du cerveau stratégique qui gère sa fragilité, celle de ne pas bien prévoir les accidents mortels. Quelques semaines plus tard, on lui diagnostique un glioblastome, un cancer du cerveau pariéto-occipital droit.

Je vous invite à méditer quelques instants cette histoire qui illustre le « *génie du mal* » condamnant l'homme (vous et moi) à vivre les compensations symboliques de nos frustrations, quand nous gardons secrètes nos culpabilités. Sans aveu, il est impossible d'échapper aux rouages de la maladie ou du malheur. C'est donc le moment de faire un retour en arrière et de prendre conscience des liens qui se sont noués dans votre propre histoire.

Si sa mère lui avait avoué sa culpabilité, son fils ne serait pas mort d'un cancer du cerveau à 42 ans. Elle avait prévu de vivre fièrement (et égoïstement) la joie qu'elle allait apporter à son père grâce à la naissance de son fils, sans prévoir la mort accidentelle de celui-ci. Si elle n'avait pas sensibilisé son enfant avec son obsession de ne pas avoir su prévoir la mort accidentelle, il ne se serait pas ridiculisé à ses propres yeux à 10 ans et demi: la chute devant une voiture n'aurait été qu'une anecdote qui n'aurait pas « *nécessité* » la mort accidentelle de son cousin par compensation automatique 10 ans et demi plus tard. Si Pierre avait confié sa « *responsabilité* » dans l'accident de son cousin, il n'aurait pas fait de cancer du cerveau. Et ainsi de suite...

---

17 Les formations lymphoïdes de l'appendice sont là pour, symboliquement, défendre le jardin secret de la personne, une identité que personne ne connaît.

Sur le modèle d'un aphorisme de Jules Renard, on peut proposer cette maxime: « *Il ne faudrait rien cacher. Une famille qui est en santé, c'est celle qui n'a rien caché* ». Pour cela, il importe de bien écouter le patient.

1) **Avant l'entretien.** Une première rencontre, c'est le début d'une relation nouvelle dans le monde extérieur, rencontre qu'on ne peut jamais imaginer à l'avance. C'est quelque part une nouvelle naissance mais revécue avec les compensations nécessaires pour éviter les souffrances réelles de la « *première* » naissance. C'est le début d'une relation d'aide qu'il va falloir évaluer pour favoriser sa réussite: qui est ce malade, comment vit-il, quel langage comprend-il ? La prise de rendez-vous est déjà riche d'enseignements. Est-ce le malade qui téléphone ou bien son épouse ou sa maman ? Qui fait vraiment la demande de consultation ? Je me souviens d'une femme psychothérapeute à laquelle j'ai demandé d'emblée: « *Qui vous a mis une mitraillette dans le dos pour vous obliger à me rencontrer ?* » La femme a aussitôt démenti toute contrainte. Une demi-heure plus tard, il a fallu interrompre notre entrevue qu'elle n'était pas capable d'affronter. C'est son mari qui l'avait programmée. Très singulière est la demande de rendez-vous pour un malade dément. Ce qui frappe, c'est l'implication de l'aidant du malade qui veut participer à la consultation, donner des renseignements avant l'entretien, parler avec le médecin après l'entretien. Parfois, c'est une grande lettre d'un enfant du dément qui contient la demande de rendez-vous. Après la consultation, les enfants lointains se renseignent aussitôt par téléphone. Cette proximité intra familiale est caractéristique et très évocatrice de maladie d'Alzheimer pour la secrétaire qui donne le rendez-vous. Et même le gendre qui ne supporte pas sa belle-mère est impliqué dans la démarche: il téléphone pour parler au médecin une demi-heure avant la consultation et pour dire du mal de sa belle-mère. Le malade gère à sa façon l'heure du rendez-vous: quelquefois, il est venu en reconnaissance pour être sûr d'être parfaitement à l'heure et le jour venu, cela ne l'empêchera pas d'arriver en retard. Quelquefois, le malade ne trouve pas le cabinet de consultation: il vit une séparation familiale selon toute vraisemblance. Le malade qui panique dévoile son émotivité: il est submergé par ses émotions.

2) **Le début de l'entretien.** La rencontre commence par l'accueil: le malade est-il seul ou accompagné. Le parent ou le conjoint,

une amie, voire un enfant insiste-t-il pour entrer avec le malade ? Nous avons dit que le malade est forcément porteur d'un secret, de quelque chose qu'il n'a jamais dit à personne, et peut-être qu'il n'a surtout pas envie de le confier à la personne qui veut entrer avec lui. C'est le moment du premier coup d'œil: aspect physique, tenue vestimentaire, façon de dire bonjour, marche, son de la voix, quintes de toux et surtout premiers mots en rapport avec la consultation. C'est dès ce premier contact qu'il faut apprivoiser celui qui, idéalement, fera des confidences. Puis, c'est le recueil de l'identification: l'identité (nom(s) et prénom), date de naissance, profession, adresse et téléphone, situation de famille et notamment nombre d'enfants (y compris morts, IVG, fausses couches spontanées), rang dans la fratrie en comptant les décès.

Dès ce stade, il faut s'arrêter pour quelques commentaires. Le prénom est chargé de sens car il correspond à la première compensation symbolique utilisée par les parents vis-à-vis de l'enfant qui vient de naître. Une véritable mission donnée à Christophe (rôle de protection notamment du couple), **Julien, Émilie, Julie, Émilien**... (maintenir le « *lien* » dans le couple). Catherine, la pure, cache quelle culpabilité, notamment vis-à-vis de la sexualité: il n'y aurait pas dû avoir ce rapport fécondant ou à l'inverse, en cas de stérilité temporaire, il a fallu maints rapports sexuels pour obtenir cet enfant. C'est à Catherine qu'on fait porter le chapeau quand elle n'est pas mariée à 25 ans. Marie, comme tous les autres enfants de la fratrie, peut compenser une perte trop précoce de la virginité (ou trop tardive). Mathilde peut compenser un manque de masculin: mort d'un garçon avant la naissance de cette fille, ou bien manque de père. Bruno ou Mélanie compense aussi un manque de père. François(e) consacre le devoir accompli: notamment le premier et le dernier de la fratrie. Anne et Sarah compensent un excès de fécondité ou au contraire l'attente de la fécondité. Il existe des livres entiers sur le sujet. Les éléments importants, c'est l'origine, le sens, l'étymologie du prénom. Le rail du prénom est aussi celui de la maladie: pas étonnant si Catherine fait une anorexie mentale (la pure, refus implicite de la sexualité), si Jean (le disciple qui met sa tête sur la poitrine du Christ) fait un diabète (partage symbolique de l'amitié, de l'amour), si Anne n'a pas d'enfant ...

▶ Exemple, caricatural, d'Angèle. Elle vient me consulter pour la première fois. Sa naissance a été dramatique puisque sa mère l'a abandonnée. Angèle va donc compenser les souffrances de sa mère. Quel va être son comportement ? Notons d'abord que le prénom lui-même est une compensation. Angèle, c'est l'ange en anglais, Angel. Ce prénom fait référence à l'avortement spontané ou provoqué. Autrefois, on appelait les femmes qui pratiquaient des avortements clandestins, des « *faiseuses d'anges* ». Le prénom a été choisi parce qu'inconsciemment, il procure un soulagement. Dans une première hypothèse, la mère a peut-être souhaité avorter (spontanément ou activement) ce qui ne s'est pas produit. Dans la seconde hypothèse, la maman a peut-être fait une fausse couche ou un avortement lors d'une grossesse antérieure. Angèle serait chargée de faire « *revivre* » le fœtus mort. La consultation est prévue pour durer 30 minutes. Elle arrive avec 20 minutes de retard à ce premier rendez-vous. Elle compense vraisemblablement une naissance bien trop précoce. Effectivement, elle a été conçue lorsque sa maman n'avait que 14 ans et sa naissance a eu lieu quand la mère venait d'avoir 15 ans. Une fausse couche d'un « *ange* » aurait été évidement une bonne solution à ce problème de grossesse précoce. Personne n'aurait jamais su qu'elle avait été enceinte. Mais par sa naissance « *trop précoce* » dans la vie de sa maman, Angèle est condamnée à arriver en retard à tous ses premiers rendez-vous pour compenser la culpabilité de sa mère d'avoir eu un enfant trop tôt. De plus, la grossesse a été mal vécue: Angèle me raconte que, juste après sa naissance, elle a dû être opérée d'une coarctation aortique et d'un rétrécissement mitral. Une double malformation qui confirme que la grossesse avait posé problème à la maman symbolisée par l'oreillette gauche qui communique avec le ventricule gauche (le père symbolique) par la valve mitrale. Le rétrécissement mitral réduit symboliquement les rapports entre la mère et le père, augmente les contacts entre la mère (oreillette gauche dilatée) et sa fille (le sang, symbole des liens familiaux) qui va être abandonnée. Au tout début de la grossesse, la maman se sentait incapable de mener une grossesse à terme et surtout d'aimer cet enfant du tracas. La malformation aortique (un rétrécissement appelé coarctation) vient symboliquement rendre la maman capable de mener la grossesse jusqu'au bout et de renforcer les liens du sang avec sa fille.

J'espère que votre propre histoire ne vous condamne pas à toujours arriver très en retard à vos premiers rendez-vous ! Soulignons que dans cet exemple, c'est encore l'enfant qui vient compenser symboliquement la culpabilité de sa mère enceinte mais, cette fois, c'est par une malformation congénitale et un comportement stéréotypé. Le retard compensateur peut également survenir lorsque 2 enfants sont trop rapprochés dans la fratrie (le 2e est venu trop tôt) ou lorsque l'enfant est né prématurément.

Contrairement à Angèle, fidèle à son retard, il existe des personnes avec lesquelles il est difficile de respecter les dates et les heures de l'agenda. Un malade que vous connaissez déjà peut très bien oublier sa consultation parce qu'on lui a proposé à la même heure une autre occasion unique... Vous avez peut-être deviné que cette personne a une empreinte de naissance très positive: elle saute sur toutes les nouvelles occasions plaisantes imprévues qui lui sont proposées à la dernière minute. Pour l'une de mes filles étudiante à Angers, je devais deviner si elle arriverait par le train précédent ou par le train suivant de celui qu'elle avait initialement prévu. Mais la compensation de cette empreinte de naissance ne se limite pas à la réalisation des premiers rendez-vous.

- la date de naissance peut être énoncée de différentes façons: dire « 07 » (zéro = nul) au lieu de « *juillet* » traduit le plus souvent une grande dévalorisation.
- le métier choisi ou imposé est une compensation symbolique par rapport à la souffrance familiale. Ainsi, lorsqu'un père n'a pas donné assez de présence (l'enfant n'a pas assez compté dans son emploi du temps), l'enfant devient comptable. À l'inverse, un enfant méprisé par son père a toutes les chances d'être mauvais en calcul.

▶ Un patient fait une insuffisance rénale très jeune. Il est dialysé régulièrement, ce qui ne l'empêche pas de se marier et d'avoir 5 enfants qui ont un « *besoin de père* » nettement insatisfait ; 4 sont devenus comptables et la 5e est devenue infirmière.

▶ Odile a une infection sévère après la naissance de son fils. « *Son lait coagule* ». Le fils devient pharmacien (il vend les antibiotiques indispensables) et se spécialise en microbiotique (bio-la vie, micro- des tout petits).

▶ Une maman reste mère au foyer sans jamais exercer de profession: sa belle-mère a travaillé toute sa vie pour rien comme collaboratrice de son mari (pas de salaire, pas de retraite). Sa propre mère avait un métier passionnant que son futur mari lui a fait quitter sans lui demander son avis: pas de métier, c'est la bonne compensation. il est impossible de le lui faire quitter ou de le faire pour rien.

La famille et la fratrie: souvent la situation considérée comme normale a été en fait traumatisante: le frère n'est qu'un demi-frère, et la maman est en fait une mère adoptive. Le cas de l'acteur Jack Nicholson est édifiant. Mais bien souvent, il ne s'agit pas d'une imprécision: le blanc par rapport à la réalité correspond à un secret de famille non dévoilé qui peut être suspecté sur la façon d'exercer le métier. Un enfant adopté par un couple deviendra éditeur (chaque livre qu'il édite est un enfant auquel il donne naissance). Il exige de ses auteurs que le lecteur prenne le livre et ne le quitte plus jusqu'à la fin (compensation de son abandon).

3) Le motif de consultation. Il est indispensable de passer un « *contrat* » dès le début de l'entretien précisant le motif réel de la consultation et les objectifs. Quand il s'agit d'un symptôme à guérir, essayer d'avoir la chronologie exacte de l'apparition du symptôme. Un début brutal correspond à un jour précis. Mais lorsqu'il s'agit d'une fatigue, c'est plus difficile. C'est là qu'il est souvent utile de demander à un partenaire (mère, épouse) observateur externe, avec des souvenirs moins embrouillés par la culpabilité. Le dossier médical doit être complet pour le symptôme lui-même mais également pour les antécédents personnels et familiaux.

▶ Une patiente « *bonne catholique* » a un enfant après son mariage, puis traverse 5 années de stérilité (une honte qu'elle garde secrète). Elle aura par la suite 3 filles qui feront toutes les trois un cancer de l'ovaire (fécondité symbolique pour la survie du groupe).

Il ne s'agit pas de se contenter de la version du malade souvent très approximative mais il faut exercer la vérification sur des documents médicaux. À ce stade, il est possible de faire une première synthèse des éléments recueillis:

a) Tout d'abord, on a une idée du profil du malade notamment dans sa présentation et sa façon de s'exprimer. Un malade qui ne cesse de dire « *on* » est dans une proximité familiale fusionnelle que je dirai incestueuse. La mère ou le conjoint du malade parle du traitement en disant: « *on a pris* » le médicament! Un malade qui ne cesse de dire « *si vous voulez* » n'en fait qu'à sa tête...

▶ Un sujet arrive avec une récapitulation de 4 pages de son histoire qu'il essaie d'imposer: il est dans la plainte, cherchant à capter l'attention du père (ou mère) symbolique que représente le praticien masculin (féminin) qui lui fait face. Pour le plaignant, il s'agit de faire durer l'entretien au maximum et de tester inconsciemment la reconnaissance qu'on lui accorde mesurée au temps d'écoute, pour tester s'il a en face de lui un « *bon père* » ou une « *bonne mère* » symbolique, celui ou celle qu'il n'a pas eue. C'est une information importante qui ne doit pas entraver le déroulement de l'enquête.

Il importe donc repérer, dès le départ, le malade qui vient pour guérir et celui qui vient pour se plaindre. Entre les deux, on a celui qui vient pour une recette, des examens ou un médicament pour calmer son symptôme. Celui qui a déjà des bénéfices secondaires (arrêt de travail, invalidité, étiquette d'incurable, protection d'un tiers) tient à priori à les conserver. S'il accepte l'entretien proposé et qu'il y adhère un instant, il faut aller jusqu'au bout tout de suite. Mais il est probable que s'il n'est pas définitivement guéri en rentrant chez lui, le malade retrouvera aussitôt son désir de bénéfices secondaires ou quelqu'un (son protecteur qui a besoin de continuer à le protéger) qui décrédibilise la démarche qu'il a faite. J'avais mis dans la salle d'attente des exemplaires des livres que j'avais écrits. Je me suis retrouvé avec une plainte au Conseil national de l'ordre des médecins pour l'expérience que je décrivais dans ces ouvrages, jugée indigne de publication par celui qui accompagnait sa protégée.

▶ Un patient consulte dans le cadre d'un accident de travail avec une histoire de lombo-sciatiques à répétition ayant donné lieu à plusieurs interventions chirurgicales avec des suites compliquées (infections). Sans entrer dans la lecture du dossier volumineux, je me suis contenté de préciser la date du début des symptômes. Le malade avait 31 ans. J'ai demandé: « *Que s'est-il passé à 15 ans et demi ?* ». J'ai insisté et au bout de quelques minutes, le malade a fini par répondre: « *Mon père s'est tiré une balle dans la poitrine. Il est mort* ». La discussion a alors pris un tournant favorable et comme il s'agissait d'un malade en arrêt de travail, il a été d'accord pour « *terminer* » le décryptage lors d'une autre consultation. Il ne s'est pas présenté au second rendez-vous.

Certains malades écoutent la démarche proposée sans y adhérer le moins du monde. Mais la situation n'est pas dramatique pour autant. Il suffit de leur donner 3 ou 4 histoires résolues ressemblant de près à leur cas pour qu'ils finissent par se confier.

b) Le symptôme et son retentissement doivent être précisés. Parfois, la façon dont le malade décrit son symptôme est très évocatrice. Il ne faudrait pas manquer le moindre lapsus.

▶ Un malade consulte pour des paresthésies de la main gauche, dans le territoire du cubital. Et il précise qu'il « *a mal du coude jusqu'à l'aine* » tout en remontant avec son doigt du coude jusqu'à l'aisselle. « *Qu'avez-vous dit ?* ». « *J'ai mal du coude jusqu'à l'aine* ». Je lui fais remarquer que l'aine, c'est plus bas à la hauteur du sexe et que son engourdissement des 4e et 5e doigts gauches est là pour le rendre insensible à ce qu'il n'a pas accepté (le coude gauche) de dire (secret du 5e doigt) à sa femme (alliance du 4e doigt). Il a facilement convenu qu'il était allé voir une amie et qu'il n'en avait pas parlé à son épouse. « *Faut-il que je lui dise pour guérir ?* »

▶ Un patient a depuis des mois « *des brûlements à la face interne des cuisses* ». Je le reprends: « *Vous voulez dire des brûlures ?* ». « *Non, je vous dit des brûlements !* ». « *Mais ça n'existe pas les brûlements* ». Impossible de le contredire. Alors faisons notre conversion du symptôme: brûlures pour compenser un froid, la face interne des cuisses pour un projet de rapprochement dans les relations, et le « *ment* » pour le mensonge. Cet homme avait effectivement promis à son père mourant de se réconcilier avec sa mère et il avait menti: il ne l'avait pas encore fait. Et les *brûlements* ont immédiatement et définitivement disparu avec cette confidence.

▶ Une patiente se plaint de manifestations sporadiques de psoriasis. Quelques années plus tard, elle présente une polyarthrite invalidante des extrémités. On lui donne le diagnostic de rhumatisme psoriasique incurable. Tout en faisant l'anamnèse de ses difficultés familiales, elle raconte qu'elle « *a fait des pieds et des mains* » pour mettre sous tutelle sa grand-mère dont elle avait la charge. Oui mais voilà, elle avait promis à sa mère (qui se mourait d'un cancer du côlon) qu'elle s'occuperait de sa grand-mère jusqu'à sa mort, comme elle le faisait pour sa maman. Mais entre-temps, sa sœur était venue subtiliser des chèques à la grand-mère pour se servir, même quand il s'agissait d'argent mis sur le compte par sa sœur. Pas étonnant qu'elle se sente coupable d'avoir fait des pieds et des mains pour la tutelle et qu'elle essaie de tourner symboliquement la page avec une polyarthrite des pieds et des mains. Notons que le psoriasis est souvent en lien avec quelqu'un qui a dépassé les bornes.

▶ Il est parfois plus rapide de demander au malade quel est le retentissement de son symptôme. Une dame ne peut plus relever les doigts et le poignet du côté droit et ne peut plus lancer les boules de pétanque. Son symptôme est apparu après qu'elle ait vu son partenaire habituel de jeu avoir un malaise au point qu'elle l'a cru mort. Son cerveau a vu immédiatement la fin d'une relation importante, excessivement frustrante. Mais de là à dire à sa sœur: « *C'est idiot, si ton mari meurt, on ne pourra plus jouer aux boules* », il y avait un pas impossible à franchir.

▶ Souvent, il est nécessaire de passer par la symbolique du geste. Une patiente a une épicondylite droite (inflammation externe du coude). Elle a une douleur intense quand elle tend le majeur droit. Symboliquement, c'est le doigt de la sexualité qu'on me propose (droit) et l'extension, c'est mon approbation. Cette femme vient de s'apercevoir qu'elle avait accepté (le coude droit) une relation avec un homme (majeur droit) qui avait déjà une autre femme dans sa vie.

▶ Un patient ne peut plus faire des « *trémolos* » avec son majeur droit (la sexualité qu'elle lui propose) sur sa guitare à 10 cordes. Sa maîtresse vient de lui demander de choisir entre leur relation et la guitare qu'il amène chez elle...

4) **Le sens symbolique du symptôme.** Nous avons vu comment effectuer la conversion du symptôme en suivant 3 étapes essentielles:

- Lister l'ensemble des symptômes (localisation, nature...)
- Chercher le contraire lorsqu'il existe (une brûlure compense un froid, la fièvre compense un refroidissement).
- Passer du symbole au réel (index droit insensible pour une accusation portée à tort, une direction imposée, un conflit avec l'autorité paternelle).

C'est ce passage du symbole au réel qui pose le plus de problème. Voici des exemples:

- La douleur. Le symptôme le plus fréquent est certainement la douleur. Les nocicepteurs sont normalement mis en action quand un contact est trop fort. Toute douleur provoquée nous prévient d'un danger lorsqu'un contact est trop fort: la chaleur risque d'entraîner une brûlure, le froid risque d'entraîner une engelure, la pression risque d'entraîner un écrasement, une pointe risque d'entraîner une pénétration ou une éraflure. La douleur pathologique vient au contraire simuler un contact fort quand le contact souhaité a disparu ou qu'il n'est pas celui qu'on souhaite.

Toute douleur redonne un bon contact symbolique quel qu'en soit le mécanisme et le siège: douleur osseuse d'un fracture et d'une façon générale douleur de toute lésion traumatique, douleur d'une inflammation (associée à la rougeur, la chaleur et l'enflure selon l'adage « *tumor, dolor, calor, rubor* » décrivant l'inflammation), douleur d'un spasme musculaire (colique, crampe musculaire), douleur d'une hyper-pression ou hypotension intracrânienne, douleur vasculaire (angor, claudication douloureuse des membres inférieurs), douleur fonctionnelle de l'angoisse qui serre (la tête, la poitrine) quand les liens sont relâchés. Il est important de comprendre les horaires, la position ou les circonstances qui accentuent ou font disparaître les douleurs pour comprendre leur origine. **Devant toute douleur, il convient de trouver le nom d'une personne avec laquelle un bon contact est souhaité quelle que soit la pathologie, sa localisation ou qu'il s'agisse d'une douleur sine materia** (on parle volontiers de « *dynie* » pour les douleurs médianes sans organicité: glossodynie pour la langue, coccygodynie pour la région coccygienne).

- Les vertiges. Ils ont tous le même sens, quelle que soit leur expression clinique: vertige vrai avec étourdissement, sensation de rotation, secousses oculaires (nystagmus), pseudo-vertige ou impression de déséquilibre. Dans tous les cas, le trouble de l'équilibre empêche un déplacement: il faudra donc rechercher le déplacement (le mien ou celui d'un autre) qui pose problème (mon chien est tombé malade quand je suis parti sans lui en vacances, mon fils est venu et nous avons eu une dispute en repartant à la gare, j'ai trop donné à manger des granulés à mon cheval et il a failli mourir, j'ai peur qu'une personne me lâche, je suis allé au conseil d'administration et j'ai été viré... Il est possible que les vertiges surviennent par crise: outre les circonstances du déplacement, il convient de rechercher la rupture affective forte qui se réveille à chaque fois que le trouble de l'équilibre se manifeste.

▶ Une jeune fille rompt avec son petit ami sur l'ordre de ses parents: sa famille n'est pas assez riche, c'est le motif. Devenu grand, devenu riche, l'homme déclenche des vertiges quand il revoit cette femme qui tient toujours à lui.

- **Le langage populaire** qui permet le plus souvent d'approcher le sens symbolique d'un organe ou d'un symptôme. Il ne faut pas hésiter à utiliser les expressions grivoises: tirer un coup... de fusil, s'envoyer en l'air... Mais il importe d'utiliser son imagination pour démonter les différents temps des symptômes, les différents composants d'une manifestation et comprendre la symbolique de leur association.

▶ Un jeune homme consulte parce qu'il a commencé à voir double. L'examen révèle une paralysie du muscle qui emmène l'œil gauche vers le dehors. Il s'agit de la paralysie du 6e nerf crânien gauche. Pour comprendre une paralysie de l'œil, il faut prendre les deux composantes: l'œil est fait pour voir et le mouvement de l'œil pour aller voir. S'il y a une paralysie, c'est pour **empêcher d'aller voir,** réellement ou symboliquement. Le bilan radiologique va montrer que la paralysie est due à la compression du nerf oculomoteur externe par une petite tumeur bénigne: un petit méningiome situé sur le dos de la selle turcique. Le méningiome est développé aux dépens de la dure-**mère**, la protection du cerveau. Il faut donc « *protéger le cerveau pour l'empêcher d'aller voir* ». Ce jeune homme a une peur bleue de la mort. Un jour, il subi une anesthésie générale pour l'opérer d'une hernie. Mais du fait de sa peur de la mort, il a passé toute l'intervention en « *dé-corporation* », une sortie de son corps allongé sur la table d'opération, pour surveiller de haut ce qui se passait. Il a vu tous les gestes des chirurgiens et entendu les paroles notamment celles de l'anesthésiste. À son réveil, la prise de conscience de cette expérience l'a plongé dans une autre peur pour son cerveau, celle de devenir fou. Voilà pourquoi, n'ayant confié cette peur à personne (une peur ridicule pour un tiers), un petit méningiome vient comprimer le nerf moteur oculaire externe: il est protégé, car symboliquement, il ne peut plus lui reprendre la folie d'aller voir...

Comme à chaque fois, je suis émerveillé par les réalisations de notre inconscient. J'ai presque envie de dire que la maladie vue de cette façon est un véritable petit bijou d'ingéniosité. J'ai revu à distance ce jeune: la paralysie oculomotrice avait disparu sans intervention.

▶ Patient âgé chez lequel on découvre un cancer du côlon après une rupture avec sa fille qui ne le reconnaît plus: « *tu n'es pas mon père* ». L'examen anatomopathologique de sa tumeur va montrer qu'il s'agit d'un « *adénocarcinome liberkuhnien* » avec une tumeur envahissant le caecum, l'appendice, la fin de l'iléon et la valvule de Bauhin. La tumeur du côlon est en rapport avec une problématique d'identité. Le caecum, c'est la partie aveugle en latin (cul de sac du colon ascendant). L'appendice sert symboliquement à se défendre pour conserver ou percer une identité secrète. L'iléon est la partie de l'intestin grêle symbolique de la quantité de nutriments et la valvule de Bauhin est le lieu de transmission entre le grêle et le colon. Cet homme a donc été privé d'une transmission d'identité. Dernier point: les glandes de Liberkühn de l'intestin sécrètent du mucus qui permet au contenu de l'intestin de glisser sur la paroi. Il y a donc une situation qui coince. Une phrase peut être proposée: « *Cet homme a été privé d'une identité restée secrète malgré ses efforts pour débloquer la situation* ». J'ai encore été époustouflé par la réponse. Effectivement, plus jeune, cet homme n'a pas été capable de faire dire à sa mère le nom de son père.

5) Les quatre modes de début d'une maladie. Le symptôme peut être instantanément repérable (une douleur, une perte de connaissance) mais d'autres fois, le début est progressif: le symptôme ne devient perceptible qu'après un certain délai (semaines, mois voire années). C'est le cas de certaines tumeurs, des processus liés à l'auto-immunité, des processus dégénératifs. Une hypothyroïdie, une gastrite chronique n'ont pas un début brutal. Nous savons qu'un symptôme est toujours précédé d'une première phase de conditionnement. Les règles du déclenchement d'un symptôme sont précises, mais non univoques. Il importe donc bien connaître les **quatre possibilités de** « *mise à feu* » de la pathologie pour reconnaître celle qui correspond au symptôme observé.

- Première possibilité: début immédiat au réveil du mauvais souvenir. Le symptôme se déclenche immédiatement avec une souffrance et une sensation de malaise, avec une réaction de stress (tachycardie, élévation tensionnelle, froideur des extrémités, angoisse, tremblement). Les manifestations de compensation symbolique apparaissent immédiatement (douleur, par exemple). Ailleurs, il faut un certain temps pour qu'elles deviennent perceptibles. C'est le cas de tous les processus tumoraux (bénins ou malins) en lien avec des organes vitaux (respiration, digestion, glandes...)[18] gérés par le tronc cérébral dans le cerveau stratégique. Par exemple, le pancréas est la glande symbolique du partage équitable. La tumeur du pancréas exocrine démarre immédiatement après le rappel d'un partage inéquitable mais elle n'est découverte qu'après quelques semaines de développement.

- Deuxième possibilité: début 6 mois après un imprévu. La compensation symbolique d'un imprévu se fait 6 mois plus tard. Pourquoi ? Il faut en termes de contraire que la date soit prévisible et que la position de la terre qui marque le temps soit à l'opposé de celle qu'elle était au moment de l'imprévu. Cette fois, contrairement à la modalité précédente, au moment où débute le symptôme, il existe des signes généraux « *d'épuisement* »: une fatigue chronique qui n'est pas réparée par un long sommeil, des troubles du sommeil marqués par un réveil nocturne en milieu de nuit, un manque de dynamisme physique et mental, des troubles de la concentration intellectuelle, des sensations de déséquilibre, des douleurs diffuses. Sur le plan somatique, la tension artérielle est plutôt faible, le pouls n'est pas accéléré. Dans nombre de cas, on parle de « *dépression réactionnelle* » alors qu'il n'y a pas de signes psychiques de dépression. Mais les symptômes physiques ressemblent à ceux qui accompagnent un état dépressif. J'appelle ce tableau survenant 6 mois après un imprévu, le **syndrome d'épuisement.**

L'atteinte d'un organe précis est possible après un imprévu mais elle n'est pas obligatoire. Cela dépend de la façon dont l'imprévu a été ressenti. Lorsque ce tableau d'épuisement est isolé, on parle officiellement de syndrome de fatigue chronique, de Yupie's syndrome, de burn-out et lorsque les douleurs prédominent on parle de SPID (Syndrome Polyalgique Idiopathique Diffus), de fibromyalgie et maintenant d'encéphalite myalgique. Une encéphalite sans atteinte inflammatoire de l'encéphale, nous reconnaissons bien là le langage menteur de notre civilisation moderne ! **Mais être atteint d'une**

---

18 Les tumeurs du cœur sont exceptionnelles.

encéphalite, c'est obtenir la reconnaissance d'une maladie grave quand tous les examens sont strictement normaux. L'important pour la guérison, c'est de retrouver l'imprévu (7 à 12 mois avant le début des signes d'épuisement selon l'organe atteint) et la culpabilité qui s'y rattache. Ce n'est pas la surcharge professionnelle à elle seule ni le harcèlement moral ou mêmes les mauvaises positions physiques, les gestes répétitifs qui peut provoquer un burn-out ou des polyalgies. Il faut un imprévu 6 mois plus tôt.

En revanche, en cas de réaction de stress aiguë (un homme qui tombe à la mer), il peut exister un syndrome d'épuisement aigu qui peut prendre un caractère grave: dans ce cas, il existe des hémorragies digestives et des hémorragies au niveau des glandes surrénales qui donnent une insuffisance surrénale aiguë qui peut être rapidement mortelle. Cette piste de l'imprévu est l'une des plus fréquentes dans la pratique médicale courante. Il faut donc la creuser avec ténacité même quand il n'y a pas de signes de syndrome d'épuisement évidents. Nous avons donné l'exemple d'une jeune fille guérie d'une maladie sans étiquette médicale, grâce à cette règle des 6 mois. Mais après 6 mois, les souvenirs sont déjà estompés.

- Troisième possibilité: le problème conflictuel n'est plus d'actualité. Le symptôme débute au moment où **la page est tournée** sur le conflit. C'est également un chapitre très développé de la pathologie. Le sujet vit une situation favorable qui clôt son conflit ou simplement, parce qu'il s'agit d'un conflit ponctuel avec lequel il prend de la distance. Mais cette distance prise dans la réalité n'est pas la guérison par l'aveu de la culpabilité. Dans ce cas, c'est la compensation symbolique qui change avec le changement de situation, mais la frustration sous-jacente et, notamment celle du conflit conditionnant, n'est pas solutionnée et la situation de maladie persiste. Il n'y a pas eu de « *résilience* » mais un réinvestissement dans un autre domaine.

Les manifestations de la « *page tournée* » sont très variées, cependant, dans la plupart des cas, la sensation de stress a disparu et la souffrance du conflit est mise à distance. Les circonstances de recul sont variées: succès longtemps attendu, retrouvailles, satisfaction d'un désir, disparition de la source du conflit (mon ennemi est mort ou il s'est éloigné). Ce sont des maladies scandaleuses puisqu'elles surviennent quand tout s'arrange. À côté des maladies inflammatoires ou infectieuses, il y a les maladies auto-immunes, certaines pathologies tumorales et enfin les maladies vasculaires avec thromboses (phlébite, ischémie avec infarctus).

a) Les Inflammations aiguës (infectieuses ou non). Elles sont souvent marquées par une surcharge hydrique: œdème interstitiel avec gonflement (jambes, face...), épanchement dans une séreuse (pleurésie, ascite, péricardite...), épanchement dans une articulation (épanchement de synovie) ou dans une gaine tendineuse (kyste synovial) ou dans une bourse séreuse (bursite). Au niveau des muqueuses, il se produit des écoulements (œil, nez, sinus, bronches...). Cet œdème permet la diffusion des substances pro-inflammatoires, le déplacement des cellules. Sur le plan symbolique, le liquide vient diminuer les frottements qui se produisent « *à sec* »: articulation plus mobile, tendon qui glisse mieux, échanges de paroles plus fluides, digestion plus facile, sans oublier que l'eau a sa propre symbolique maternelle. Les manifestations peuvent être inflammatoires infectieuses (fébriles, *calor* en latin) quand il y a eu un froid, une trahison dans le conflit déclenchant.

▶ Une dame attend sa voisine dès 9 heures. C'est samedi matin et elle doit l'emmener en voiture au marché. Mais la voisine n'arrive qu'à 10 heures et pour elle, c'était bien l'heure convenue. Les deux femmes s'empoignent car chacune maintient « *son heure de rendez-vous* ». « *Vous aviez dit 9 heures* ». - « *Mais non !* ». Mais pour ne pas aller jusqu'à la rupture et la perte de son chauffeur, la femme qui a attendu une heure est obligée de « *se coucher* ». Elle n'a pas eu le dessus dans la discussion (symbole des bronches). Le dimanche matin, elle a de la fièvre et commence une bronchite.

▶ Une petite fille est le souffre-douleur d'un garçon dans sa classe qui ne cesse de se moquer d'elle. Elle part pour les grandes vacances et fait aussitôt une otite droite.

Dans les infections, il existe un changement spécifique de l'immunité et/ou de l'environnement cellulaire qui permet au microbe symbolique de la situation de se développer et pas aux autres. **Les bactéries nous « *disent* » le genre de plaie que nous avons subi et qui est en train de se nettoyer.** Nous avons vu que la fin d'une séparation imposée peut se terminer par une infection streptococcique, la scarlatine. Lorsqu'il s'agit d'un problème de proximité non respectée, il s'agira d'un staphylocoque (proximité comme les grains d'une mure). Pour un problème d'identité, la bactérie sera un Escherichia Coli (microbe du côlon, organe de l'identité). Malheureusement, je ne suis plus à l'hôpital depuis longtemps et je ne connais pas la symbolique de la plupart des infections nosocomiales, faute d'avoir pu les écouter (malgré mes démarches).

Les virus viennent clore une étape d'évolution: la grippe met fin à un mauvais passage (de l'hiver). Pendant l'été, les voyageurs venant de l'hémisphère sud nous apportent des virus grippaux, et curieusement, ils ne sont pas contagieux !

▶ La mononucléose achève une période de solitude: mono veut dire seul. Cette maladie du baiser survient quand des amoureux ont une première relation ou un premier engagement (fiançailles). Le cytomégalovirus clôt un épisode où l'importance de mon personnage n'a pas été respectée. Maxime (« *le plus grand* ») est un prénom à risque d'une telle infection.

▶ Le zona vient mettre un terme à un projet (atteinte d'un nerf) de contact (la peau) où les normes n'étaient pas respectées: par exemple un mariage où le grand-père n'est plus capable de se déplacer...

▶ Patient qui voyage dans toute la France pour jouer au golf. Tous ses amis se déplacent avec leur épouse. Et c'est quand sa femme accepte enfin de l'accompagner dans une région qu'elle aime particulièrement qu'il va déclencher un zona abdominal dans le dermatome correspondant à la vésicule biliaire (rancœur).

▶ Une dame fait partie d'une équipe de « préparation au mariage ». Elle accepte de préparer toute seule sa petite voisine, ce qui déclanche les reproches de ses partenaires d'équipe. Elle déclare un zona dans la zone du cou qui correspond à la communication que je donne (territoire C3 gauche).

▶ Une femme très liée par l'adoption fait un zona c6 gauche, 3 jours après le décès de sa mère adoptive (belle-mère): une page tournée sur un rêve d'enfant, hors normes puisque le contact agréable est celui qui a été établi avec une mère adoptive.

Si je m'attarde sur le zona, c'est qu'il est susceptible de laisser des douleurs invalidantes (par exemple après le décès d'un jeune car c'est normalement le plus vieux qui doit mourir le premier) ou des séquelles oculaires (contact visuel) qui méritent d'être « *écoutées* » pour éviter leur chronicité.

Les champignons poussent sur des cellules mortes. Une mycose fait suite à une meurtrissure. Une mycose des ongles de main vient quand on n'a pas pu se défendre ou mettre à distance.

▶ Une dame est meurtrie par une hystérectomie: elle fait une mycose de l'ongle du majeur gauche (doigt de la sexualité). Au pied, la mycose des ongles survient quand on n'a pas pu retenir ou s'accrocher à quelqu'un.

Les parasitoses surviennent pour rompre un isolement: le parasite, c'est celui qui, étymologiquement, m'accompagne pour manger quand je souffre notamment d'exclusion. C'est le type de parasite et le lieu de son implantation permettent de comprendre le sens symbolique de son infestation. Le saprophyte, c'est celui qui vit de la « *plante pourrie* ». Entre champignon et parasite, les levures prolifèrent sur des débris: muqueuse de la bouche du nourrisson et muguet: le candidat albicans (champignon) permet de faire un deuil (l'allaitement au sein s'avérant impossible, la vie dans le liquide amniotique semblait plus agréable).

b) Les inflammations chroniques et les maladies auto-immunes, sans microbes, ont la même signification: une page est tournée car ce que j'ai fait ou accueilli, le souci que je me suis fait, je me rends compte que « *c'est pour rien* ». Les contacts et les actions chaleureuses sont symboliquement rétablis. Bien souvent, la pathologie se chronicise car l'aveu n'a pas été fait. Il ne s'agit pas d'un problème ponctuel mais d'une pathologie qui survient avec mon rail psychique, correspondant à mon caractère et à ma stratégie habituelle. Ne pas avoir très bien fait alors que je suis perfectionniste, ne pas avoir tenu une promesse, y être allé trop fort, s'être fait avoir... Ce sont des maladies du tissu conjonctif (qui permet le lien et le soutien): les tendons, les articulations, plus rarement les vaisseaux (vascularites, Horton) et les maladies dites systémiques.

c) **Les tumeurs des zones d'échanges de l'organisme.** Chaque organe qui est relié à l'extérieur possède un orifice de communication anatomique et/ou symbolique. Le cerveau permet l'échange des idées et des projets mais il n'y a pas d'orifice pour l'échange de pensée. La thyroïde symbolise l'échange rapide de secours mais il n'y a pas de canal qui permet anatomiquement de recevoir les hormones de l'extérieur. En revanche, pour les échanges vocaux, il y a des passages obligés: le larynx et les bronches. Pour la bile, pour le pancréas exocrine, il y a des canaux qui déversent leur liquide au niveau de l'ampoule de Vater, dans le duodénum. Les voies génitales féminines communiquent par le col de l'utérus. Les voies digestives communiquent à chaque extrémité par la bouche suivie de l'œsophage et de l'estomac en haut et par la région anorectale en bas. Le sein communique par les canaux galactophores vers le mamelon. Les voies urinaires communiquent avec le rein et l'environnement extérieur. Chaque tumeur développée aux dépens du tissus de « *contact avec l'extérieur* » se développe quand le conflit n'est plus d'actualité, dans la réalité ou symboliquement.

d) **Les manifestations vasculaires**: ischémie, infarctus, thrombose veineuse, c'est la coupure du circuit énergétique qui se produit au moment où un excès d'apport d'énergie n'est plus nécessaire: pour se battre vaillamment (infarctus du myocarde), pour satisfaire mon projet (infarctus cérébral), pour entretenir la relation (phlébite du membre inférieur) pour entretenir les échanges de projet (thrombose veineuse cérébrale), pour entretenir les liens du foyer (embolie pulmonaire)... Mais il est possible de diminuer l'apport d'énergie en faisant des hémorragies **externes** qui symboliquement emmènent aussi à l'extérieur un (ou des) membre de la famille.

- **Quatrième Possibilité: commencement, quand le problème redevient d'actualité. Le sujet se retrouve dans une situation plaisante qui autrefois avait mal tourné.** Dans ce cas, le conditionnement du symptôme s'est fait en 3 temps: une première phase plaisante suivie d'une prise de conscience d'un risque et finalement le déclenchement de la pathologie au moment où le sujet s'adonne de nouveau à son plaisir.

a) **C'est la possibilité d'une faiblesse qui est réveillée**: le symptôme sera donc symboliquement un renforcement de la solidité du tissu de soutien (tissu conjonctif proliférant: fibrome, fibrose, sarcome quand il s'agit d'un cancer, cellules immuno- compétentes, système réticulo-endothélial...).

▶ Une dame est très heureuse d'accueillir dans son sous-sol l'amie de son fils. Hélas, au bout de quelques mois, elle déchante. La jeune femme passe son temps au lit, fumant, mettant la musique à tue-tête jusque tard dans la nuit. La rupture de son fils est pour elle un soulagement. Elle s'en veut d'avoir été trop faible et de ne pas avoir mis la jeune femme à la porte beaucoup plus tôt. Cela lui aurait évité un calvaire et bien des disputes avec son fils ; 2 ans plus tard, son fils s'installe à nouveau dans le sous-sol avec sa nouvelle amie. Quelques mois plus tard, on diagnostique chez sa maman un sarcome sur la face externe de la cuisse droite. Ce cancer développé à partir du tissu conjonctif (qui assure la solidité du haubanage des différentes parties du corps) la rend symboliquement assez solide (sarcome) pour interrompre immédiatement (face externe symbolique du présent mais aussi écarter et faire la mise à distance) la relation qu'il vient (cuisse) de lui imposer (côté droit) si elle s'avère déplaisante.

▶ Un enfant rêve de faire de l'escalade comme son père. À 9 ans dans la salle de sport, il s'entraîne à la varappe. Le « *premier de cordée* » lui confirme qu'il l'assure et qu'il peut descendre. S'en suit une chute brutale de 9 mètres sans gravité. Plus tard, à 15 ans, pendant des vacances en montagne, son père lui propose de prendre la tête de cordée. L'inconscient relit la cassette de la chute à 9 ans et l'enfant déclenche aussitôt une leucémie lymphoïde chronique: des ganglions d'adulte et d'homme mûr pour se protéger lui et son père du danger...

La sarcoïdose est une maladie qui peut toucher un peu tous les organes et notamment les poumons et les ganglions du médiastin. C'est une maladie assez rare, mystérieuse pour les médecins. L'étude des lésions histologiques montre une certaine similitude avec la tuberculose. Il y a un granulome inflammatoire avec des cellules géantes mais pas de bacilles tuberculeux ni de nécrose caséeuse (tissu mort ayant l'aspect du fromage). Pas de nécrose (en grec, la mortification), donc pas de processus de mort. La tuberculose survient quand la peur de la mort s'éloigne. La sarcoïdose survient quand le sujet a cru à tort à la possibilité de la mort.

► Au téléphone, l'épouse panique et interpelle son mari à propos de leur enfant: « *Mais dis-moi qu'il est mort* ! ». L'enfant se porte très bien mais la dame fait une sarcoïdose qui touche notamment le nerf de la langue du côté droit (projet qu'on lui confirme la mort de son enfant de vive voix).

► Une patiente suit l'agonie de sa belle-mère atteinte d'un cancer. Pour elle, l'hôpital est devenu synonyme de mort. Son enfant fait par la suite une perte de connaissance. Elle se précipite à l'hôpital en croyant qu'il est déjà mort. Quelques semaines après, on lui découvre une sarcoïdose de la rate. La rate est symboliquement l'organe de l'urgence pour la survie. Plus précisément, elle peut se contracter en cas d'hémorragie, apportant un peu de sang dans la circulation en attendant les soins à l'hôpital.

b) Cette situation associant plaisir et danger, c'est aussi le principe de l'allergie. Mais cette fois, ce n'est plus « *refaire la même chose* » qui déclenche l'allergie, c'est le fait de retrouver les mêmes éléments du décor. J'étais dans le foin en amoureux quand j'ai été surpris et je deviens alors allergique au foin. Dans ce cas, l'enquête peut être beaucoup plus difficile tant que je n'ai pas le nom précis de l'allergène: un sujet allergique est souvent multi-allergique. Pour une rhinite allergique, on peut essayer le test taper/humer (par exemple sur un oreiller, un matelas...) qui est positif quand l'allergène est présent. Le sujet éternue quand il hume. Mais beaucoup d'allergies peuvent être d'origine visuelle: c'est la vue d'un objet ou d'une personne qui déclenchera un éternuement ou une quinte de toux. Ce cadre théorique du déclenchement du symptôme mérite quelques remarques. D'abord, le sujet est incapable de faire un symptôme compensateur sur le corps d'autrui. Il faut donc avoir en tête l'hypothèse d'un symptôme sur son corps pour l'autre, essentiellement pour les enfants: leurs symptômes correspondent à la compensation du conflit parental. Les pédiatres parlent volontiers d'enfants « *symptômes* ». Les événements peuvent avoir plusieurs tiroirs impliqués pouvant donner lieu à plusieurs symptômes différents à des moments différents.

► Patient qui a toujours été jalousé par sa sœur parce que ses parents l'ont mis sur un piédestal. Pour se venger, la sœur enfermait son petit frère de 3 ans dans le noir dans la salle de bains et elle s'amusait à le terroriser (menace des loups qui vont le manger, arrivée d'un méchant qui va le tuer). Puis elle le faisait sortir pour le consoler. Plus tard, à un festival de sculpture sur glace elle vient le voir et lui déclare que son mur de glace ne va pas attirer l'œil du jury: il ne montera pas sur le podium. Finalement, son frère est primé: il monte sur le podium et fait un trouble du langage sévère (malade gaucher) en rapport avec un infarctus cérébral. Symboliquement, il clôt sa bagarre (discussion avec sa sœur) car il a été reconnu par le jury. Mais en l'absence de confidence, l'histoire ne s'arrête pas là: 6 mois plus tard, cet homme fait une rupture du tendon d'Achille droit en faisant un effort minime pour déplacer une vieille voiture qui ne « *veut pas démarrer* ». Le jour du concours, il n'avait pas répliqué immédiatement à sa sœur pour ne pas entrer en conflit ouvert mais il avait été particulièrement touché par sa remarque dévalorisante d'être incapable de monter sur le podium. Ce désaccord symbolique se manifeste 6 mois après l'imprévu: c'est la rupture du tendon d'Achille droit (dévalorisation par la sœur) qui « symboliquement » l'empêche de monter sur un podium. Cet exemple montre qu'il est nécessaire d'interrompre le conflit pour retrouver la santé.

▶ Un même événement peut constituer la charnière entre deux maladies. Un banquier est en vacances quand il reçoit un coup de téléphone de sa supérieure d'agence. « *Ce n'est pas la peine de revenir à l'agence. J'ai trouvé une jeune femme pour vous succéder* ». Il faudra plusieurs semaines pour qu'on lui redonne un poste où il a du mal à s'entendre avec ses collaborateurs. Quelques semaines après cet appel, il se tort le pied gauche et traîne sa jambe gauche: symboliquement il ne peut pas être en relation ou rester en relation avec son chef d'agence. Cet événement est ressenti comme une trahison, mais conditionne aussi sa stature de « mâle ». C'est un mâle non reconnu, non respecté ce qui déclenchera des années plus tard un cancer de la prostate.

6) **Le rail chronologique de la maladie.** Il s'agit de remonter le temps pour retracer les différentes étapes chronologiques de la compensation symbolique: conditionnement jusqu'au rail maternel comme nous l'avons vu dans l'observation du patient Pierre.

-**L'événement déclenchant** doit être recherché dans les 48 heures de l'apparition brutale d'un symptôme en cas de stress important. En cas de pathologie progressive, il va falloir extrapoler le début: peut être quelques mois pour une tumeur du cerveau ou des années pour un processus dégénératif. Même s'il n'y a pas d'argument en faveur d'un imprévu, il convient de le chercher systématiquement environ 7 mois auparavant s'il n'y a rien juste avant le symptôme. Dans bon nombre de cas, la découverte du déclenchant peut suffire pour faire disparaître le symptôme, surtout lorsqu'une culpabilité importante lui est liée. Inversement, il faut remonter au conflit conditionnant lorsqu'il n'y a pas de culpabilité évidente dans le conflit déclenchant.

▶ Une patiente se plaint de névralgie de l'hémiface gauche. Le déclenchement s'est produit quand son mari est venu à son travail lui annonçant que son neveu est mort brutalement à 46 ans d'une crise cardiaque. A priori, pas de culpabilité. Il faut donc aller chercher plus loin une confidence. Cette mort brutale en rappelle une autre: quelques années auparavant, elle était dans un bois à côté de sa ferme avec son amant mort brutalement. Il a fallu avouer au mari pour qu'il l'aide à ramener le corps !

-L'événement programmant doit être systématiquement recherché à la moitié de l'âge au moment du déclenchement de la pathologie. Il faut éventuellement poursuivre dans le quart et le huitième pour découvrir de véritables cycles de compensation symbolique comme ceux que nous avons découverts pour la prévision de la mort accidentelle dans l'histoire de Pierre. Il est possible de trouver d'autres divisions du temps (1/3, 1/5...). Bien souvent, il est impossible de remonter plus loin que l'âge des 5-6 ans. On passe alors au lien maternel (grossesse et premiers mois de vie).

▶ Patiente de 56 ans avec une gingivo-stomatite. Elle tourne une page sur une discussion qu'elle vient d'avoir avec un homme qui, autrefois, n'a pas été franc avec elle. Il a attendu qu'elle ait 28 ans pour lui dire que son mari la trompait alors qu'il le savait depuis 2 ans. À 14 ans, elle avait croisé son petit ami avec une autre fille: elle n'avait pas osé en parler à ses parents. La bouche à vif, pour compenser un silence (« *ça t'écorcherait de me dire...* ».) a guéri mais l'épaule droite a continué à lui faire mal pendant des semaines, entravant son travail de décoration d'intérieur. Il a fallu lui raconter son histoire une seconde fois: dès le lendemain, l'épaule droite était guérie.

7) **Le rail thématique.** Lorsqu'il n'a pas été possible de découvrir un rail du temps, il faut partir à la pêche, sans donnée chronologique pour retrouver des événements ayant le même thème que le programme déclenchant et éventuellement celui du lien maternel.

▶ Une jeune fille de 12 ans qui adore son parrain est offusquée. Ses parents lui interdisent d'aller le voir alors qu'il habite tout près. Il a une sclérose en plaques évoluée et physiquement, il est très marqué par sa maladie, paralysé et recroquevillé. La filleule n'aura pas le droit non plus de le visiter à sa mort quelques semaines plus tard. Dès lors, la jeune fille va faire des poussées de sclérose en plaques après chaque événement familial où le parrain aurait dû être là: son mariage, le baptême de son premier enfant, le baptême de son neveu dont elle est la marraine. Elle a une certitude: il n'est pas bon de baptiser les petits enfants (sous-entendu il ne faut pas de parrain pour un enfant pour ne pas le blesser ultérieurement).

8) **Le rail maternel.** L'étude du rail maternel comporte deux étapes. Tout d'abord, cerner le conflit maternel inavoué dans la période néonatale. Souvent, les parents n'ont rien raconté à leur enfant et il faudra faire appel aux souvenirs de la mère, si elle est encore vivante. Les fausses couches et les IVG ne sont pas racontées. Les différences d'âge et le rang dans la fratrie de la mère elle-même puis de son enfant porteur du symptôme. Les marques de naissance peuvent guider l'entretien: angiome cutané, nævus, tâche brunâtre de la peau, éventuelle malformation plus complexe, mains de la séparation. De même, le déroulement de la grossesse et de l'accouchement apportent des informations.

▶ Une femme raconte à sa fille qu'elle l'a « *déchirée* » à la naissance, culpabilisation gratuite. À 3 mois de grossesse, la fille amène l'échographie de son premier bébé à sa mère, ancienne assistante de radiologie. Celle-ci ne reconnaît rien sur les clichés alors que son père comprend immédiatement qu'il s'agit du fœtus. « *Tu n'as pas autre chose à faire que des chômeurs et des malheureux* » lance sa mère. Le soir, elle refuse de trinquer avec sa fille pour fêter cette nouvelle. Pour la naissance, 6 mois plus tard, le bébé se mettra en travers. Il faudra faire une césarienne pour ne pas « *déchirer la mère* ».

▶ Une mère dit à sa fille enceinte qu'elle ne veut pas entendre parler du bébé et qu'elle ne veut pas voir la tête qu'il aura ; 6 mois plus tard, le nourrisson naît par le siège (on ne peut pas voir sa tête) et il a une circulaire du cordon: symboliquement, il rétablit la communication (le cou) familiale (le sang, liens du sang, dans le cordon entourant le cou).

▶ Pendant sa grossesse, une femme qui a déjà 3 filles ne cesse de ruminer: « *Tout, même une fausse couche mais surtout pas une fille* ». La mort pour une petite fille ?

▶ Pendant l'adolescence de son fils, sa mère lui déchirera un livre qu'il adore et qu'il s'est acheté lui-même. Son titre: *La femme à abattre* ! À l'âge de la faculté, le garçon tant désiré ne cesse de dire à ses copines: «*Je suis misogyne* » (celui qui hait les femmes). Il finira par épouser une femme présentée par son meilleur copain, une « *ex-condamnée à mort* ». Effectivement, à la naissance de cette femme, son père (interrogé par l'accoucheur sur la personne à préserver du fait des difficultés de l'accouchement) avait répondu sans hésiter « *ma femme* ». La compensation symbolique est implacable: ne vous étonnez pas si cet homme a tendance à être « *agressif* » avec son épouse et avec les femmes en général.

Ensuite pour chaque patient, il est important de voir quel est son hémisphère dominant pour comprendre ses conflits. Un sujet masculin (cerveau stratégique droit dominant) est dans l'action: il vit mal l'échec de ses projets. Un sujet féminin (cerveau stratégique gauche dominant) vit dans l'accueil. L'homme se met en conflit dès que ce qu'on lui propose ne lui convient pas. Certains sujets féminins qui font toutes leurs pathologies du côté droit du corps, n'acceptant pas de subir leur sort.

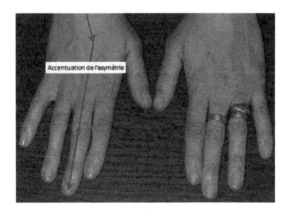

Le test que j'utilise pour juger de l'hémisphère dominant dérive de l'indice de Manning. Il s'agit de regarder le dos des mains du sujet en ayant pris soin de mettre le majeur dans l'allongement de l'avant-bras, mais surtout sans couder le poignet, et de comparer la longueur de l'index et de l'annulaire. Sur la photo, il s'agit de mains d'une femme « *masculine* »: les index sont courts par rapport aux annulaires. Mais à gauche, le majeur n'est pas dans le prolongement de l'avant-bras. On voit bien que la rotation du poignet majore artificiellement la brièveté de l'index droit. Normalement, les femmes ont tendance à avoir des index plus longs que les annulaires. Les index des hommes sont souvent plus courts que les annulaires. D'une façon générale, plus l'index est court, plus le sujet est dans la masculinité, plus l'index est long plus le sujet est dans la féminité.

Lorsqu'il existe une difficulté à résoudre, le sujet renforce sa polarité dans un premier temps: un sujet masculin essaie d'avoir le dessus par la force et un sujet féminin augmente sa séduction. En cas d'échec, le sujet bascule sur l'autre hémisphère pour essayer de trouver une solution. De séducteur, il devient un lion féroce et inversement.

J'ai découvert les « *mains de la séparation* » parce que je reçois en consultation une grande majorité d'hommes féminins, avec des index longs et souvent un aspect longiligne (à l'exemple de Lance Armstrong). La longueur des doigts est sous la dépendance des sécrétions d'hormones sexuelles qui ont normalement un pic vers la fin du 3e mois de la grossesse chez le petit garçon. Si la maman vit à ce moment-là un conflit de séparation (avec son mari, un parent qui risque de mourir, une hémorragie génitale qui fait craindre une fausse couche, une mauvaise réflexion à propos de la grossesse, ...), le pic hormonal n'a pas lieu chez le fœtus: la main du petit garçon restera « *féminine* », son cerveau stratégique dominant sera le gauche et il sera toute sa vie sensible à la séparation.

Comme la glande sexuelle est symboliquement liée à la perte de relation, l'homme féminin est plus fréquemment sujet à la pathologie du testicule quelle qu'elle soit (cancer du testicule chez Lance Armstrong, mais aussi coup de pied dans la bourse en jouant au football, hydrocèle, ectopie testiculaire, torsion de testicule...). On a également un risque de cancer de la prostate relativement jeune.

Enfin, l'homme féminin est susceptible de faire des maladies de la femme (pathologies de la thyroïde, sclérose en plaques). Chez la femme masculine, ce sont les pathologies de l'ovaire qui sont plus fréquentes. Le tempérament est tourné vers l'action (ce qu'on appelle le féminisme). Une femme athlète aux « *mains d'homme* » aurait un potentiel musculaire plus grand qu'une femme dite « *normale* » aux index plus longs. C'est bon pour les résultats sportifs. Il existerait également un bon parallélisme entre le rapport de longueur de ces deux doigts et le besoin d'affrontement (agressivité) ou la tolérance à la rupture de relation.

Précisions: si le problème de séparation pendant la grossesse est un imprévu, il y aura une compensation au moment de l'accouchement, 6 mois plus tard, sous la forme d'une dystocie. De plus, si dans le conflit de séparation, la mère veut retenir celui ou celle qui prend de la distance, l'enfant qui va naître va suivre le rail maternel. Être en relation, concerne les mouvements des jambes. Pour compenser la perte de relation (réelle ou imaginaire), l'enfant va adopter la pratique du cyclisme, du jogging, de la course d'endurance. Lance Armstrong dont le père est parti définitivement quand il avait 2 ans, était à la fois un champion de cyclisme et de marathon, une façon symbolique de remettre en lien ses parents.

9) Le terrain. Les philosophes grecs nous ont proposé des adages qui doivent nous conduire à la prise progressive de conscience de notre chemin terrestre. « *Connais-toi toi-même* », « *Deviens ce que tu es* ». La maladie est la marque d'une impasse: elle est donc l'occasion d'une prise de conscience pour reprendre le « *bon* » chemin. Le comportement de chacun s'est construit au fil de son histoire et il est bon de connaître son naturel qui revient toujours au galop. Parmi les accidents de l'enfance, il est important de retrouver les vexations qui ont laissé une trace profonde. Aider le malade à profiter de l'entretien pour prendre conscience de la façon dont il fonctionne. Par exemple pour le burn-out: des spécialistes ont étudié les personnes à risques. Ce sont celles qui ont des idéaux ou des objectifs impossibles à réaliser ; elles lient l'estime d'elles-mêmes à leurs performances personnelles. Certaines personnes n'ont pas d'autre intérêt que leur travail qui devient une véritable addiction: work-o-olic (sur le modèle d'alco-olic) qui veut dire qu'il y a une prédominance du cerveau de l'action. Ce peut être un problème de dévouement qui mène à l'impasse et tous les sujets qui font de la relation d'aide sont susceptibles d'être mis en échec: ils ne peuvent pas aider l'autre à sortir de sa dépendance à l'alcool ou à la drogue, par exemple.

10) L'inavouable. Dans l'entretien idéal, on doit obtenir la confidence de ce qui n'a jamais été dit à personne et qui correspond aux symptômes présents. La confidence permet de confirmer l'hypothèse formulée ou l'une des hypothèses possibles après avoir fait la « *conversion du symptôme* ». Elle permet un soulagement et une déculpabilisation. Il ne s'agit pas de culpabilité au sens vrai mais d'un sentiment de culpabilité, la perte de l'estime de soi qui paralyse, qui diminue la confiance en soi et qui finalement empêche le libre-arbitre. Parmi les culpabilités les plus fréquentes, on retrouve celles qui sont liées à la sexualité, les complexes d'infériorité, l'absence de reconnaissance. Il faut savoir que l'origine de ces culpabilités est toujours au départ transgénérationnelle. L'enfant a un comportement « *honteux* » et cette attitude déculpabilise ses parents d'une conduite passée dont ils ont eu honte eux-mêmes.

▶ Si nous prenons les culpabilités par rapport à la sexualité, un garçon qui a eu un père un peu « *trop chaud* » toute sa vie, a toutes les chances d'être « *tiède* » et impuissant relativement jeune. Il compense également la honte de sa mère d'avoir eu un enfant trop tôt.

▶ Le fils d'un prêtre qui n'aurait pas dû avoir une sexualité risque d'être un « accro » de la sexualité sans jamais avoir d'enfant.

▶ La fille d'une femme stérile (au moins un certain temps) qui se reproche d'avoir eu trop de rapports sexuels pour avoir un enfant à tout prix, risque une anorexie mentale. Bien sûr, il ne s'agit que de clichés, mais je les donne pour permettre au lecteur de trouver une piste afin de comprendre sa propre sexualité, y compris sa propre homosexualité qui, elle aussi, est bien sûr une compensation symbolique inconsciente.

11) Outils annexes. S'aider d'autres éléments quand l'enquête piétine.
- Mettre le patient dans son symptôme: cette technique est difficile à réaliser avec certaines personnes: se mettre dans sa hanche, dans son coude par une visualisation et s'y maintenir en restant attentif à ce qui se passe.

▶ Un homme se lève pour aller travailler en début d'après-midi. Il essaie de marcher mais son genou droit est soudain bloqué. On se précipite pour l'aider: un kinésithérapeute, des médecins, un infirmier, un ostéopathe. Rien y fait. Au moment où il se « *met dans son genou* », il voit une plage ensoleillée, la chaleur étouffante et le bleu de la mer, très tentant pour aller se rafraîchir. « *Va te plonger dans la piscine !* ». L'homme se lève sans difficulté pour plonger: le genou s'est miraculeusement débloqué. Il n'a plus à se soumettre au travail avec les autres alors qu'il désire piquer une tête dans l'eau.

- **Tenir compte de l'aspect du malade:** la tenue vestimentaire, la coiffure, les parures, les lunettes, le maquillage, les tatouages, les accessoires (sac, parapluie...), tout permet d'apporter des précisions supplémentaires qui vont amener au bon conflit. Deux patients viennent en consultation (l'un après l'autre) vêtus d'un pull-over vert lumineux, le vert de l'espérance.

▶ Le premier se plaint d'une douleur du membre supérieur droit et d'un engourdissement des 4e et 5e doigts droits. « *Ce n'est pas brillant dans la famille* ». L'homme retrouve immédiatement le souvenir de l'annonce imprévue faite 6 mois plus tôt: sa fille lui a dit (5e doigt D) qu'elle allait se marier (4e doigt D) avec un Africain.

▶ Le second se plaint d'une douleur du membre supérieur droit irradiant jusqu'à l'index qui était insensible. « *C'est désespérant d'en arriver là* » (l'index est le doigt de la direction). C'est la femme qui intervient: « *Mais si, souviens-toi, 6 mois auparavant, le juge t'a condamné* ». Un voisin avait porté plainte parce la haie plantée à distance réglementaire de la bordure de la propriété, lui faisait de l'ombre. Condamné à lui verser des dommages et intérêts, condamné à couper la haie. Désespérant pour cette famille tranquille dans sa propriété.

- **Proposer un dessin:** Dans un dessin spontané chez l'enfant, tout est compensation symbolique: il suffit de faire préciser ce que tel ou tel motif du dessin représente.

- **Poser la question des rêves.** Les rêves sont aussi des compensations symboliques. Ils permettent de cerner un problème dans un rêve récurrent. Ainsi, un enfant qui se sent coupable d'avoir été trop agressif va faire le rêve de perdre ses dents, ce qui l'angoisse et le réveille car il croit dur comme fer à son rêve.

12) Résultats de l'enquête. La guérison d'un symptôme n'est que le premier pas d'un travail de longue haleine. Il faut toujours « *débrancher* » un conflit pour qu'il s'arrête définitivement. Sinon, le symptôme change lorsque la situation change, même si c'est dans le sens d'une amélioration. C'est la compensation symbolique qui change pour s'adapter à la nouvelle situation mais il n'y a pas de guérison avec retour à la réalité et disparition définitive du symptôme. Les premiers instants de la consultation sont « *essentiels* »: les propos du malade, ses lapsus ou l'intuition de l'écoutant peuvent être déterminants.

▶ « *J'ai eu deux sortes de vertiges* » me dit une patiente. Je réponds intuitivement: « *Des vertiges pour ne plus s'en aller ? Ou rester avec ? Et avec ça, ça peut être un chat !* » Après un quart d'heure de discussion, elle est obligée de reconnaître qu'elle a eu ses premiers vertiges après la mort de son vieux chat, confié à un voisin pour partir en vacances. Avant le 2e épisode de vertiges, il y eut la maladie grave de son chaton de remplacement. Le chat est symbolique de liberté par rapport à l'homme: c'est sans doute l'attitude très soumise de cette femme qui avait guidé mon intuition.

▶ « *J'ai mal à la tête là !* » me dit cet homme en pointant son index au-dessus et en arrière de l'oreille gauche (zone de « *l'identité accueillie* »). « *C'est normal, vous avez retrouvé quelqu'un* ». « *Pourquoi vous dites ça docteur ?* » « *Parce que ce que vous avez mal à la tête là* ». Effectivement, ce patient homosexuel venait de retrouver un compagnon, d'où la réaction douloureuse à l'endroit correspondant dans le cerveau. Nous le reverrons avec le cerveau stratégique.

Une autre approche est celle du handicap secondaire au symptôme: « *Qu'est-ce que votre symptôme vous empêche de faire ?* ». Les difficultés dans certaines activités ont tout de suite une explication psychoaffective: se pencher vers le sol ou vers la mère explicite un problème de contact ; quitter le sol: si j'étais resté avec ma mère, il ne se serait rien passé ; marcher: je ne veux pas quitter ou aller à cet endroit, voir cette personne. Faire l'amour (problème de hanche) ou encore accueillir (triceps). Citons pour mémoire la conversion du symptôme: l'association de nodules et d'angiomes au foie évoquent un manque (compensé par des nodules) d'identité familiale (les angiomes qui renforcent les liens du sang).

▶ La femme âgée (à laquelle on a découvert 4 nodules du foie et 4 angiomes du foie...) ne peut plus voir ses 4 petits-enfants !

En cas d'échec de l'anamnèse, on a encore la possibilité de tirer des enseignements des accessoires: intérêt de la tenue vestimentaire, des bijoux, des lunettes:

▶ Une petite fille aux lunettes rouges (rouge pour symboliquement voir intensément) avec une monture uniquement pour le bord supérieur des verres, ne voit plus son père. Si elle porte un bonnet avec sur le devant un nœud noir, c'est qu'elle ne pense pas le revoir... (noir pour le deuil, nœud pour renouer).

Dans certains cas, on s'arrêtera au conflit déclenchant: une paralysie faciale a frigore vient clore un débat où on n'a pas pu s'entendre. Une dystonie focale est une contraction involontaire désordonnée qui survient 6 mois après un imprévu lié à « *un amour impossible* ». L'aveu de l'humiliation suffit à la guérison de ces pathologies. Mais une enquête satisfaisante remonte toujours au conflit conditionnant, surtout si l'événement déclenchant peut être raconté sans gêne (mort d'un lointain cousin ...).

13) Le grand objectif: guérir
Une recherche au niveau de la souffrance et du symptôme ne saurait se substituer aux prises en charges médicales traditionnelles. Si un diagnostic médical juste et précis est posé, vous pouvez néanmoins effectuer une conversion du symptôme et tenter de faire disparaître ce symptôme. Cela sera un atout pour une guérison ou un atout précieux pour des suites opératoire simples, pour éviter les récidives ultérieures ou les poussées d'une maladie chronique. Il existe au moins 3 façons de faire disparaître un symptôme (rémission).

- La confidence, le moyen le plus sûr
L'aveu de ce qui n'a jamais été dit à personne: on ne l'a jamais dit par pudeur, on le garde pour soi, par fierté, par orgueil, par honte, par peur du qu'en dira-t-on, par peur de la moquerie, pour ne pas paraître sot ou ridicule. C'est la peur du jugement et de la condamnation. Une personne présentant bien a du mal à confier sa sexualité débridée, ses expériences hors normes, son sadisme ou tout simplement ses échecs, ses « *infériorités* », ses humiliations, mais aussi les mauvais « *comportements* » du conjoint ou des enfants. Parler de

l'alcoolisme de son mari, de l'emprisonnement de son fils, des agressions sexuelles de son père, du SIDA de sa fille devant un inconnu, ce n'est pas évident. C'est à l'écoutant d'aborder les sujets du sexe, de la honte, de la spiritualité et des croyances quand l'entretien patauge. C'est à lui de savoir insister quand il est sûr de sa conversion du symptôme (par exemple des métastases), sinon les métastases vont tuer le malade. La prise de conscience permet le soulagement de la culpabilité: « *Faute avouée est à moitié pardonnée* ». Également, quand on revisite l'événement traumatisant, quand on le ré-analyse, on peut changer le sens donné à l'événement.

▶ Ma mère me déchire mon livre dont elle ne connaît pas le contenu. Elle m'inscrit en section latin alors que je veux faire de l'allemand. Sur le moment, c'est insupportable par rapport à ma liberté ; mais après coup, il est facile de comprendre qu'elle tenait à ce que je ne lise pas n'importe quoi et à ce que je fasse les meilleures études possibles. La vidange émotionnelle et le lâcher prise par rapport à la situation vécue est indispensable. Si je continue à avoir des émotions, par exemple de la rancœur, à désirer ce qu'on ne m'a pas donné, je n'ai pas lâché le conflit.

Se confier, ce n'est pas rester dans les généralités. « *Mon Dieu, j'ai eu une enfance malheureuse* », « *je n'étais pas désiré et ma mère ne s'est jamais intéressée à moi*». Ce n'est pas ce qui nous intéresse. En remontant le fil du temps, il importe de retrouver des exemples précis, trouver ce que la personne a vécu tel jour, à telle heure. Ainsi, elle va pouvoir recontacter les émotions et les sensations de cet instant. Souvent, il faut accepter que la personne se donne du temps et qu'elle s'autorise à revoir tel ou tel événement seulement quand elle est seule. Finir un entretien sur des frustrations, c'est souvent très stimulant pour l'inconscient. Dans le cas de multiples symptômes, des syndromes complexes, des métastases multiples, évidemment il faut aller voir chaque symptôme, trouver quel est sens symbolique pour chacune des atteintes et cela peut nécessiter d'y revenir ultérieurement, en plusieurs temps.

- Changer de vie
Il existe une autre façon de guérir, tout aussi importante pour la suite de la vie: faire une conversion, changer sa façon de vivre. Là où j'attendais que l'autre me donne, je change mon état d'esprit et je me procure ou je procure les moyens de traverser la souffrance.

Ainsi, les gens sentent intuitivement ce qu'ils peuvent faire, comment ils peuvent changer leur vie. Alors, ils décident... de traverser l'Atlantique en solitaire comme Jean François Deniau devenu grabataire à cause de ses artères et avec un cancer broncho-pulmonaire. La guérison des tuberculeuses de Villepinte auxquelles on a proposé d'aller à Lourdes au moment où elles devaient mourir est un cas exemplaire. Une intuition géniale, à la fin du XIXe siècle. Les deux tiers des malades sont revenues totalement guéries du simple fait de ne plus attendre la mort dans leur mouroir. Lorsque le conflit d'origine n'est pas réglé, la personne doit arriver au lâcher prise.

▶ Un propriétaire qui fait un cancer du rectum (organe qui permet de déposer sa carte d'identité, comme le font les chiens sur un trottoir), parce qu'un locataire ne le paie pas (symboliquement, il ne reconnaît pas son identité) doit choisir: ou la progression du cancer, avec un procès au locataire jusqu'à sa condamnation et finalement la mort pour lui, ou lâcher le problème des loyers impayés, argent dont il n'a que faire car il n'a pas d'héritier. Mais qu'il est difficile de lâcher un manque de reconnaissance qui, à l'origine, est le manque de reconnaissance de son propre père pendant l'enfance, un manque d'identité qui conduit à compenser par l'accumulation de l'argent.

▶ Saïd a été envoyé par le chirurgien qui l'avait accueilli aux urgences, à la suite d'un accident de travail. Son avant-bras gauche avait été happé par un tapis roulant et il s'était retrouvé coincé contre une disqueuse qui n'avait pas de carter de protection. « *L'inconscient de Saïd l'avait bien remarquée, cette absence de protection sur la disqueuse, et il avait saisi l'occasion de s'en servir* ». C'est pour cette raison qu'il avait donné à Saïd l'idée de quitter son poste de travail pour aller donner un coup de main aux collègues mais, en réalité pour recevoir ce « *nécessaire* » coup de disqueuse. La plaie de l'avant-bras gauche avait été assez profonde pour pénétrer la zone du couple à quelques centimètres sous le coude, pour couper les muscles, des aponévroses et des tendons, la branche du nerf radial et le nerf musculo-cutané, jusqu'à l'os. Malgré la suture de la plaie et des différents éléments sectionnés, il venait me voir des mois après, très handicapé. Tous ses doigts de la main gauche étaient bloqués en flexion et ne pouvaient se relever. Que compensaient-ils ainsi ?

Je traduis « *mots à maux* »: l'accident, c'est le désaccord non exprimé ou tout au moins non accueilli. La plaie de l'avant-bras gauche dans le territoire du couple qu'il forme, signifie symboliquement qu'il a une relation de couple dans le contact (la peau), le projet (le nerf), la réalisation (le muscle), et la structure (aponévrose et tendon) qui est plus profonde que ce qui est perçu. (Photo DR)

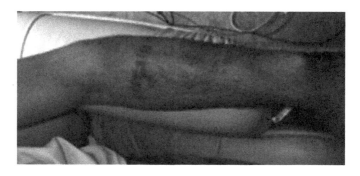

Le pouce, c'est ici, sans doute, la future belle-mère et l'index, le futur beau-père. Ils sont fléchis pour être mis au placard, pour diminuer une intervention gênante: ils ont accusé le jeune homme (index tendu qui désigne le coupable), plutôt que de le soutenir et le protéger (« *pouce !*» levé dans les jeux d'enfants pour ne pas être mangé par le loup). L'auriculaire gauche, le doigt du secret se retrouve également fléchi: c'est comme si rien n'avait été dit par les beaux-parents, comme si Saïd n'avait pas été jugé sur les apparences, le « qu'en dira-t-on ». Saïd estimait en effet que ses « *beaux-parents* » auraient mieux fait de se taire. Contrairement à leurs propos, sa relation avec leur fille n'était pas uniquement sexuelle. Le majeur et l'annulaire gauches symbolisent l'alliance et la sexualité de Saïd. Effectivement il ne supportait pas de s'être fait traiter de « *petit beur* » par les parents de son amie. Il n'avait pas osé répliquer devant elle. Il ruminait cette phrase méprisante sur sa relation de couple depuis qu'il l'avait entendue. C'est vraiment diabolique cet accident de travail. Pour n'avoir pas écouté la souffrance affective de son employé, c'est à mes yeux sa seule vraie responsabilité, son patron va être condamné, et sa société va payer. Des mois d'arrêt de travail. Le décodage a été utile. Je l'ai revu peu après, et il avait bien récupéré en réglant son conflit de manière radicale: il avait changé de petite amie.

- Trouver des actes symboliques justes

La bonne inspiration pour trouver des actes symboliques est délicate à discerner. Quand par exemple on a manqué de sécurité, comme acte symbolique, on peut adhérer à une association qui est sécurisante et où on va sécuriser... les autres, comme bénévole. Souvenez-vous de la femme qui a eu une complète rémission de son cancer canalaire du sein avec métastases osseuses diffuses après avoir écrit ses mémoires. Elle a arrêté sa profession de cadre dans l'industrie pour se consacrer à l'accueil de femmes avec un cancer du sein. Elle décédera d'une reprise de son cancer, l'année où elle a cessé d'exercer cette protection de ces femmes atteintes de cancer.

~ 11 ~
Le corps symbolique
de la tête aux pieds

Pendant l'embryogenèse, notre corps se forme avec une succession de niveaux élémentaires qui sont superposés et qu'on appelle les somites.

▶ Cas d'une patiente, « *monstre de rugby* », avec une STH (hormone de croissance) élevée. À 12 ans, sa croissance a été bloquée artificiellement pour stabiliser sa corpulence. L'entretien va révéler que ses parents étaient fiancés mais pas mariés au moment de la conception. Sa mère lui a dit très tôt: « *tu m'as pourri la vie* ». Elle s'appelle Patricia (mission d'être « *père* »). Plus tard, elle a pris en charge sa mère malade et devient chef de famille à 18 ans (aînée de 6 filles). Sa mère (qui est la 9e de 10 enfants) a épousé de force son oncle, c'est-à-dire le grand-oncle de Patricia. Celle-ci doit donc être à la hauteur (sécrétion d'hormone de croissance élevée) pour remplacer sa mère asthénique qui menaçait de se suicider et son père âgé qui n'a plus qu'un rôle de grand-père.

Les parties du corps. De haut en bas du corps, on distingue différents étages:
- la tête qui comprend le crâne (en lien avec les idées, les projets) et la face (qui permet le face-à-face) ;
- le cou qui permet la communication,
- le thorax qui symbolise les échanges vitaux avec l'environnement (respiration qui amène l'oxygène et enlève le gaz carbonique), mais aussi l'affection familiale (le foyer) que le cœur distribue à tout le corps,
- l'abdomen qui sert à faire du moi (identité) à partir des éléments extérieurs ingérés,
- les membres supérieurs qui servent à l'action
- les membres inférieurs sont symboliques de la relation. Ainsi, symboliquement, on « *fait* » l'amour avec les membres inférieurs (relation) et on « *fait* » un enfant avec les membres supérieurs et la main.

131

► Patiente qui a subi un avortement à 18 ans qu'elle n'a pas digéré. Elle a mal éxécuté son rôle de femme (salpingite). Par la suite, elle devient stérile. Après la reperméabilisation des trompes elle fait une grossesse extra-utérine. Puis elle « *fera* » 2 enfants: elle développe alors un canal carpien « *chaud* » à chaque naissance: symboliquement, le canal carpien inflammatoire signifie qu'elle est récompensée pour ce qu'elle a (bien) fait. Cette distinction entre action et relation est également valable pour les malformations congénitales.

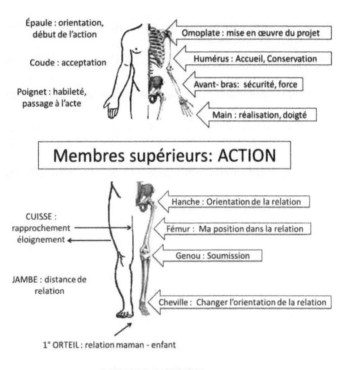

Membres supérieurs: ACTION

Épaule : orientation, début de l'action
Coude : acceptation
Poignet : habileté, passage à l'acte

Omoplate : mise en œuvre du projet
Humérus : Accueil, Conservation
Avant-bras : sécurité, force
Main : réalisation, doigté

CUISSE : rapprochement éloignement
JAMBE : distance de relation

Hanche : Orientation de la relation
Fémur : Ma position dans la relation
Genou : Soumission
Cheville : Changer l'orientation de la relation

1° ORTEIL : relation maman - enfant

MEMBRE INFERIEUR

► Une femme veut avoir des nouvelles de son frère au moment où elle débute une grossesse: un problème de relations non entretenues, serait-ce les membres inférieurs ? Non, car le langage populaire nous le dit bien. Il s'agit d'une action: on « *prend des nouvelles de quelqu'un* » et « *on donne de ses nouvelles* ». Lorsqu'elle se présente à la mairie du lieu de naissance de son frère, cette femme tend la main pour recevoir la photocopie du livret de famille mentionnant le décès de son frère. Elle est choquée et elle culpabilise d'avoir attendu: Pourquoi avoir attendu sa mort et le début de cette grossesse pour prendre de ses nouvelles ? Quelques mois plus tard, son fils va naître sans aucun doigt à la main gauche, donc incapable de « *prendre* » des nouvelles.

Ultérieurement, chez l'enfant et l'adulte, on retrouve ces niveaux superposés en rapport avec l'innervation sensitive pour les nerfs crâniens et pour chacun des étages vertébraux (une racine par étage vertébral portant un numéro):

- de C1 à C8 pour les vertèbres cervicales, - de T1 à T12 pour les vertèbres thoraciques,

- de L1 à L5 pour les vertèbres lombaires   - de S1 à S5 pour le sacrum.

Il ne s'agit pas de faire ici une encyclopédie de chaque partie du corps, car il existe trop de situations symboliques à envisager pour chaque localisation anatomique, depuis le premier degré matériel, par exemple « *ne pas avoir à manger pour nourrir son corps* », en passant par la « *nourriture spirituelle* », jusqu'à « *avoir les vivres coupés* », ce qui est une situation sociale. De plus, une situation et son contraire vont donner lieu à la même compensation symbolique.

Ce qu'il m'importe de transmettre, c'est la fonction symbolique des tissus, des organes, des humeurs, selon leur localisation pour que le lecteur soit à même de se poser les bonnes questions en fonction du diagnostic médical posé.

Peu m'importe que l'éminent professeur de médecine juge absurde mes propos sur le tabagisme ou sur l'amiante, du moment que les orientations que je propose dans ce livre permettent à un seul malade de retrouver les mauvais souvenirs conditionnant et déclenchant de son cancer de la plèvre (un mésothéliome) et qu'il voit son cancer régresser rapidement sous chimiothérapie.

LA TÊTE

La tête que l'on peut « *perdre* », « *se prendre* », représente la solidité intellectuelle: « *grosse tête* », « *tête bien faite* », « *avoir la tête dure* » évite de « *se prendre la tête* ». « *Prendre la tête* », être au-devant, c'est parfois être un précurseur. « *Se gratter la tête* », « *se cogner la tête contre les murs* » c'est faire face à un « *casse-tête* ». La tête contient le cerveau, en grec *en képhalé*, l'encéphale. Deux parties: le crâne et la face.

1) Le Crâne. C'est le toit de l'être qui permet de « *crâner* ». La protection du cerveau et des idées qu'on sollicite en se grattant, en « *se creusant le crâne* ». En latin, le crâne est synonyme de souffrance: le calvaire. Dehors: la peau et les cheveux. Le scalp représente à lui seul la valeur d'un ennemi, ce qu'il a de plus élevé.

Le Cerveau. Le tissu nerveux est constitué des cellules nerveuses qui servent à la communication entre les tissus. Les cellules nerveuses sont responsables du transport d'information ; compétentes pour la réception des informations ; responsables de la transformation et du stockage des informations. Le cerveau est le symbole des projets: organiser sa vie en se connectant à plus vaste que soi, évaluer l'ouverture au monde extérieur. Il vise à respecter une hiérarchie dans la décision: petit moi, la famille, la patrie, Dieu... Il permet de faire l'expérience du divin, d'entendre l'appel de Dieu. Mère Térésa raconte qu'en Inde, en se rendant à une retraite de sa congrégation par le train, elle a eu un dialogue avec Dieu qui lui a proposé une mission que nous connaissons tous. En pathologie, la symbolique du cerveau est très liée à l'énergie qu'il consomme. Une hémorragie cérébrale apporte un supplément symbolique d'énergie au cerveau. Une hémorragie cérébrale survient donc pour faciliter symboliquement la réalisation d'un projet.

▶ Une jeune fille fait une rupture d'un anévrysme de la communicante antérieure alors qu'elle a raté pour une première fois un examen universitaire. Il s'agit d'une fille unique perfectionniste qui pleure l'échec: elle n'a pas pu affronter seule l'épreuve (rôle du pôle frontal gauche du cerveau stratégique). Le sang de l'hémorragie apporte de l'énergie supplémentaire quand il lui faut passer du cerveau gauche au cerveau droit (le pôle frontal droit travaille pour être capable d'affronter avec succès). C'est la communicante antérieure qui est le siège de la rupture vasculaire. Elle réunit les deux artères cérébrales antérieures et permet ainsi ce passage d'un hémisphère à l'autre.

▶ « *Je n'ai pas ma place* ». Ce patient est le 2e de la famille: on avait dit à sa mère qu'elle ne devait pas avoir de second enfant. Il est né avec un cavernome temporal gauche (poche de sang, réservoir d'énergie et d'identité dans la zone cérébrale du « *territoire à occuper* »). Le cavernome se rompt quand il va avoir une place dans la société et commencer à être professeur: il doute de ses capacités à occuper ce poste.

Les méninges. Elles sont composées de 3 enveloppes successives. La *méninge dure*, la dure-mère assure la protection mécanique du cerveau contre la folie comme une camisole de force. C'est aussi une protection mécanique contre les traumatismes du cerveau (cf. le cerveau stratégique). Les méninges molles sont l'arachnoïde dans laquelle circule le liquide céphalo-rachidien et la pie-mère au contact du cerveau qui contient les vaisseaux, source d'énergie, et qui assure le rôle de barrière hémato-encéphalique (qui régule les échanges sang-cerveau). Se creuser les méninges, c'est faire de la place au cerveau quand on a la « *grosse tête* ».

Barrière hémato-encéphalique. Frontière filtrante entre le clan (le sang) et le projet du sujet. C'est la rupture de la barrière hémato-encéphalique qui, dans la sclérose en plaques, initie le processus auto-immun. Le clan vient envahir les projets du sujet malade (cf. le chapitre spécial sclérose en plaques à la fin du livre).

Céphalées. Les douleurs de la tête peuvent survenir dans diverses pathologies: quand la pression intracrânienne augmente (tumeur, méningite, hémorragie) ou au contraire quand elle diminue (par exemple, après une anesthésie péridurale pratiquée pour un accouchement sans douleurs). En l'absence de maladie, les douleurs de la tête se résument à 3 diagnostics possibles: la migraine classiquement unilatérale et pulsatile, les céphalées de tension, les céphalées localisées en phase de fin de conflit. Les médecins ne connaissent pas ce dernier type de céphalées qui correspondent à une phase inflammatoire dans une zone du cerveau stratégique gérant le conflit qui se termine.

Une faible dose de cortisone pendant 48 heures peut être utile pour les abréger.

Migraines. Rappel: toute douleur vient simuler un contact fort quand il n'existe pas. Dans la migraine, c'est le projet qui n'est pas conforme à l'attente du migraineux.

▶ Une femme voudrait un second enfant. À 40 ans, elle réalise que ce n'est plus l'âge pour réaliser ce projet. Quand les règles surviennent confirmant qu'elle n'est pas enceinte, sa crise de migraine se déclenche: symboliquement la situation lui convient.

▶ Un homme se réveille avec une migraine. Il réalise qu'il a une journée trop chargée: il choisit de supprimer une activité non indispensable. Dans la dizaine de minutes qui suit, la migraine disparaît. Selon les circonstances de survenue (pendant les règles, au week-end, avec certains aliments...) la plupart du temps il est possible de retrouver le premier souvenir qui a conditionné la survenue des accès migraineux: un père qui s'est moqué de sa fille quand elle a eu ses premières règles, crise d'angoisse au week-end...

▶ Migraine du week-end: il vomit depuis 30 ans ; les premières migraines sont survenues à 25 ans. Tout petit, on lui demande: *Qu'est-ce que tu feras plus tard ?* « *Je veux une femme* ». À 59 ans, il est toujours sans femme. Jeune, le week-end, il sortait avec les copains et c'était dur car il ne trouvait pas une seule femme pour la soirée alors que ses copains s'amusaient.

Les céphalées de tension surviennent souvent sous la forme d'une pression autour du crâne ou d'une raideur douloureuse de la nuque. Chez les sujets anxieux, elles traduisent une incapacité à supporter une absence (séparation) ou une réactivation d'une peur de la mort (séparation) après un accident. Les céphalées peuvent rarement correspondre à une névralgie occipito-frontale correspondant à l'hémi scalp et au trajet de la racine cervicale C1.

▶ Patiente qui présente une douleur C1 droite (côté du cerveau « *qui a fait* »). Une amie l'avait accusée d'avoir volé sa broche. « *Elle avait osé faire ça !* ». L'amie s'excuse quand elle la retrouve.

2) La face. Elle permet la rencontre face à face. Ce peut être le lieu d'un contact affectueux: baiser, caresse. L'absence de contact affectif provoque une douleur.

▶ Une dame loue son appartement à sa sœur qui ne paie pas les impôts: elles se fâchent. Elle ne change le contrat de location que quelques mois plus tard ; depuis, elle garde des douleurs de la face.

On peut perdre la face et rougir, ou faire face sans rougir, ce qui correspond à deux pathologies vasculaires de la face:
- la maladie d'Horton (artérite temporale), une affection auto-immune dans laquelle les artères se bouchent (il n'est plus possible de rougir).
▶ Patient vend ses tennis puis sa magnifique maison pour survivre matériellement. Il n'est plus « *rien* » dans sa ville (honte). Il fait une poussée de maladie de Horton à ces deux occasions.
- l'algie vasculaire de la face est une sorte de migraine du visage. Symboliquement, elle permet de retrouver le contact familial affectueux (pulsatilité donnant l'énergie familiale).
▶ Patient décrit des algies de la face à gauche, derrière l'œil avec larmoiement, survenant le soir, ce qui correspond à l'heure du décès de son père qu'il n'a pas vu avant sa mort. Déclenchement à la mort du beau-père.
▶ Patient qui débute des algies vasculaires lorsqu'on fait le diagnostic de cancer chez sa mère. Il fait une rechute après son décès.
▶ Une dame se fâche avec son frère car elle s'est mariée sans l'avis de ses parents et il n'est pas d'accord. Elle déclenche une algie vasculaire de la face du côté droit.

La paralysie de la face (nerf facial) correspond à une impossibilité de s'entendre. À l'inverse, des spasmes peuvent s'installer d'un côté du visage: c'est un hémispasme. Cette moitié du visage est globalement contractée lors des spasmes, alors que l'autre moitié demeure normale.

▶ La maman voit son fils partir en région parisienne à contre-cœur. Lorsque son second fils décide la même chose, elle installe un hémispasme droit qui augmente sur l'oreiller quand elle veut dormir sur ses deux oreilles. Lors d'un mouvement spastique, l'œil droit se referme alors que le coin de la bouche se soulève. Cette femme est sensibilisée à la séparation mère-enfant. Elle est restée fâchée 10 ans avec sa propre mère.

Grâce à l'hémispasme facial, c'est comme si on vivait ensemble. Cligner de l'œil: « *On est complices* ». Certains neurochirurgiens at-

137

tribuent ce symptôme à un conflit mécanique entre le nerf facial et l'artère qui le croise. Il suffit d'intervenir pour mettre un tampon entre l'artère (la vie familiale) et le nerf facial (projet de s'entendre) pour améliorer le symptôme. Une intervention symbolique ?

▶ Zona de la face: Une patiente a un souci avec sa fille aînée qui l'accuse de mettre de la distance avec son père pour régler ses problèmes. Elle pleure quand elle pense avoir raté sa vie avec sa fille. Elle fait un zona du front et de la joue (zona V1-V2) à droite quand elle réunit enfin toute la famille, y compris sa fille aînée. Fin des relations hors normes.

Le front sert à affronter, à trouver les idées pour faire face alors que la tempe est plutôt liée au bon sens et à la folie. « *Toc-toc* » fait-on en tapant sur la tempe avec l'index.

Les sourcils modulent cette capacité à affronter: faire les gros yeux, en fronçant les sourcils, yeux interrogateurs avec les sourcils en accent circonflexe. On peut perdre la queue des sourcils notamment en cas d'hypothyroïdie, quand on a besoin d'aide pour affronter. On peut faire un kyste de la queue du sourcil (kyste dermoïde: développements tissulaires bénins, congénitaux caractérisés par la présence de follicules pileux, de cheveux, de glandes sébacées, matériel kératosique ou autres cristaux de cholestérol).
▶ Pendant la grossesse, la mère n'avait pas assez de protection pour affronter la grossesse. Sa fille naît avec un kyste graisseux de la queue du sourcil droit. Sa grand-mère avait abandonné sa mère à la naissance.

Les organes des sens: œil, oreille, olfaction, goût, tact. Ils permettent à l'homme de vivre pleinement le sens de l'instant présent et de contacter son essence profonde, la substance (faut-il entendre ou écouter voire obéir, toucher ou contacter, sentir ou recueillir la bonne inspiration, voir ou s'émerveiller, goûter ou déguster ?). Le présent est le seul temps qui nous permet d'exister. Nous avons déjà illustré le nez et sa pathologie pour montrer l'importance du langage populaire dans la compréhension symbolique. Nous allons rajouter ici quelques exemples de la pathologie de l'oreille que nous avons déjà évoquée.

Oreille. Organe de l'harmonie pour se rencontrer, comportant deux volets: équilibre pour aller vers, et s'écouter (la femme est une oreille qui accueille, elle a besoin d'un contact auditif pour entrer dans le rapport sexuel). Les pathologies fréquentes de l'adulte sont: surdité et acouphènes, troubles de l'équilibre.

Acouphènes. C'est un bruit parasite, car il y a de la « brouille ».

▶ Acouphènes 6 mois après le décès de la belle-mère d'une hépatite C. Elle était entrée à l'hôpital pour une tuberculose pulmonaire. Conflit avec les médecins qui ne reconnaissent pas leur erreur: elle est morte trop vite, comme tous les membres de la famille.

▶ Acouphènes pulsatiles. Elle apprend à 15 ans de son beau-père qu'elle est en réalité la fille d'un soldat allemand. Sa mère refuse de lui donner l'identité: **acouphènes pulsatiles** des deux oreilles. Elle retrouve son père grâce à son nom, donné plus tard par la mère et découvre l'existence de son demi-frère.

Surdité.

▶ Cas d'un patient susceptible. Il déclenche une lésion cérébrale étendue thalamo-insulaire droite quand son oncle ne répond pas à sa demande de justification des reproches qu'il lui a adressés. Il fait une surdité brusque droite quelques jours après avoir reçu des critiques d'un membre de la faculté (qui n'avait rien à voir).

▶ Surdité et acouphènes d'un patient après avoir entendu son patron le trahir. Employé dévoué, on lui reproche, après 12 ans de loyaux services, d'être trop proche des employés. Acouphènes aigus de la « brouille ». Mot de trahison qu'il aurait aimé ne pas entendre.

▶ Surdité brusque (et acouphènes) d'un patient après un coup de téléphone houleux avec sa mère. Les acouphènes récidivent quand il refuse de répondre à sa mère (en le regrettant) avec le même téléphone.

Vertiges, les vrais ou les faux. Les troubles de l'équilibre empêchent de se déplacer pour aller là où ça s'est mal passé.

▶ Patient de 62 ans avec des crises de vertiges de Ménière à répétition. Tout jeune, les parents de sa fiancée veulent la rupture car sa famille n'est pas assez riche. Des dizaines d'années plus tard, alors qu'il est devenue riche, il croise son ex fiancée.

Au fur et à mesure que les souvenirs remontent, de sa rupture avec la fille de riches, il déclenche des crises de Ménière.

▶ Un patient présente un syndrome d'épuisement avec troubles de mémoire et des pseudo-vertiges. Sa femme et lui sont formels: il n'y pas eu d'imprévu 6 mois avant. Comme son col est blanc à l'extérieur (deuil d'une communication morte-interrompue) et rose pâle à l'intérieur (je dois faire le deuil (blanc) d'une communication nourrie (rouge) que j'aurais aimé voir se poursuivre), je lui propose l'hypothèse d'une rupture de relation imprévue. Aussitôt sa femme intervient: « *Mais oui, c'est Nicolas !* ». Nicolas était un ami du couple qui a disparu du jour au lendemain (déménagement sans prévenir et pas de nouvelles depuis).

▶ Patiente avec des vertiges après être sortie brutalement d'un circuit automobile. Son mari conduisait. Elle était en haut du talus et craignait de basculer la voiture dans le ravin. Elle déclenche plusieurs céphalées de coup du lapin (peur de la mort) et vertiges en mettant la tête en arrière: elle ne doit pas bouger.

▶ Patient souffre de vertiges et de douleurs à la racine du nez (inspiration) depuis qu'il a enterré sa vie de garçon. Ses amis mal inspirés (racine du nez) l'ont emmené en boîte de nuit où tout ne s'est pas déroulé comme prévu...

Les yeux. L'œil est l'organe de la vision avec une connotation sexuelle: « *faire de l'œil* », pour séduire. La pupille signifie « *petit enfant* ». « *À l'œil* », c'est gratuit quand on a séduit. Les larmes permettent le glissement de la conjonctive (contact oculaire) et de la paupière sur la cornée (symbole du contact visuel).

▶ Patiente se plaint d'une douleur derrière l'œil droit (compenser la perte de vue) et d'un engourdissement de la narine droite (se rendre insensible aux sentiments amoureux qu'il lui inspirait). Les symptômes ont débuté lorsque un de ses amis se tue en voiture en percutant un arbre.

La rétine. Elle contient des neurones qui reçoivent les signaux des cellules photosensibles (cônes et bâtonnets) et les transmettent vers le cerveau postérieur (occipital) via les nerfs optiques. Les nerfs optiques sont en fait une expansion du cerveau hors de la boîte crânienne: ils appartiennent au système nerveux central. Les cellules des bords de la rétine, extraites et mises en culture, peuvent former des cellules photo-réceptrices. La dégénérescence maculaire liée à l'âge (DMLA), c'est pour ne pas voir la mort en direct.

▶ Une dame est toujours absente quand un membre de sa famille meurt: les parents, le mari, le frère. Elle ne doit pas voir la mort en direct. À 14 ans, elle a vécu l'Exode: lors d'un mitraillage des avions allemands, elle s'était couchée dans un fossé et a vu la mort d'un bébé qu'une femme juste devant elle tenait dans ses bras.

Le cristallin. Cataracte, décollement du vitré.

▶ Une femme retrouve sa mère qui s'est étouffée avec un sac dans sa maison de retraite, peu avant son arrivée. Elle déclenche une cataracte rapide. Opérée de l'oeil gauche, elle fait un décollement du vitré, une rosacée de la rétine: perte d'eau et développement de vaisseaux (à un autre moment de sa vie, elle a eu une rosacé du visage).

La bouche. Elle commence au niveau des lèvres ; il ne faut pas se mettre en avant et s'en mordre les lèvres, qui sont un symbole d'identité. Une triple fonction s'exprime au niveau de la bouche. L'oralité est le premier stade de la sexualité chez le jeune enfant: la succion du mamelon, du pouce et des objets dits transitionnels. Chez l'adulte, la bouche sert à marquer l'affection mais aussi la trahison. Elle garde sa place dans la sexualité. Le second rôle c'est de permettre d'avaler la nourriture par morceaux (n'en faire qu'une bouchée) qui va subir une imprégnation par la salive et une mastication qui prépare la digestion avant la déglutition. Les liquides n'ont pas besoin de mastication dans la bouche: on parle de gorgée pour le liquide. La gorge permet d'ingurgiter. Le 3e rôle n'est pas des moindres. Outre le fonction d'expirer l'air, la bouche permet de s'exprimer par la parole, par le chant, par les émotions qu'elle manifeste: sourire, moue, siffler, souffler dans un instrument, etc. En principe, on n'inspire pas par la bouche. Vomir, recracher, régurgiter ne sont pas non plus des activités physiologiques.

Gencives. Elles symbolisent le poids de la parole. On peut « *en prendre plein les gencives* » lorsqu'on est contredit. Les gencives s'hypertrophient pour augmenter symboliquement l'autorité des paroles du sujet, dans une famille où on ne s'écoute pas. Je remarque que chez certaines personnes intoxiquées par le plomb (pour quelles raisons ?) il se forme parfois un liseré de Burton sur les gencives de couleur foncée: c'est un dépôt de plomb qui symboliquement vient apporter de la malléabilité et du poids aux paroles de l'intoxiqué qui en a besoin. Si vous demandez à un petit garçon qui a de grosses gencives, le métier qu'il fera plus tard, il n'est pas rare qu'il réponde qu'il sera gendarme (celui auquel on ne réplique pas sans l'outrager).

Les joues. La muqueuse jugale est en rapport avec la douceur, la politesse et l'intimité: « *Ça t'écorcherait la bouche d'être aimable ?* », « *ça t'écorcherait de dire bonjour ?* ».

▶ Depuis plusieurs mois, une patiente s'arrache l'intérieur de la bouche pour la mettre à vif, c'est-à-dire faciliter le contact avec des paroles douces. Elle aurait voulu que son amie l'accompagne chez le dentiste pour lui dire des paroles douces et rassurantes quand elle a tant souffert.

▶ Brûlures de la joue à gauche, à l'intérieur, et en surface qui apparaissent le lendemain de l'anniversaire « *super* » des 40 ans de son fils. C'est aussi le jour de la mort d'un autre fils auquel le père avait dit: « *Tu peux crever et aller retrouver tes frères* » (3 morts sur 7). Une parole qui jette un froid !

La langue. Elle est symboliquement liée au langage (le revêtement de la langue se renouvelle tous les 10 jours, ce qui traduit un rôle éphémère: les mots s'envolent, les écrits restent). Chez le jeune enfant, elle est retenue par un frein. N'utilise-t-on pas l'expression « *tourner 7 fois la langue dans sa bouche avant de parler* » ? On emploie également « *délier la langue* », « *avoir la langue de bois* », « *couper la langue* », « *avoir un mot sur le bout de la langue* ». La glossodynie (glosso en grec, la langue), est une douleur intense de la langue qui n'a pas de substrat organique.

▶ Une patiente souffre depuis des mois de sa langue. Elle aurait voulu reparler à son père avant sa mort.

▶ Patient se plaint de sa langue qui pique avec goût de sel (sel = symbole du père). Les antécédents familiaux sont lourds: il a été abandonné par sa mère à la naissance. Sa femme est également orpheline de mère (peu après la naissance). Et ils ont adopté un enfant qui lui a dit : « *Vous n'êtes plus ma famille* ». Ce qui l'a totalement choqué.

Les dents. Incisives, canines, prémolaires et molaires: « *une dent contre toi* ». Elles servent à mastiquer mais surtout, dans la relation, elles servent à sourire, à montrer de l'agressivité, pour mordre ou broyer. Les personnes qui ne mangent pas de viande, notamment pour éviter la souffrance des animaux à l'abattoir devraient s'interroger aussi sur les sarcasmes qu'elles ont subi avant de devenir végétariennes[19]. Un certain nombre de praticiens ont proposé un décryptage des dents, mais pour le moment, on n'a pas de consensus, sans doute parce que la signification symbolique d'une dent est très précise. Il conviendrait de s'entendre sur le sens radical de chacune d'elle.

▶ Patiente déclare une névralgie de la 2e dent prémolaire supérieure droite avec une bronchite carabinée après la réflexion : « *Je t'interdis de parler de moi dans tes journaux* ». Il ne supporte pas qu'elle lui impose (bronche) ce qu'il considère comme une trahison (prémolaire droite).

▶ Patient aux mains féminines dont le père vient de mourir. Il lui en voulait d'avoir souhaité divorcer. Infection dentaire et maxillaire du côté droit juste après sa mort. L'intervention sur le maxillaire nécessite une greffe osseuse. Le maxillaire est symbolique de l'os qui porte la parole des parents, la mandibule portant la parole de l'enfant.

Le tissu lymphoïde oropharyngé (amygdales, végétations). Il vient assurer la défense de la personne qui n'a pas osé se défendre ou se bagarrer pour avoir un morceau (amygdale) ou pour exiger plus ou moins (les végétations du nourrisson qui « *doit* » finir son biberon ou qui a eu un biberon entier qui « *doit* » lui suffire). Angine vient d'*angere* en latin, *serrer*. L'étroitesse de la gorge ne permet pas de se satisfaire. Le morceau qui peut passer n'est pas assez gros pour être partagé.

Le gosier et le voile du palais font référence à la pente (gosier bien en pente) et à la limite de la taille du morceau à avaler. Symboliquement le gosier rétréci par les amygdales ne permet pas d'en accueillir plus. Le voile du palais bouche les fosses nasales: s'il y en a tant, il empêche le retour par le nez, pour profiter pleinement. Le ronflement correspond à un afflux d'air par la bouche et à une flaccidité du voile qui laisse passer les gros morceaux. « *Laisse-moi respirer* ».

Menton. C'est l'assentiment « *suivez-moi* » en levant le menton.
▶ Une patiente se plaint d'un engourdissement du menton: son ami a fait sans son assentiment et elle se rend insensible. Effectivement, il ne lui dit jamais rien de ses projets et décisions. Il la

---

19 Sarcasme veut dire en grec « déchirer la chair ».

renvoie lorsqu'elle veut assister à la signature d'une location: bagarre humiliante devant le futur locataire. Elle réduit ses marches solitaires (symboliques d'une relation intense) et les orteils se mettent en griffe « *pour en rester là* » (s'agripper).

LE COU

C'est « *l'articulation* » majeure de la communication permettant de s'adresser à quelqu'un (orienter et pencher ou lever la tête), le carrefour de la vie entre la tête et le tronc. L'échafaud, le sabre coupent le cou pour stopper la vie instantanément. La nuque est la zone du coup du lapin. Chaque fois qu'on réveille une peur de la mort, la nuque se raidit pour amortir le choc. La peau du cou est la zone symbolique du contact vocal avec en profondeur les organes de la communication: vertèbres cervicales, vaisseaux cervicaux, larynx et cordes vocales. La thyroïde et les parathyroïdes qui y sont rattachées sont les glandes de l'appel d'urgence.

▶ Patient obligé de faire chaque jour le trajet Paris-province en voiture car sa femme ne trouve pas de travail en province. Un jour il a un accident et voit une voiture arriver sur lui de la 3e voie. Remis de ses blessures, et sa femme enfin avec un trvail en province, on lui découvre un cancer du lobe droit de la thyroïde. C'est le seul cancer qui se développe en fin de conflit alors qu'il ne correspond pas à un canal anatomique.

▶ Une dame est restée seule aux urgences sans que personne ne lui porte secours ; 20 ans plus tard, elle est à nouveau « *abandonnée* » dans le couloir de l'hôpital : peu après, elle développe un nodule thyroïdien volumineux du lobe droit de la thyroïde.

▶ Parathyroïdes. Une patiente est sensibilisée à la mort violente à cause du suicide de son frère. Quelques années plus tard, avec le tsunami en Thaïlande elle voit à la télévision un père regardant sa fille être emportée par les eaux… Et ses enfants à elle s'y trouvent en vacances. Elle reste pétrifiée. Peu après, on lui découvre une hyperparathyroïdie (excès de calcium qui pétrifie) et elle développe un syndrome des jambes sans repos (perte de relation).

LE TRONC

Le squelette de l'axe du tronc comprend 12 vertèbres thoraciques, 5 vertèbres lombaires, le sacrum et le coccyx. À chaque niveau de la colonne vertébrale correspond un dermatome, c'est-à-dire une zone de peau innervée par un nerf spinal.

- La cage thoracique: l'amour en cage, le foyer et son cœur, l'espace vital.
- Les côtes hautes: l'espace affectif familial.
- Les côtes basses et l'abdomen: espace identitaire
- Le sternum: projet commun
- La clavicule: la clef (protection ou libération), os de la réussite (régner, contrôler, rouler les mécaniques).
- Les vertèbres thoraciques: la structure qui me fait tenir.
- Les vertèbres lombaires: la structure qui me met en relation avec les autres et me permet de m'opposer.

LES BRAS

Le terme « bras » est souvent utilisé pour désigner le membre supérieur (racine hébraïque zera, qui veut dire disperser, semer). Le geste auguste du semeur est un mouvement circulaire: semer, récolter à la faux, pour nourrir. La dimension du bras déplié, c'est le rayon d'action, l'aile protectrice. Par extension, Exécution (exécuter, fait, hauts faits, les hautes œuvres du bourreau). Les activités dérivées sont multiples: le membre de l'action sert pour manger, se laver, s'habiller, écrire, se moucher, se gratter, saluer, punir (gifle, fessée), faire un travail, de la musique, rôle essentiel pour la bagarre, la maîtrise, faire un enfant. Expressions usuelles: « *prendre à son bras* », « *tomber dans les bras de* », « *lever les bras au ciel* », « *baisser les bras* », « *se tordre les bras* », « *être le bras droit de quelqu'un* », « *lier les bras* », « *casser les bras* », « *se croiser les bras* (ne rien faire) », « *avoir quelque chose sur les bras* », « *bras de la justice , de l'état, de l'église, bras séculier* », « *avoir le bras long* » (atteindre ce qui est souvent inaccessible), « *marcher au bras de quelqu'un* » (communion, affection, unité d'action), « *faire un geste envers quelqu'un* », « *être le bras armé* ». Lever spontanément les bras à la verticale, c'est un signe de victoire, de motivation. Baisser les bras traduit la perte de motivation. « *Haut les mains* », lever les bras sous la menace, c'est un signe de soumission, de reddition. Porter le flambeau, porter un toast, lever son verre à la santé. Les bras en V du vainqueur. Le bras sert à accueillir à bras ouverts et à retenir (biceps), à jouer les gros bras.

L'épaule. Elle maintient en contact la glène de l'omoplate (os plaqué contre la cage thoracique qui est en contact symbolique avec l'histoire familiale) et la tête de l'humérus qui représente le début de l'action et son orientation. C'est dans le soutien d'une action lorsque l'on s'épaule mutuellement. C'est la zone qui permet de porter des charges importantes (le fardeau), de montrer sa force, de donner de l'amplitude au mouvement. Le deltoïde permet d'écarter le bras, ouvrir les bras, aller chercher ce qui est derrière, devant ou sur le côté. C'est une articulation majeure permettant l'orientation de l'action à venir, d'amener à soi ou de repousser loin de soi. En arrière, l'omoplate s'appuie sur le thorax: c'est l'origine des projets par rapport à la vie familiale. L'articulation avec la clavicule et avec l'omoplate permet de faire des mouvements de rotation des épaules pour rouler les mécaniques. Les clavicules permettent symboliquement de briller, de faire mieux que l'autre.

▶ Luxation de l'épaule droite et atteinte du nerf circonflexe droit. Une patiente est obligée de piquer sa vieille chienne qui a un cancer mammaire. Son mari lui achète trop vite (à son goût) un jeune chien. Le chien va dans les mauvais sens (s'en va) et s'échappe chez le voisin. Forcée de souscrire à l'achat de son mari, et obligée de prendre le chien sous son aile, elle reprend symboliquement sa liberté, d'où la luxation de l'épaule pour prendre de la distance avec la façon de faire de son mari, et paralysie du deltoïde pour éviter de prendre en charge le chien. Ce qu'elle n'a pas dit à son mari, c'est que le chien l'avait mise à terre (fait tomber).

▶ Patient avec une luxation antérieure de l'épaule gauche lors d'une chute sur le terrain de football. Peu de temps avant, sa mère lui a dit qu'il ferait bien mieux de s'occuper de son amie que de jouer au football. Il était furieux. Sa luxation antérieure lui permet de mettre de la distance, d'être désolidarisé de l'influence familiale (omoplate) avec laquelle il ne peut plus s'articuler. Il met sa façon de faire en avant, au premier plan, puisqu'il n'est plus étroitement lié par l'omoplate à la vie familiale. À l'inverse, on peut avoir une épaule gelée due à la rétraction de la capsule articulaire. Symboliquement, elle vient corriger des rapports trop laxistes pour ce qu'il convenait de faire.

▶ Douleurs qui aboutissent à une périarthrite scapulo-humérale (PSH) puis capsulite **rétractile**. Une patiente partait en ville quand son mari la rattrape pour un vêlage. Cela se passe mal, le veau tombe car elle ne peut le retenir et meurt (elle s'est donnée du mal pour rien). Symboliquement, elle adhère à la proposition de son mari, au lieu de pester pour qu'il se débrouille seul, mais elle se sent coupable de la perte de l'animal.

▶ Capsulite rétractile de l'épaule droite depuis un an après un « *coup vache* » d'une amie. La patiente se rend à une réunion de fabrication de bijoux en perles. Une amie la force à parler de son « *incident* »: émotion et sentiment de malaise en racontant les faits. Au retour en voiture, elle sent un engourdissement des 4e et 5e G (insensible à ce que l'ami lui a fait dire).

La luxation postérieure de l'épaule est beaucoup plus rare (elle permet de se mettre symboliquement à distance et en retrait par rapport à une activité). Sous l'épaule, il y a l'aisselle qui permet de mettre à l'abri des enfants (« *sous son aile* »), mais aussi de coincer le journal ou une baguette de pain. Quand le bras est déployé, il passe autour du cou, dans un mouvement de tendresse. Le creux de l'épaule est en fait le creux entre le cou (communication présente) et l'épaule: cette position est liée à l'affection, au repos et à la consolation, quand on s'arrête pour ne rien faire et ne rien dire: savourer l'instant présent. C'est à ce niveau (défilé thoraco-brachial) que passent les vaisseaux et les nerfs du membre supérieur qui servent à réaliser les projets concrets d'action. Des paresthésies nocturnes de la main, sans syndrome du canal carpien indiquent qu'il s'agit d'un problème de projet qu'on n'arrive pas à réaliser. Cette situation est extrêmement fréquente et nous allons la détailler. Le bras est structuré par l'humérus qui est relié par deux articulations, l'épaule et le coude, symboliquement entre l'orientation de l'action et l'acception de réaliser au mieux. Les muscles des bras permettent de plier ou d'étendre l'avant-bras sur le bras. Le biceps permet de porter l'enfant, d'attirer à soi. Le triceps permet d'accueillir.

Les projets inaccessibles. Le sujet qui a un projet qui lui cause des soucis ressent des paresthésies de la main, surtout la nuit. Il se rend insensible à ce qu'il ne peut pas réaliser. Il n'y a pas de syndrome du canal carpien (à l'électromyogramme) car il n'y a pas eu réalisation d'une action.

La compression vasculo-nerveuse se fait à l'origine du membre supérieur au niveau du défilé thoraco-brachial. Une enquête doit être menée à bien avec ténacité.

▶ Un homme ressent des paresthésies de la main gauche avec des décharges qui vont du poignet vers l'index, dans la zone de contact parent-enfant (cf. schéma). Pour lui, il n'y aucun projet qui cloche: pourtant, faute de pouvoir faire un enfant naturellement, le couple en est réduit à la fécondation *in vitro*.

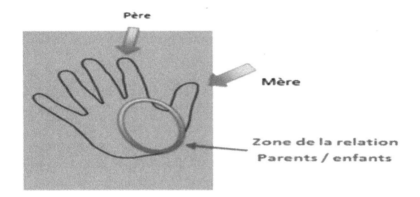

▶ Paresthésies bilatérales des mains: le patient s'est trop impliqué dans la vente la maison de sa mère à Paris menacée de destruction.

▶ Les deux mains d'une femme sont engourdies, surtout à droite et les 3 derniers doigts. A priori, elle n'a pas de soucis, puis peu à peu elle se confie: elle a accepté d'être embauchée à un salaire inférieur (à ce qu'elle a demandé) avec une promesse d'augmentation dans les 3 ans ; 6 ans plus tard, elle n'a toujours rien eu.

▶ Fourmillement de la main droite : la patiente a été embauchée dans une boutique pour 4 mois, avec une promesse de CDI à la clef. Quand elle y retourne à la fin de sa période de 4 mois, une autre employée a pris sa place. L'inavouable, c'est qu'elle ne connaîtra jamais la raison de son remplacement, n'ayant pas osé la demander. Elle engourdit symboliquement ce contact.

▶ Paresthésies à droite chez une patiente, à la naissance de son enfant. Elle ne trouve pas de nourrice agréée pour le faire garder en toute sécurité.

Ce chapitre est particulièrement intéressant pour constater que la frustration personnelle, le rêve qu'on n'atteint pas rend plus particulièrement amnésique. L'intérêt, c'est que lorsque l'aveu est fait, les paresthésies disparaissent immédiatement.

Les racines nerveuses cervico-brachiales. Les racines C6 en rapport avec un ressenti (« *un rêve d'enfant inaccessible* » ou « *ce n'est pas l'enfant rêvé* ») et C7 en rapport avec une « *privation de plaisir* » sont souvent concernées.

▶ Patient avec un léger déficit du **biceps** et de la pronation à droite, pas de compression nerveuse (l'IRM du cou et de la tête ne révèle rien). Symboliquement, l'homme ne peut pas conserver (biceps) « *sa maison* ». Sa femme veut repartir en Bretagne et lui se trouve bien en Normandie près de leur fille adoptive qu'ils ont élevée. Il reconnaît ne pas vouloir vendre la maison, qu'il n'en a aucune envie.

▶ Patiente veuve depuis 2 ans ; c'est à ce moment que son fils sombre dans la délinquance. Racine C6, du côté droit: « *ce n'est pas l'enfant rêvé* ».

▶ Patient qui voulait être artiste-peintre mais a des problèmes de vue suite à un accident. Pour vivre quand même de son art, il veut faire de « *l'art thérapie* » mais est éliminé de sa formation. Apparition de dysesthésies C6 gauches : c'est son rêve qui s'envole une nouvelle fois.

▶ Patient avec un engourdissement qui va du bras jusqu'au pouce droit accompagné d'une abolition du réflexe bicipital, sans déficit moteur. De plus, cela le réveille la nuit (ce qui pointe sur un syndrome d'épuisement après un imprévu). Les problèmes avec son fils remontent à 6-7 mois, il « *boit pas mal* ». Il s'est installé en Bretagne avec son amie, et ne donne plus de ses nouvelles. C'est son rêve de « *l'enfant qui réussit* » qui s'évanouit.

▶ Une dame devait partir en voyage à l'étranger et laisser ses enfants à sa mère. Mais l'un des petits va mal et se réveille la nuit. Le voyage est annulé. Elle se plaint d'un engourdissement de toute la main droite et du trajet C7 droit au bras.

▶ C'est la 2e année de suite qu'un patient présente un épisode de douleur scapulaire gauche avec irradiation C7 gauche, sans déficit. Or c'est la 2e fois que sa femme suspend son projet d'achat d'une moto.

Le coude. C'est l'articulation de l'acceptation, qui permet de résoudre les difficultés en « *jouant des coudes* » ou au contraire en « *serrant les coudes* ». Il faut de « *l'huile de coude* » pour frotter, essuyer.

C'est aussi l'endroit où l'humérus rejoint le radius et le cubitus, la zone du passage du 1 (je suis seul) au 2 (le couple). Des ganglions du coude signifient que je suis resté passif, je n'ai rien fait pour me défendre.

▶ Douleur d'épicondylite et plus bas, en dehors et sous le coude gauche. Patient chauffeur « *volant* » de bus a dû accepter du travail « *forcé* » contre son désir. La hiérarchie lui « *sucre* » régulièrement ses repos comme à ses autres collègues « *volants* » depuis 4 ans, date à laquelle il a débuté ses symptômes.

▶ Épicondylite droite puis paresthésies des doigts, sans symptômes de canal carpien. La collègue de travail de cette femme n'accepte pas de faire sa part de travail de ménage à l'école.

▶ Couple qui a le projet de partir pour habiter en province, mais la mère de l'épouse meurt soudain. Elle décide alors de rester auprès de son père veuf. Son mari en a mal au **coude droit** (il a du mal à accepter).

L'avant-bras. Il permet de retenir, de prendre quand il est plié ou de se protéger des coups portés à la tête. Il est impliqué dans « *le bras d'honneur* », « *le bras de force* ». Il permet de se protéger en écartant le danger et en se mettant sous sa protection. Souvent en cause, la zone du couple comprend la zone protégée.

▶ Douleurs perçues dans la zone du couple, entre le coude et le poignet: depuis 10 ans, le patient faisait croire à son amie qu'il divorcerait pour la rejoindre. Or il vient de refuser. Il avait accepté le principe (« *sous le coude* ») mais il n'est pas passé à l'acte (le poignet).

▶ Patiente ressent une violente douleur du poignet en promenant sa petite-fille de 11 mois dans le jardin public. Elle perd conscience et s'en veut pour la sécurité de l'enfant, même si tout allait bien après ; 6 mois plus tard, elle éprouve une douleur de tendinite au bord externe du radius au niveau du poignet (dévalorisation d'avoir mis en danger).

▶ Une patiente travaille à la ferme. Après un accident, son mari est hospitalisé plusieurs semaines pendant sa grossesse. Leur fille naît avec une tâche marron clair (présence symbolique du père) sans poil sur le bord cubital gauche. Le père est symboliquement là pour protéger sa femme.

Le radius (rotation). Il permet la prono-supination: recueillir, mendier une identité en supination ou au contraire s'affirmer devant l'autre: salut militaire, bras tendu en pronation, bras plié contre la tête, dire « *Oh-oh* » en agitant la main et l'avant-bras, faire « *les marionnettes* ». C'est le cubitus qui est à l'origine de l'acceptation (il est articulé avec l'humérus au niveau du coude) et il se prolonge par l'auriculaire: la parole qui pose problème avec l'autre. Le cubitus est l'os collatéral, il symbolise l'autre. Le radius (plus gros) est central, le poignet lui est majoritairement attaché. Il est directement lié au pouce.

Nerf cubital. Ce nerf assure la sensibilité du bord cubital de la main, de l'annulaire, de la moitié cubitale du 4e doigt. Sur le plan moteur, on note l'atteinte du cubital antérieur (qui, symboliquement, permet d'éviter l'affrontement) et de l'extension des deux derniers doigts qui se mettent en griffe.

▶ Cas de paralysie totale cubitale droite, en s'appuyant sur son caddie plus d'une demi-heure. Le sujet avait convenu (5e doigt) avec son voisin-ami (4e doigt) que ce dernier ferait la clôture pour que le gros chien de sa fille ne s'échappe pendant son séjour chez lui. En rentrant de voyage fin juin, il constate que la clôture n'a toujours pas été faite, et il la monte lui-même. Il ressent alors une paralysie du cubital antérieur pour symboliquement éviter l'affrontement et anesthésie de la parole de coopération qui lui a été dite (il avait déjà eu des accès de paresthésies dans le même territoire: le voisin qui lui avait vendu la maison n'a toujours pas dégazé la citerne à essence comme il l'avait promis).

▶ Cubital droit sensitif ne guérissant pas après une neurolyse (intervention pour libérer le nerf). Les parents de la patiente lui ont (inter)dit (5e droit) de se marier (4e droit) avec son amoureux. Elle vit désormais avec lui.

▶ Cubital droit sensitif sans bloc de conduction : 6 mois après la vente de la voiture de son mari décédé 5 ans avant (il se l'était offerte pour son anniversaire), sa nièce la vend pour une bouchée de pain. La veuve aurait voulu que la nièce lui dise si son mari (qui travaille dans un garage) avait pris une commission au passage. Depuis, elle est en froid avec elle (sensations de brûlures).

Nerf Radial. Cette paralysie radiale empêche de faire le mouvement de repousser avec le revers de la main: « *Allez, Dégage* ». La paralysie empêche symboliquement la femme de le repousser: seul le mouvement de préhension avec la main reste possible.

▶ Un patient avec une paralysie radiale droite constatée à son réveil (prise en accident de travail, alors que les neurologues appellent cela « *la paralysie des amoureux* » !). En réalité, il cherchait à séduire une femme qui le repoussait.

Nerf Médian (essentiellement le canal carpien). Le canal carpien permet le passage des tendons fléchisseurs de la main, de leurs gaines et du nerf médian. Le syndrome du canal carpien survient quand le sujet n'est pas récompensé pour ce qu'il a fait (mains froides) ou lorsqu'il tourne une page parce qu'il est enfin reconnu ou récompensé de ses efforts (douleurs, chaleur, gonflement des doigts et efficacité des infiltrations de corticoïdes). Les troubles moteurs empêchent l'opposition (du pouce) et les troubles sensitifs touchent les 3 premiers doigts et la moitié du 4e.

▶ Pseudo canal carpien gauche. Le sujet est heureux que sa femme perde l'un des jumeaux en début de sa grossesse. Quelle aubaine, il n'aura qu'un seul enfant ! Mais il est atteint d'un syndrome inflammatoire de la main, avec dysesthésies du bout des doigts dans le territoire du médian. Les vitesses de conduction sont au plafond, hyper normales au lieu d'être effondrées.

▶ Canal carpien gauche avec gonflement de la main et du dos du poignet gauche et engourdissement des doigts de la main gauche d'une patiente (surtout la nuit et le matin). Son père lui a laissé son affaire de vente sur les marchés. Elle est enfin récompensée pour ce qu'elle faisait.

▶ Patiente au chômage pendant un an : elle déclenche un syndrome du canal carpien bilatéral inflammatoire à la reprise du travail. Bilatéral parce qu'à droite, c'est le travail qu'on me demande et à gauche celui que je veux faire. La guérison est observée en 24 heures après entretien.

Le poignet. Il est essentiellement symbolique du passage à l'acte qui peut être renforcé par des bracelets ou des anneaux alors que des menottes empêchent le passage à l'acte. Il est fixé essentiellement par les muscles extenseurs pour prendre. Il permet de repousser avec la main en extension, parfois violemment: bousculer, forcer le passage. À l'inverse, le muscle cubital antérieur permet symboliquement d'éviter la bagarre.

▶ Entorse du poignet: en refaisant son lit, la patiente tombe en arrière. Entorse du poignet gauche (pas d'accord pour passer l'acte) et une épitrochléite gauche (se serrer les coudes). Elle n'a pas accepté que sa sœur n'aide pas leur mère âgée alors qu'elle habite tout près. Elle est donc obligée de lui rendre visite seule, chaque jour.

► Douleurs dans les poignets d'une patiente. Elle ne peut rien faire pour son père à qui on a découvert un cancer.

► Douleurs des poignets sans canal carpien. L'employeur de la patiente ne veut pas qu'elle se lance dans des études d'Aide-Soignante alors qu'elle est admise à l'examen. Elle ne peut pas passer à l'acte.

► Douleurs des deux poignets, et sur le bord cubital irradiant vers le bras. La patiente aurait voulu convaincre son frère de se soigner (se défendre) d'un cancer. Elle n'a pas réussi.

Articulation radio-carpienne inflammatoire. La douleur est sur tout le pourtour du poignet: c'est l'enserrement du poignet que j'aurais voulu faire pour me tirer de là (gauche) ou pour tirer l'autre (droit) de son mauvais pas.

► Patiente avec une inflammation de l'articulation radio-carpienne droite. On vient de lui refuser le don de son rein à sa sœur (pour une greffe) car elle est diabétique. Il faut imaginer une main qui dépasse à la surface de l'eau: le sujet attend qu'on le tire de là en le saisissant par le poignet pour le sauver de la mort.

► Patient avec une récidive d'inflammation radiocarpienne droite en 4 mois. À la question « *Quelle personne de votre entourage est gravement malade ?* » il répond que sa femme est diabétique depuis un an et qu'elle démarre seulement un traitement d'insuline. Elle a déjà eu deux comas en 4 mois où il a cru la perdre à chaque fois.

► Pas de canal carpien à droite alors que le sujet ne se plaint de rien à gauche où la conduction du médian est ralentie (ébauche de syndrome du canal carpien infra-clinique). Douleur radio-carpienne droite à la pression. Voici deux mois, il a appris le cancer du pancréas d'un ami et il se sent impuissant à le sortir de là.

Fracture de Pouteau-Colles. La rupture du radius manifeste le désaccord qu'on n'a pu exprimer. La douleur (du radius) empêche de passer à l'acte après avoir accepté de faire quelque chose (coude) de déplaisant. Par exemple, comment se sortir de conflits familiaux ? La solution symbolique c'est la fracture avec une hémarthrose douloureuse, la famille étant présente symboliquement dans l'articulation.

► Douleur et gonflement du poignet après une fracture de Pouteau-Colles droite ; pas de canal carpien. La douleur s'explique ainsi: la maman divorcée obligée d'aider seule son fils alcoolique pour le tirer d'affaire (après que sa femme l'eut mis à la porte).

Le scaphoïde du poignet est l'os qui soutient le pouce. Sa fracture survient quand le sujet n'est pas considéré, encouragé, ou, au contraire, dérangé dans son activité. Il est perturbé pour un rien.

La ténosynovite De Quervain. Il s'agit d'une inflammation de la gaine synoviale entourant 2 tendons allant au pouce (long abducteur et court extenseur). Ces tendons cheminent dans la même poulie fibreuse, au bord externe du poignet, au contact de la pointe de l'extrémité du radius (styloïde). Les tendons permettent d'écarter le pouce de l'index notamment pour prendre (et lâcher) un enfant sous les aisselles.

▶ Patient avec une ténosynovite De Quervain droite, après avoir reçu une plaque de métal sur les avant-bras. Un mois auparavant, ses beaux-parents ont appris tardivement à toute la famille qu'ils ont eu chacun un enfant qu'ils ont abandonné (lâché) afin de se retrouver.

Les mains. La main permet de donner, prendre, tenir pour agir. La paume et le dos de la main accompagnent offrande et prière, « *tendre la main* », « *les mains dans les poches* », « *mettre la main à la poche, à l'ouvrage* ».

▶ Anesthésie globale de la main gauche sine materia. Ce patient passe 5 jours d'hôpital: après un scanner cérébral et un IRM, tout est normal. Ce patient a été placé car il avait un père violent et alcoolique (sa mère est morte quand il avait 12 ans). L'anesthésie totale de la main qui a « *mal fait* » le rend insensible aux remontrances de son patron (violent comme son père).

Thénar et autres soucis à la base du pouce.

▶ Douleurs thénariennes gauches (les muscles à la base du pouce) et du dos de la main par crises le soir après la fatigue. Pas de signes objectifs mais le patient ne veut pas entendre parler de problèmes psychologiques, ni de dystonie. En fin de consultation, il confie tout de même sa déception de voir son fils se mettre à fumer à 21 ans (il ne peut pas s'y opposer, et ce sont les muscles de l'éminence thénar qui permettent l'opposition).

▶ Douleur du poignet à gauche au niveau du canal carpien, mais pas de carpien à l'électromyogramme. La dame a été licenciée après son 2e contrat à durée déterminée alors qu'elle a remonté le portefeuille commercial et apporté (la main tenue à plat en supination) « *comme sur un plateau* » (c'est là que ça fait mal) la clientèle de son frère.

Paumes de mains. Le poil dans la main met de la distance avec le travail.

▶ Douleurs des mains et électroneuromyogramme normal: une patiente pleure parce qu'elle a été **séparée** d'une collègue de **travail** au moment de Noël. Un service a été fermé dans son hôpital et plusieurs cancers ont été détectés dans le personnel licencié.

La maladie de Dupuytren est une fibrose de l'aponévrose palmaire qui vient rendre symboliquement *« fort »* pour s'opposer et empêcher de faire. Dans cette affection, un ou des doigts peuvent être repliés pour protéger symboliquement l'intimité (rétraction fibreuse).

▶ Dupuytren familial. Deux sœurs complices (la seconde est toujours vierge). La patiente a été confiée à une famille à 13 ans, son père étant en prison pour... inceste. Il avait été accusé par ses deux filles aînées. Les sœurs se fâchent à cause de cette accusation non fondée qui est une vengeance de la sœur aînée. Elles se retrouvent après les 20 ans de la cadette et ne reparlent plus de cette histoire d'inceste. **Elles développent toutes les deux une maladie de Dupuytren de l'auriculaire droit avec flexion.** Symboliquement, elles sont, mais un peu tard, assez fortes pour ne pas dire un mensonge.

▶ Maladie de Dupuytren 1, 2, 4 et 5e doigt à droite. Rétraction du 5e doigt droit après une coupure avec un verre à l'âge de 20 ans (suite aux problèmes d'alcool de son mari, elle se jette dans les bras d'un ami <u>sans le dire</u>). Ses parents (1er et 2e doigts droits) catholiques *« purs et durs »* ne veulent pas la voir car elle n'est pas mariée (4e droit) avec son compagnon.

Les doigts.

▶ Kyste synovial sur le tendon extenseur du pouce apparu chez la patiente vers la fin une seconde grossesse. À la première, elle avait déclenché une hypertension gravidique dont elle se sent coupable (mauvaise mère mettant en danger la vie de l'enfant, symboliquement le pouce n'est pas assez tendu). Contre tout pronostic, pas de récidive de l'hypertension à la seconde grossesse. Le kyste est sur le tendon d'extension du pouce gauche (symboliquement, elle est capable d'être une bonne mère et d'assurer une protection correcte de son enfant en ne faisant pas d'hypertension).

▶ Index gauche. Douleurs du métacarpien et de la première phalange de l'index gauche. La patiente n'a pas fait tout ce qu'elle aurait voulu pour son père avant sa mort d'un cancer...

▶ Les index se retournent quand la patiente les tend: symboliquement, elle augmente le contact avec son père. Il s'est suicidé alors qu'elle était jeune.

▶ Index droit engourdi, sans canal carpien: la patiente a vécu avec sa mère. Elle aurait voulu savoir ce qui s'est passé avec son père. De la violence ? Sans réponse de sa mère, elle se rend insensible.

▶ Patiente fille unique qui ne parle plus à ses parents parce qu'ils n'aiment pas son mari. Elle fait une grossesse sous pilule, suivie d'un avortement. Douleur de topographie C7 droit avec engourdissement des 3e et 4e. Quel est le plaisir dont elle est privée (C7) concernant les relations conjugales ? Celui de ne plus du tout faire l'amour.

▶ Engourdissement des 3e et 4e doigts gauches le matin au réveil. À quel projet de couple faut-il se rendre insensible ? Au divorce... Le mari de cette patiente est parti depuis quelques semaines.

▶ Gênée par sa main gauche et les 3 derniers doigts, la patiente avait dit à tout le monde (5e) qu'elle ne coucherait pas (3e) avec un homme marié (4e) et elle l'a fait avec un copain de classe auquel elle n'avait jamais osé avouer son amour.

▶ Les 4e et 5e doigts de la main gauche de ce sujet fléchissent après une fracture du scaphoïde gauche négligée (chute 2 ans auparavant). Pour le scaphoïde, un collègue de son centre d'apprentissage le prend « *pour un larbin* » et l'envoie sans cesse à droite et à gauche. Il aurait aimé que ce collègue (4e en flexion) ne dise rien (5e en flexion) sur son compte.

▶ Auriculaire gauche anesthésié. La patiente veut retravailler. Un employeur qu'elle connaît la convoque pour lui dire (5e G) le résultat de son entretien parmi 8 candidats. Elle ne voulait pas entendre qu'il ne la prenait pas.

▶ Le 5e gauche s'écarte du 4e en même temps qu'une douleur C7. Les symptômes se déclenchent après que la patiente ait été accusée de mal faire son travail (à un moment où elle était en fait absente). Elle écarte (met à distance) les mensonges (le 5e) de sa ou ses collègues (le 4e) qui la dévalorisent.

▶ Décharge électrique de l'avant-bras vers le 5e droit: Une séparation (douleur) vocale (5e droit) dure de façon continue depuis longtemps (d'où les décharges brèves): « *on ne se parle plus* » avec les parents.

▶ **Dystonie « crampe de la signature » apparue** en signant un constat amiable après avoir reculé dans un 4x4 avec une planche à voile, puis en signant une expertise (pour défaut de construction).

▶ **Zone « parent-enfant ».** Le contact parent-enfant est froid: ce père aimerait avoir des nouvelles de son fils parti en Angleterre, voici 3 ans. Il se brûle avec son four sur le dos de la main gauche, en face de l'index (la zone du contact père/enfant déjà vue).

MEMBRES INFÉRIEURS

Des questions sont à poser sur les membres inférieurs: côté externe, un éloignement est-il en jeu ? Côté interne, un rapprochement est-il en jeu ?

1) **Le bassin.** Symboliquement, il crée l'espace pour moi et la procréation (prolongement de moi-même à travers ma progéniture). Des douleurs sous les lombes, au niveau de la partie haute de l'articulation sacro-iliaque droite correspondent à une « *culpabilité par rapport à la mère* ».

▶ Sujet avec des difficultés financières depuis son divorce. Il a voulu garder sa maison mais il n'a pas pu rembourser l'argent emprunté à sa mère : souffre également des jambes sans repos quand il est debout immobile.

La hanche. On y trouve l'os coxal ou iliaque (relatif aux iles et aux flancs) avec la fosse iliaque en avant, la crête iliaque sur le côté et en arrière. Le cotyle de la hanche est à un carrefour. Le pubis qui côtoie les organes génitaux externes. La puberté s'accompagne de l'apparition de poils pubiens pour compenser une dépendance à la relation à l'autre. L'ischion (en grec hanche) est l'os de l'identité relationnelle (c'est l'endroit où on siège-trône), l'os du bassin où s'emboîte la cuisse symbole du début de la relation. L'ilion est relié à l'enfant à naître (supporte la grossesse puis le giron après la naissance).

▶ Douleur de la hanche gauche de nuit. Un soir, le mari de cette patiente est parti coucher chez une femme qui n'est pas sa première « *amie* » et il envisage de divorcer (elle entend la discussion au téléphone). Elle refuse et veut que son mari reste avec elle.

La douleur ressentie maintient symboliquement le contact selon la direction initiale qu'elle souhaite.

Le pli inguinal est le lieu de passage de l'abdomen (le moi) à la relation (le membre inférieur) que je donne (gauche) ou que je reçois (droit). La hernie inguinale de l'homme suit le trajet de migration du testicule vers la bourse. Dans l'ectopie testiculaire, le testicule reste dans la chaleur de l'abdomen, ce qui inhibe la production de spermatozoïdes et provoque une stérilité.

▶ Hernie inguinale (droite) liée à la reproduction: symboliquement la hernie rend la personne incapable de trop s'investir dans le projet d'un enfant (la hernie traduit un laxisme). Il s'agit d'une petite fille de 9 ans dont le père commence à refaire la chambre pour un petit frère ou une petite sœur. Finalement, il abandonne le projet d'avoir un autre enfant. Ici, l'enfant-symptôme « *console* » son père en faisant une hernie inguinale droite (elle lui apporte le laxisme « *déculpabilisant* ») ce qui est une localisation exceptionnelle dans le sexe féminin (la femme déclenche plutôt une hernie crurale), et encore plus à cet âge.

▶ Hernie inguinale gauche (sentiment de dévalorisation d'avoir trop forcé les relations alors qu'elle était stérile). Pourtant, elle avait eu un premier enfant sans problèmes à 27 ans.

▶ Pubalgie: en lien avec le contact sexuel, le jeu de jambes, les passements de jambes, pathologie de certains footballeurs.

▶ Ganglion inguinal et pelvien. Patiente retrouve un ancien amant et déclenche aussitôt une métastase ganglionnaire pelvienne d'un cancer du col de l'utérus (des cellules de son cancer du col de l'utérus « ont voyagé » jusqu'aux ganglions). Mais elle n'a plus d'utérus depuis 19 ans !!!

Relations et sexe.

▶ Polyradiculonévrite diagnostiqué chez un patient homosexuel qui vient habiter en province à la suite de la séparation d'avec son ami, 12 ans plus âgé (rôle paternel) avec lequel il a entretenu une relation sadomasochiste. Enfant, il a vécu des rapports incestueux avec son père et sa sœur. Lui est plutôt exhibitionniste. Il a des séquelles de sa polyradiculonévrite (destruction symbolique du père): un déficit moteur droit (il subissait) avec un engourdissement jusqu'à l'aine, des troubles sphinctériens et des douleurs du sacrum (os de l'identité), du coccyx (os du plaisir), du genou (se soumettre) et du pied droit.

▶ Patiente traîne ses jambes quand elle quitte son mari dont elle est la « *bonniche* » depuis 10 ans. Elle se remet à nouveau avec un homme qu'elle aime, mais qui la met « sous emprise » comme ses parents et son ex-mari.

▶ Patient homosexuel: démangeaisons des membres inférieurs quand il vit avec une femme. Ce qui me démange, c'est comme si j'avais ce dont j'ai envie (ici la relation avec un homme).

Relations familiales

▶ Patient souffre d'un engourdissement du membre inférieur gauche en « *mauvaise* » position. Il a mis toutes ses économies pour offrir un salon d'esthéticiennes à sa fille qui arrivait en fin de droits de chômage. Elle n'en est pas reconnaissante et « *ne se bouge pas* ». De surcroît, elle ne lui parle plus pendant un certain temps après tout ce qu'il lui a donné. L'argent investi est un symbole de reconnaissance paternelle.

▶ Patient déclenche un cancer de la prostate quand sa fille revient le voir après la rupture liée au divorce. Elle rompt à nouveau au bout de quelques mois, sans motifs connus. Les douleurs qu'il ressent sont celles qui compensent son manque de contact: le « *début* » de contact qui ne dure pas (de chaque côté au niveau de l'aine) et la durée du contact pour le futur (le devant de la cuisse droite).

▶ Un jeune joueur de football de talent est surclassé par son entraîneur (père symbolique). Quelques semaines, plus tard, il ne peut plus jouer à cause de douleurs des membres inférieurs. Il a été mal accueilli chez les professionnels et a été mis sur la touche parce qu'il avait été pistonné. Immédiatement après avoir confié son humiliation (rester sur la touche), ses douleurs disparaissent et il peut monter les escaliers quatre à quatre.

Les jambes sans repos. Au repos et souvent la nuit, au lit, les jambes deviennent agaçantes. Le sujet doit se lever et marcher pour se sentir bien. En marchant, il renoue symboliquement la relation perdue dans la réalité et les paresthésies s'estompent.

▶ Justine a divorcé après 20 ans de mariage, puis séparée d'un ami après 26 ans de cohabitation. Elle ressemble à une vieille femme des rues: lèvres couvertes de rouge, cheveux blonds délavés, grand décolleté… tout d'une diva décatie. Jeune, elle allait rue Godeau de Maurois à Paris, la rue des prostituées, et ensuite elle a continué à se prostituer. Son ami la trompe… elle le met à la porte, il se défenestre après et devient handicapé. Il continue à lui téléphoner chaque jour. Depuis la rupture et la défenestration, elle a le syndrome de jambes sans repos surtout du côté droit et **surtout le soir vers minuit, heure à laquelle elle a appris la défenestration** de son ami.

▶ Patient souffre des jambes sans repos, apparu lorsqu'il reçoit le chèque de pension alimentaire pour sa mère. Il n'avait été prévenu de son décès ni par son frère, ni par sa sœur.

▶ Patient ne pouvant plus garder sa mère chez lui, car sa femme ne la supporte plus, la place dans une famille d'accueil ; deux jours plus tard, son frère et sa sœur la transfèrent dans une maison de retraite. Déclenche des jambes sans repos.

Les fesses. C'est la région qui correspond au passage de l'identité à la relation à deux.

▶ Une jeune femme se plaint d'une douleur de la fesse droite chaque fois qu'elle s'assied sur son fauteuil en arrivant à son bureau. Elle a des antécédents traumatiques « *d'abandon* ». Elle guérit quand elle prend conscience que la douleur est apparue après un changement de poste: aucun subalterne n'avait assisté au pot de son départ.

2) **Le Genou.** Il permet d'introduire et d'accepter une hiérarchie dans les relations en acceptant une soumission que j'impose (gauche) ou qu'on m'impose (droit). Il faut obéir. Mais c'est aussi la perte ou le gain de la suprématie qui peut être en cause, en termes de niveau.

▶ Une jeune fille souffre de son genou droit qui se bloque de temps en temps: elle n'accepte pas que sa sœur plus jeune la dépasse en performances dans la pratique de la natation.

Mais un traumatisme n'est jamais fortuit. Il s'agit d'un désaccord avec l'autre ou avec moi-même. Si intérieurement, je peste car je suis obligé d'obéir, je me cogne aussitôt le genou droit. Se cogner est une mise en scène de notre inconscient effectuée souvent sans prévenir, parfois avec une prémonition.

▶ Un chasseur fait un long trajet pour chasser la bécasse. Ce jour-là, vrai miracle, il en abat deux en seulement 10 minutes et atteint son quota pour la journée (prélèvement maximal autorisé). Tandis qu'il rentre à la voiture en pestant intérieurement contre cette limitation qui l'oblige à interrompre précocement sa partie de chasse, il ne voit pas la branche d'arbre coupée, cachée à la « *bonne hauteur* » dans les fougères. La peau sur le devant de son genou droit, précisément au niveau de la grosse tubérosité tibiale, est arrachée. C'est le tubercule de Gerdy. C'est aussi la zone osseuse du tibia qui touche la terre quand on se met à genou pour se soumettre sans rien dire.

▶ Jeune patient déclenche un kyste poplité droit quand il « *prend le large* » de chez ses parents: il n'a plus à se forcer pour maintenir la relation (membre inférieur droit tendu).

▶ Paralysie sciatique poplitée externe droite après une intervention sur une tumeur à cellules géantes poplitée droite. La patiente a été abandonnée par son ami. Symboliquement, il ne peut plus « *lever le pied* » et elle peut vivre, malgré ce qu'il lui a imposé (tumeur poplitée).

▶ Patiente qui a quitté à regret son emploi de secrétaire de mairie dans deux lieux différents. Elle a déclenché une arthrite du genou gauche suite à une maladie de Lyme contractée après un voyage. L'arthrite permet de tourner la page sur sa soumission. La tique, un parasite, est venue lui retirer du sang (c'est-à-dire de l'énergie) pour qu'elle accepte de vivre seule, sans continuer à travailler. La borréliose (du nom des découvreurs de la bactérie) est une spirochétose (hélice de soie). La rotule protège et permet d'économiser de l'énergie en bloquant l'articulation afin de rester debout plus longtemps.

3) La jambe

▶ Patiente éprouve une douleur de la jambe gauche, sur la face externe, depuis un an. Mariée à un homosexuel, elle rompt et retrouve un banquier qui l'apprécie mais qui reste avec sa femme qui est démente. Actuellement (face externe) elle a symboliquement le contact, sous forme de douleur, qui lui convient.

▶ Jambes et bras lourds. Patiente fait pas assez « *le poids* » devant sa mère qui la dissuade de partir à l'étranger.

▶ Un malade souffre des jambes sans repos. En fait, il s'agit de soubresauts du membre inférieur droit avec contractures du mollet apparus depuis la limitation de son droit de visite à sa fille. Il ne peut désormais l'apercevoir qu'une fois tous les 15 jours au motif qu'il travaille trop alors que son ex-femme est au chômage. Le mollet permet spécialement de s'élever pour établir symboliquement le contact avec le père.

Le tibia est l'os central sur lequel on s'appuie quand la relation est établie (genou fixe). Pendant la grossesse, le tibia est l'os qui donne le contact à la mère. C'est donc fréquemment le tibia qui règle symboliquement les problèmes de contact avec la mère. Le péroné est l'os collatéral externe, symbolisant celui qui est à côté de moi et à l'extérieur de mon espace privé (ami, rival, l'importun). Le péroné symbolise la bonne distance dans la relation pour compenser une intrusion (mère possessive, amis envahissants) ou, à l'inverse, une mise sur la touche.

4) **La cheville.** En menuiserie, la cheville est une pièce d'assemblage figeant la position des parties d'un meuble. Chez l'homme, c'est le lieu de la prise de direction précise: « *j'y vais* » ou « *j'y vais pas* », exprimant un changement éventuel de direction.

▶ Entorses à répétition sont une façon de ne pas respecter la consigne. Un enfant de 10 ans se fait des entorses à répétition des chevilles en peu de temps. Il n'existe pas d'argument clinique pour une affection neurologique sous-jacente. J'ai donc fouillé avec lui les circonstances de ces entorses. Son père ne veut pas qu'il aide au déménagement de la ferme familiale vendue et il s'est fait une entorse à gauche. Sa mère lui interdit de monter et il se tord la cheville dans l'escalier: entorse droite et rupture de la malléole droite. On l'embête dans la cour de récréation et il fait une entorse droite. À la fin de la consultation, le jeune garçon se lance dans le décodage de ses avatars familiaux.

5) **Le pied.**
▶ Patient souffre de douleurs des membres inférieurs et d'une talalgie droite au lever. Or, le fils de sa femme (son beau-fils) est en opposition avec lui et ne lui obéit pas comme à son propre père (tendon d'Achille droit). Tous les matins, il se réveille avec des douleurs des deux membres inférieurs et d'une talalgie droite. Pourtant, symboliquement, le contact est bon avec le beau-fils. Le beau-père est vêtu en haut, au niveau des parents, d'un t-shirt coupé en deux dans le sens transversal (hiérarchie familiale) de couleur bleu marine (comme la voiture des CRS ou des gendarmes) qui symbolise l'autorité et le respect. En bas, au « *niveau thoracique des enfants* », il porte une couleur or à partir de T4 (symboliquement pour faire « *briller* » le (beau)-père).
▶ Patient éprouve une douleur du talon droit depuis 3 ans. Il n'a pas freiné à temps à un passage à niveau où la voiture devant lui

s'était arrêtée. L'accident sur la voie ferrée ne lui a pas laissé de séquelles mais il se culpabilise et se dévalorise depuis. Symboliquement, il « *lève le pied* » pour se soulager.

▶ Douleurs des talons à l'insertion des triceps. Depuis que les parents se sont séparés, cette patiente a pris de la distance avec son père. À cause des douleurs, elle ne peut marcher longtemps mais en revanche, elle peut nager (contact avec la mère) et faire du ski (la neige, mère froide avec le père-montagne), activités où elle maîtrise le contact, ce qu'elle ne fait pas avec la marche. Le tendon du triceps permet de s'élever vers le père: la douleur maintient symboliquement le contact fort.

▶ Douleur du gros orteil droit. Une femme a besoin de se rassurer pour sa vie familiale. Elle est vêtue d'un polo orange et d'un bracelet de montre de même couleur (symbole du temps qui passe). Elle consulte pour une douleur violente et permanente de son gros orteil droit compensant une mauvaise relation avec un enfant (perte de bon contact maman-enfant). Elle est obligée de supporter sa fille qui déprime et prend du poids.

▶ Gros orteil gauche. Le sujet a été abandonné tout petit par sa mère. Plus tard, il déclenche une arythmie complète par fibrillation auriculaire avec augmentation de l'énergie pour l'oreillette (symboliquement la mère). Il consulte pour un engourdissement du gros orteil gauche survenu alors qu'il finit de bâtir une maison. Le gros orteil gauche, c'est la maman qu'il n'a pas connue et qu'il aurait aimé connaître. Il se rend insensible car elle vient de refaire surface dans sa vie sous forme d'un avis de décès. Chaque jour, il se sent coupable de ne pas se donner le temps d'aller la voir au cimetière.

▶ Rupture tendineuse. Le sujet n'est pas d'accord pour que son fils quitte un séminaire d'enseignement qu'il lui a financé. En descendant un escalier pour quitter l'amphithéâtre, il (le patient) se tort la cheville droite et se rompt le tendon - qui permet de changer de direction.

▶ Morton du 3e métatarsien gauche. Les orteils et les métatarsiens correspondent symboliquement aux frères et sœurs de la fratrie. Le neveu n'adresse plus la parole à la patiente car elle a dit « *la France ne va pas accueillir tous les étrangers* » alors que sa future femme est une Géorgienne

▶ Cor au 4e orteil droit. Une jeune femme est en prison pour une histoire de drogue. Elle demande à sa mère de lui donner sa montre blanche (pour supporter symboliquement le deuil du temps perdu en prison). Sa mère en rachète une à bracelet bleu (elle espère qu'elle sera libérée prochainement) et développe en même temps un cor au 4e orteil droit pour se protéger d'une rancœur par rapport à un frère ou une sœur. En effet, son frère et sa belle-sœur ne veulent plus la fréquenter depuis que sa fille est en prison.

~ 12 ~
Symbolisme de quelques organes
RHUMATOLOGIE

Nous allons maintenant aborder le symbolisme des différents organes en donnant quelques exemples pour chaque chapitre de pathologie. Les os sont symboliques de la structure de l'homme, stables dans le temps (persistant longtemps après la mort et la décomposition du corps). Les cellules osseuses peuvent durer 10 ans avant de se renouveler. Les dernières sutures du crâne se font vers 80-90 ans. La trame osseuse se fait avec les ostéoblastes, renouvelables, et elle se minéralise en 3 semaines.

La structure osseuse est d'abord mécanique, permettant les relations avec les différentes parties du corps grâce aux articulations et la relation à l'environnement notamment pour des déplacements. Symboliquement, l'os c'est le moi profond qui participe au développement de l'identité, qui se brise quand je suis en désaccord. La fracture manifeste la rupture: quand je ne suis pas écouté, quand mon identité n'est pas respectée. Sur le plan psychique, il est important de s'arrêter pour faire silence et comprendre notre nature, le sens de la vie. Les os abritent la moelle osseuse symbole des projets de la vie familiale (on peut parler de clan). La question se pose au plan spirituel: peut-on faire l'expérience d'une présence intérieure, d'un Être qui nous habite ?

▶ Polyarthrite rhumatoïde: une patiente souffre d'une inflammation de plusieurs articulations au moment où sa mère veut reprendre contact avec elle après l'avoir abandonnée à la naissance. Suite au suicide de son père, elle est informée de son adoption vers 15-16 ans. Elle est attirée par la réflexologie plantaire (la plante du pied qui assure le contact avec la terre mère). Symboliquement, la page est tournée sur l'abandon avec cette inflammation poly-articulaire sur leur ancienne relation (pieds) et ce qui a été fait (mains). Si la pathologie évolue, l'ankylose et la déformation des articulations ne permettent plus de revivre ces épisodes.

Les muscles striés manifestent la puissance et la force. Il faut agir de façon efficace et adaptée (maturité, « *self* » ou *leadership*). En pathologie, la peur de ne pas être au niveau provoque des crampes. Une action ou une relation qui est allée trop loin donne une atrophie (myopathie).

▶ **Fibromyalgie**: la patiente se plaint d'une « *fibromyalgie* » récente dans un contexte d'épuisement. Le bilan ne montre aucun argument en faveur d'une pathologie organique ; 6 mois auparavant, elle a eu peur de mourir au cours son accouchement. Les émotions sont encore très présentes lorsqu'on en parle. **C'est le schéma classique d'une pathologie survenant après un imprévu.** Dans ce cas, la mort envisagée était réelle. Mais ailleurs, il s'agit souvent d'une mort relationnelle.

▶ Les tendons servent à la précision du mouvement. Un sportif professionnel est encore prisonnier de sa mère à 29 ans. Il se blesse à deux reprises et rompt le tendon de l'extenseur du pouce de chaque côté. Il aimerait moins de protection de la part de sa mère: c'est ce que lui donnent symboliquement ses deux pouces fléchis après la rupture des tendons extenseurs.

Les articulations sont maintenues par des liens souples et mobiles qui peuvent se rompre, s'étirer quand on ne respecte pas la règle (faire une entorse). Nous en avons vu des exemples pour la cheville et le tendon d'Achille.

LE TUBE DIGESTIF

Le microbiote. Nous avons besoin des microbes pour vivre et survivre. Une grande partie des bactéries vit dans notre intestin: c'est ce qu'on appelle le microbiote. Quelques chiffres: dans notre corps, les cellules sont à 90% bactériennes et à 10% humaines ; les bactéries ont environ 100 fois plus de gènes que notre ADN humain. Si notre cerveau pèse environ 1,5 kg, les bactéries intestinales pèsent en totalité plus de 2 kg. Ce microbiote est indispensable à notre immunité, à notre métabolisme intérieur. Il est bien trop tôt pour aborder le microbiote en termes de compensation symbolique. Mais il est certain que toute maladie chronique débute par une modification préalable du microbiote qu'on peut également modifier artificiellement, en particulier par les antibiotiques au long cours ou par la nourriture (régime). On a déjà décrit des guérisons de maladie de Parkinson, d'autisme... par un traitement antibiotique de longue durée. Dès maintenant, on envisage des transferts fécaux pour modifier le microbiote des malades (dons de microbes).

Le tube digestif. D'une façon globale, il sert à nous approprier les éléments de notre environnement en les « *décréant* » en petits fragments pour en faire « *du moi* ». Au plan physiologique, il s'agit des aliments que nous digérons pour en faire une source d'énergie, une source de matériaux de renouvellement des cellules, une source de déchets qui marquent notre identité. Le tube digestif est lié à la notion de partage. Outre la nourriture alimentaire, on peut partager une nourriture spirituelle comme des idées, des points de vue, ou les trouver indigestes. Le tube digestif permet de digérer tout en faisant un tri, une sélection. Quand ça ne me convient pas, la gastro-entérite élimine rapidement un « *poison* » ou ce qui est indigeste par les deux extrémités: vomissements et / ou diarrhée aqueuse. La digestion participe à l'entretien de l'identité: faire du moi (faire mien, m'approprier), se nourrir (énergie pour agir, pour penser, renouvellement incessant du corps, marquer mon identité), assimiler.

1) Le tube digestif haut. Il commence aux arcades dentaires qui permettent d'attraper la nourriture et, si besoin, en la fragmentant. Il se termine au pylore qui est symboliquement le lieu du non-retour. Cette partie haute permet de manger c'est à dire mâcher et avaler pour se nourrir (du latin *manducare*), liquéfaction des aliments et début de la digestion par les glandes salivaires.

L'œsophage. Œsophage supérieur c'est l'endroit où les cellules se renouvellent toutes les semaines. Elles n'ont pour rôle que d'humecter le conduit œsophagien dont les parois sont lisses, appliquées l'une contre l'autre: cela permet d'aider à la descente des aliments mastiqués, broyés, goûtés dans notre palais et prêts à être digérés dans l'estomac.
▶ Cancer du haut œsophage: vers 12 ans, l'enfant demande à avoir une chambre dans l'hôtel où vivent et travaillent ses parents. Il l'obtient dans un coin isolé alors que dans le même temps les parents achètent un chien qui couche dans leur chambre. À 60 ans, le scénario est similaire, on devait lui construire « *sa pièce* » en agran-

dissant la maison mais le projet tombe à l'eau. Quelques mois plus tard, on lui découvre un cancer sténosant du tiers supérieur de l'œsophage. Des projets qu'il ne peut plus faire siens.

Œsophage inférieur: il peut souffrir du syndrome de Mallory Weiss, de varices œsophagiennes, d'ulcération et d'hernie hiatale.

Cardia: sas de communication entre l'extérieur et soi, entre la famille et soi. Le diaphragme est le muscle frontière entre le thorax et l'abdomen, entre le foyer familial et soi.

Hernie hiatale: elle symbolise le désir de s'opposer à une parole autoritaire, rigide donc difficile à digérer ; elle provoque une extension de la zone d'admission gastrique et un refoulement de liquide acide pour étendre le circuit de la digestion à l'œsophage.

Adénocarcinome du cardia avec métastases hépatiques et métastases ganglionnaires: il est lié au partage de contact verbal. On partage des mots et on échange des idées.

▶ Quelques mois après le jugement de séparation de ses parents, une jeune fille n'a plus redonné de nouvelles a son père. Il a perdu le semblant de contact qu'il avait avant la démarche judiciaire. Depuis il souffre de douleurs de la ceinture abdominale, au-dessus de l'ombilic. Il découvre alors un cancer du cardia « *adénocarcinome* ». Après 12 chimiothérapies, un changement de traitement a été mis en place face aux limites de ces dernières. Depuis son diagnostic, sa fille n'a pas changé de comportement et n'a toujours pas fait un pas vers lui. Son bilan suivant montre l'apparition de métastases hépatiques pour symboliquement inclure sa fille dans son cercle de vie courante.

▶ Reflux gastro-œsophagien. Une mère de famille devait partir en voyage avec des amis et laisser ses enfants à sa mère mais l'enfant va mal et se réveille la nuit. C'est une situation familiale qu'elle ne souhaite pas partager.

L'estomac. Manger est un acte social de partage pour lequel on consacre une pièce spéciale de la maison: la salle à manger. Parfois, quelque chose « *reste sur l'estomac* »: des propos inconvenants mais aussi des affronts. Il faut avoir de l'estomac, pour faire face à une situation difficile et la digérer. Les vomissements, le reflux gastro-œsophagien, les régurgitations sont des tentatives de refouler ce qui est impossible à digérer. Les cellules de l'estomac, destinées à fabriquer le liquide gastrique acide pour la 2e phase de la digestion, après celle commencée dans la salive, ont une durée de vie pouvant atteindre une année. Elles assurent le second temps de la digestion. Elles préparent ce qui va me nourrir en quantité (partage possible) et qualité (approbation de ce qui me convient). Toute pathologie est liée aux quantités « *avoir les yeux plus gros que le ventre* » ou un trop gros morceau qu'il faut partager) et à la qualité (« *c'est indigeste, ça me reste sur l'estomac*»). La pathologie liée aux excès de quantité va se traduire par l'association de deux manifestations: l'ulcère de l'estomac qui permet de faire de la place symbolique pour conserver un gros morceau en attendant de le partager et la gastrite qui est une tentative de tourner la page en utilisant un microbe spécifique, l'Helicobacter pylori. C'est un microbe « *tire-bouchon* » (la spirale, hélico- du pylore-pylori) qui permet de retirer le trop gros morceau coincé dans le pylore.

La pathologie liée à la qualité: nous avons plusieurs types de pathologies tumorales de l'estomac liées à la qualité. La situation la plus classique, c'est l'apparition du cancer au moment où la situation familiale me convient enfin: un enfant qui vivait en concubinage et qui décide de se marier des années après peut favoriser la survenue d'un cancer gastrique chez un parent qui ne tolérait pas le concubinage. Un homme qui a mis sur pied plusieurs entreprises et qui réussit enfin de façon durable peut faire sa tumeur gastrique à ce moment. Dans les deux cas, la situation est devenue acceptable. La *Gastro-Intestinal Stromal Tumor* est rare: elle survient chez le sujet qui n'a pas l'estomac assez solide pour profiter de son morceau.

Le pylore est le muscle qui ferme la porte de l'estomac pour qu'il n'y ait pas d'aller et de retour des aliments et que soit calibrée la taille des morceaux du bol alimentaire.

▶ Une femme fait une fausse couche à 2 mois de grossesse. Son 2e enfant est mort-né. Elle a un garçon 7 ans plus tard qui lui-même déclenche une maladie de Charcot Marie Tooth (paralysie essentiellement des membres inférieurs par une atteinte des nerfs d'origine génétique) de façon brutale survenue quelques mois après les premiers rapports sexuels. Pour la mère (et le fils), la sexualité (avec grossesse) est un danger. Son fils qui se paralyse des jambes est symboliquement incapable d'un projet de sexualité et donc de paternité. La 3e grossesse de cette femme s'était bien passée mais le garçon nouveau-né a dû être opéré rapidement d'une sténose du pylore.

2) Le tube digestif bas, les intestins (entrailles et intus: intérieur). Les cellules de la muqueuse de l'intestin grêle (entérocytes) se renouvellent très vite, tous les 2 à 5 jours. Les entérocytes laissent passer, absorbent les micronutriments préparés par la digestion et fabriquent des immunoglobulines A, anticorps chargés de la protection de la muqueuse intestinale. Les cellules de Paneth sont chargées de répondre aux antigènes bactériens présents dans le tube digestif. Les cellules musculaires lisses permettent d'assurer une progression du bol alimentaire et une expression complète. Elles sont responsables de spasmes douloureux (sujet non reconnu), d'une atrophie avec diverticules traduisant une impuissance à se faire reconnaître. Les intestins servent à assimiler le bol alimentaire en qualité, en quantité, et à rejeter les déchets inutiles (fermentés et putréfiés). Les petits intestins comprennent le duodénum et l'intestin grêle (jéjunum et iléon): sur le plan symbolique, il s'agit de nourrir ce que je porte en moi, d'assimiler mes expériences en quantité et en qualité. Nous avons évoqué l'allergie au gluten qui correspond à la qualité du nutriment.

La maladie de Crohn correspond à la quantité: elle touche tout le tube digestif mais spécialement l'iléon qu'elle détruit. Symboliquement, en diminuant son importance individuelle, le sujet n'a plus les moyens de partager.

▶ Un jeune homme déclenche sa maladie de Crohn à 20 ans quand il se rend au service militaire. En revenant de permission il constate que sa chambre n'est plus disponible. À l'âge de 5 ans, il vivait chouchouté par sa grand-mère, et sa mère lui a dit qu'il ressemblait au grand-père odieux et pervers. À 10 ans, la famille adopte un petit libanais venu faire des études ; celui-ci l'agresse à diverses reprises. À 15 ans, un autre frère adoptif originaire du Bengladesh est accueilli alors qu'il n'est pas d'accord. Il faut se serrer encore plus la ceinture. Plus tard, quand il a sa propre famille, il n'a plus le problème de se serrer la ceinture à cause des étrangers. Il fait une pancréatite (fin du partage imposé) avec lithiase biliaire (il n'a plus besoin de manifester sa colère).

Le gros intestin. C'est le laboratoire des déchets. Il gère symboliquement l'accueil et le respect de mon identité (unicité) au sein de la famille et de mon entourage. On peut distinguer la valvule de Bauhin qui est le passage du grêle au côlon: le résidu permet d'exprimer une identité. Pour le caecum, la symbolique est celle de l'identité secrète (caecum: aveugle en latin) défendue par un organe lymphoïde (l'appendice). Le côlon ascendant correspond à l'identité des ascendants, le colon transverse correspond à l'identité personnelle, le côlon descendant correspond à l'identité des descendants et le côlon sigmoïde permet de moduler accueil et respect de mon identité (unicité) au sein de la famille et de mon entourage. On se fait respecter avec les muscles lisses. Faute de réussir à se faire respecter malgré des efforts importants, les fibres lisses et la paroi s'amenuisent aboutissant à la formation de diverticules.

▶ Un auteur se fait « *incendier* » au prétexte de ne pas avoir respecté la mise en forme du texte de son manuscrit. Une autre fois, il se fait à nouveau violemment réprimender à cause du texte d'une interview d'un journaliste ; 6 mois plus tard (jour pour jour), il fait une occlusion basse dans le cadre d'une colite diverticulaire.

Le rectum permet l'expression d'identité à l'extérieur et la région anorectale est la zone contact identitaire avec l'extérieur.

▶ Patient embêté pendant 40 ans par des poussées d'hémorroïdes, un prolapsus intermittent ayant nécessité plusieurs opérations. Les manifestations disparaissent définitivement après l'évocation d'un vieux souvenir d'école: une fessée sans culotte devant tous ses camarades.

Le transit se ralentit pour symboliquement augmenter les possibilités d'expression de l'identité par exemple quand je réside dans un milieu où je suis un étranger. Inversement, si j'ai une identité forte qui doit s'adapter à un nouveau pays, elle s'élimine sous forme de diarrhée (la « *turista* »). Le système nerveux du gros intestin est en rapport avec les projets d'identité.

▶ Une femme s'entend dire pendant toute son enfance qu'elle est le portrait craché d'une grand-mère acariâtre. Son enfant va naître avec une maladie de Hirschprung qui s'étend de l'angle colique gauche jusqu'au rectum. Symboliquement, grâce à l'arrêt du transit au niveau du côlon descendant, il conserve son identité d'enfant, ce que sa mère aurait souhaité pour elle.

Des phénomènes inflammatoires chroniques peuvent toucher le gros intestin dans le cadre d'une recto-colite ulcéro-hémorragique. La muqueuse qui permet d'exprimer l'identité du sujet est ulcérée et les hémorragies permettent d'éliminer le sang-énergie, voire l'identité familiale déplaisante.

▶ Un garçon de 5 ans quitte l'Arménie avec ses parents alors qu'il aurait souhaité y rester avec son oncle auquel il est très lié. À 20 ans, il demande à effectuer son service militaire Outre-Mer mais cela l'oblige à laisser la jeune fille qu'il vient de rencontrer. Peu après son retour, il déclenche une recto-colite ulcéro-hémorragique: décidément, son identité ne lui conviendra jamais.

L'anus.

▶ Un sujet féminin aurait pu être mannequin mais elle vit un drame dès le début de sa première grossesse car arrondit son corps. Son bébé naît avec une imperforation anale et une agénésie partielle des plexus myentériques pour l'empêcher d'exprimer l'identité de la femme enceinte. Son bébé « *n'exprimera pas d'identité* »

LE FOIE

C'est le gardien de l'identité et du maintien de mes potentialités dans mon cercle de vie (vie familiale, vie professionnelle). Les cellules permettent de faire des réserves durables. Un hépatocyte peut vivre jusqu'à 500 jours et sa reconstitution est rapide après ablation d'une grande partie de l'organe. L'hépatocyte peut stocker, assurer des transformations des matières, assurer la détoxification et il sert à l'assimilation des graisses (bile). En pathologie, le foie doit se renouveler lorsque le sujet change d'identité et de cercle de vie (hépatite pour détruire les anciennes réserves puis renouvellement hépatique correspondant aux fonctions nécessaires au maintien la nouvelle identité), quand le sujet manque d'identité « *en quantité* » (tumeur bénigne adénome ou cancer), quand le sujet est trop faible pour vivre son identité dans le groupe (cirrhose).

▶ Patiente a 4 adénomes hépatiques (supplément d'identité pour compenser un manque) et quatre angiomes hépatiques (liens du sang perdus): **elle est la grand-mère de 4 petits enfants qu'elle ne peut pas voir.**

▶ Sujet qui a eu 2 transplantations hépatiques après une cirrhose. Le nouveau greffon hépatique commence à se scléroser et une 3e transplantation hépatique est d'emblée exclue. Après l'aveu de sa dévalorisation identitaire, la sclérose régresse. Une sclérose hépatique est la compensation d'une identité trop faible dans son cercle de vie: un père alcoolique incapable d'assurer la vie pécuniaire de sa famille et par conséquent la dignité familiale... Dans le cas cité, il s'agit d'un amoureux éconduit à 2 reprises. La femme qu'il convoite ne veut pas appartenir à son cercle de vie et elle le lui fait savoir: à 2 reprises, elle accepte de le recevoir chez elle et les 2 fois, elle fait venir un ami et le délaisse.

▶ Une patiente revit ses craintes d'exclusion sociale quand elle passe au tribunal en appel pour escroquerie dans la vente de son affaire. Le plaignant réclamait 150.000 euros qu'elle n'avait pas. Toute petite, elle a déjà été accusée à tort pas une copine de classe devant tout le monde. L'aveu de sa peur du « *qu'en dira-t-on* », l'absence finalement d'exclusion financière et sociale sont revécues positivement en entretien puisque le tribunal a ordonné sa relaxe. Les perturbations biologiques de son hépatite C chronique disparaissent définitivement dans les 15 jours.

Sur le plan personnel, le foie permet symboliquement de valoriser ce que je suis à partir de ma singularité et de mes richesses. Sur le plan relationnel, il faut regarder l'autre en lui reconnaissant un grand potentiel et le valoriser (« *Les vrais regards d'amour sont ceux qui vous espèrent* »). Mais le plus souvent, pour rester à tout prix en relation avec l'autre et provoquer sa réaction, nous passons notre temps à appuyer sur sa culpabilité: tu dis toujours ça, tu ne fais jamais rien pour que ça change... une pseudo-relation mortifère.

Les voies biliaires servent à évacuer la bile dans le tube digestif. Étymologiquement, la bile est liée à la colère (*cholè* en grec) et à la rancune. Physiologiquement, elle sert à digérer les graisses pour accumuler symboliquement richesse et protection (épaisseur). En pathologie biliaire, l'affection la plus fréquente est la lithiase vésiculaire et la migration des calculs dans le canal cholédoque. Cette « *cristallisation de la colère* » empêche la bile de s'évacuer à l'extérieur. Cette pathologie touche les sujets qui se retiennent d'exprimer leur colère ou qui ont peur de la colère contre eux. Si la rétention biliaire est importante, le patient fait une jaunisse (ictère). Plus rarement, une tumeur se forme à l'extrémité des canaux biliaire et pancréatique au niveau de l'ampoule de Vater: les médecins parlent d'ampullome. Cette lésion empêche symboliquement à la fois, l'expression de la colère et la possibilité de partage (sucs pancréatiques). C'est par exemple le cas où un sujet est insulté sans pouvoir se défendre.

PANCRÉAS

Le pancréas est chargé de partager équitablement les nutriments entre toutes les cellules. Symboliquement, il vient compenser les iniquités, les maldonnes. Le partage doit être équitable. Le pancréas exocrine permet l'expérience du partage équitable des richesses (graisses) et de l'être (les protéines et la structure). Le pancréas endocrine règle le taux de glycémie: le sucre fournit de l'énergie et symboliquement de la douceur dans les rapports familiaux. Le partage est la compensation de l'union.

Quand il y a abandon, quand il n'y a plus de rapports d'amabilité, la tristesse apparaît. Il importe de compenser par le sucre, symbole de la joie. L'abondance de sucre procure symboliquement la bonne relation dans des échanges justes. Dans le diabète de type II, la sécrétion de glucagon augmente et libère du sucre à partir du foie: la joie du partage, de l'amabilité, de l'amour redevient « *symboliquement* » possible.

▶ Patiente consulte pour une inflammation du poignet droit: elle voulait donner un rein à sa sœur qui n'en a qu'un mais qui est inopérant; on lui a refusé à cause de son diabète (cas déjà abordé). Le poignet droit, « *pour tirer sa sœur de là* », c'est une histoire sur laquelle il faut tourner la page. Son histoire de diabète est suggestive: placée en famille d'accueil à 2 ans, la mère nourricière la matraque et la petite fille déclenche un diabète de type I à 8 ans (« *la mère est dangereuse* »). Elle est mise sous insuline jusqu'à 15 ans. Elle n'a plus de traitement lorsqu'elle part dans un foyer de jeunes filles (partage juste rétabli). On lui retrouve une glycémie élevée quand elle arrive en Normandie loin de sa sœur vivant à Nice (fin d'un partage). Elle est remise sous traitement antidiabétique oral.

▶ Pancréatite: un ami fait une pancréatite aiguë « *favorisée* » par l'alcool. Il récidive sous forme douloureuse à trois reprises, avec des douleurs descendantes. Les épisodes correspondent aux va-et-vient d'une amie: **un partage durable impossible.**

DERMATOLOGIE

Les cellules de la peau forment l'enveloppe du corps dont elles représentent les limites (frontières). Elles ont une durée de vie de seulement 28 jours. Les limites sont faites pour être respectées dans le contact avec l'autre (il ne doit pas les dépasser) et elles sont faites pour être assumées dans la vie relationnelle. Il faut qu'un contact soit plaisant mais surtout respectueux. Il faut donc savoir dire non à ce qui ne nous correspond pas. La relation par la peau s'apprend dès le tout jeune âge avec les parents. L'enfant a besoin d'être touché par ses proches pour développer son cerveau somatosensoriel. Des autistes qui ont besoin d'un contact (qu'ils n'ont pas eu avec la maman) se mettent dans une machine à presser le corps. Les enfants qui n'ont pas été assez touchés sont en carence. La compensation symbolique d'une caresse (contact prolongé, doux et agréable) qui n'a pas été reçue dans l'enfance, c'est un contact bref, mais intense, donc rude et désagréable: une gifle ou une fessée. C'est la façon de réagir à une frustration de celui qui n'a pas eu sa ration de câlins depuis toujours. La peau est une frontière franchissable par l'eau, les gaz, la chaleur. La sudation permet d'évacuer la chaleur. Pour permettre sa protection contre le soleil, on a des cellules à mélanine qui provoquent le bronzage. En cas de pathologie, l'apparition de cellules à mélanine vient compenser symboliquement l'absence du père (soleil): absence affective, absence morale, absence d'autorité. À l'inverse, la dépigmentation du vitiligo vient réduire la présence d'un père dangereux.

1) Les taches brunes de naissance, nævi et grains de beauté à la naissance viennent compenser l'absence du père au moment de la grossesse.
► Patiente avec des taches noires sur l'avant-bras gauche (dans le territoire du contact de couple): son père est parti au début de la grossesse.
► Un patient présente un nævus pileux de plusieurs centimètres sur l'avant-bras, près du poignet gauche (dans le territoire du contact de couple). Je lui demande: « *Pendant la grossesse votre mère souffrait parce qu'elle n'était pas en couple avec votre père et elle a tiré un trait dessus ?* ». Il verse des larmes: « *Vous avez raison. Ma mère ne me l'a jamais dit, j'ai un nom normand, mais je sais que mon père était un Arabe* ».

2) Le mélanome se développe là « *où manque le père* » (coup de soleil-père symbolique dont la peau se protège par une prolifération mélanique).

▶ Jeune femme enceinte, mais ne sait pas si son enfant vivra avec un père. Quand elle fait son mélanome (jambe droite), une métastase va se placer au niveau de l'angle colique gauche, là où on passe de l'identité personnelle (côlon transverse) à l'identité d'un descendant (côlon descendant). Symboliquement, grâce au contact de cette métastase mélanique, son enfant a un père.

▶ Patiente a des problèmes avec son père. Petite, elle « *perd* » son père qui est envoyé en maison de santé pour dépression. À 13 ans, son père, âgé de 40 ans, meurt des métastases d'un mélanome. Pour ses 40 ans, son mari lui offre un tableau et lui annonce... son départ. Leur fils, né 5 ans après le mariage, n'obtient pas la possibilité de vivre chez son père (qui s'est, dit-il, marié 2 fois par erreur !) ; 5 ans après la séparation, son ex-femme déclenche un mélanome au niveau de l'omoplate gauche (présence symbolique du père dans la réalisation du contact souhaité de la famille).

Eczéma. Le manque de contact peut se traduire par le développement d'un eczéma: les lésions inflammatoires apparaissent quand on tourne une page, avec du prurit. L'expression « *ça me démange* » donne le sens du symptôme: le prurit fait comme si j'avais le contact souhaité.

▶ Eczéma-appendicite: patiente se plaint d'eczéma sur tout le corps ; initialement, il est apparu sur le visage, à son anniversaire ; 6 mois plus tard, elle fait une appendicite péritonite (la fin d'une identité perdue de façon imprévue ou identité retrouvée): c'était la première fois depuis très longtemps que son fils lui fêtait son anniversaire.

▶ L'ami d'une femme a une plaque d'eczéma résiduelle sur la jambe droite (sa mère le chouchoutait et elle a pris le relais). La disparition de la plaque a lieu quand elle le quitte.

Les variations de l'eczéma en fonction de la présence ou de la séparation donnent la piste de la personne avec laquelle le contact a manqué. Mais il peut s'agir d'autres contacts qui provoquent l'eczéma (mains et conditions du travail, métal...)

Psoriasis. Une dermatose chronique également fréquente, c'est le psoriasis. Il s'agit d'une accélération de la multiplication des cellules de la peau avec formation d'une couche épaisse de cellules mortes pour se protéger de l'extérieur, quand on a dépassé les bornes dans un contact.

▶ Patiente a du psoriasis au dos des mains et surtout au 5e doigt, aux coudes et aux genoux. Elle n'accepte pas (coude et genoux) ce que sa sœur a dit (dos des mains auriculaires) et qui dépasse les bornes, au moment de sa fausse couche: « *Ce n'est rien !* ».

▶ Psoriasis qui régresse. Patiente n'osait pas sourire à cause de ses dents. Quand le dentiste lui propose un appareil, son psoriasis du front et de la racine du nez disparaît. La localisation évoque une problématique d'affrontement du genre: « *Je ne sais pas comment faire face* ». En revanche, elle revoit sa grand-mère sans dentier, ce qui lui rappelle qu'elle est vieille: déclenchement d'un hémispasme facial gauche pour rester tonique et séduisante. L'hémispasme vient symboliquement apporter une complicité dans les rapports familiaux.

Les glandes sébacées. Elles viennent faciliter le frottement de la peau et l'imperméabiliser pour réduire les échanges.

▶ Sujet gêné par le contact « ventre à ventre » avec les amis qu'il embrassait. Une glande sébacée s'est mise à grossir (rétention de sébum) près du nombril. Un jour, il a éclaté de rire pendant ce contact et a tourné une page sur sa gêne provoquée par la rencontre des « gros ventres ». Aussitôt, « *il a infecté sa glande sébacée* » qui s'est mise à suppurer au long cours jusqu'au jour où il a osé en faire la confidence. Dès le lendemain, tout était réglé. Une femme a fait la même lésion sur le ventre qui s'est infectée quand son mari s'est éloigné pour un long moment...

Les phanères. Ils comportent les cheveux, les poils, les ongles (mains et pieds). Ils servent à régler la bonne distance et l'autonomie dans le contact. Nous avons vu que la disposition des cheveux permet de compenser les rapports dans le dialogue avec la mère: l'absence de poils facilite symboliquement le contact et inversement la longueur et la densité protège de trop de proximité. La couleur et la coloration des cheveux viennent compenser les échanges avec le père.

Les sourcils règlent l'affrontement (faire les gros yeux). Un sujet qui n'a pas pu choisir son métier (ce qu'il fait dans la vie) a des épaules velues. La présence de poils sur un nævus signe que la page est définitivement tournée: il n'y aura pas de réveil tumoral, pas de transformation cancéreuse en mélanome malin. Les ongles des mains permettent de mettre de la distance: sortir ses griffes. À l'inverse, une personne anxieuse ronge ses ongles pour ne pas repousser les personnes qu'elle rencontre.

Au niveau des pieds, les ongles servent à s'agripper au sol et aux personnes. Les ongles du gros orteil permettent de régler l'attachement maman-enfant. Les ongles incarnés sont des griffes rentrées comme le font les animaux félins.

APPAREIL RESPIRATOIRE

Il se compose des voies aériennes supérieures et des poumons. Les poumons sont les organes les plus indispensables à la vie puisque quelques minutes sans oxygène suffisent à faire mourir le sujet par asphyxie. Le poumon permet l'échange vital avec l'extérieur: recevoir l'oxygène vital et éliminer le déchet, le CO_2. La vie commence avec l'inspiration qui développe les alvéoles pulmonaires et elle finit avec l'expiration, le dernier souffle. Sans respiration, c'est la mort. En réaction à la peur de la mort, il faut symboliquement plus de parenchyme pulmonaire. Le souffle est vital, il symbolise l'échange dans l'espace par l'action d'expirer et d'inspirer. Je fais vivre l'autre et l'autre me fait vivre. L'arbre respiratoire régule la quantité du flux aérien, les rapports de force dans l'échange verbal. Un sujet se fait couper les vivres: ce n'est pas du digestif mais la condamnation à mort sans vivre(s). La pathologie pulmonaire est une pathologie liée au maintien de la vie. Dans l'apnée du sommeil, il y a arrêt de la respiration pour ne pas faire de bruit, en se laissant étouffer pour faire le mort. Il n'y a plus d'échange: « *Laisse-moi respirer* ». Les enjeux sont l'établissement d'un véritable échange vital qui fait participer à la réalité de l'autre.

▶ Cas d'infection pulmonaire. Sujet se plaint de bras et de jambes lourds. Elle ne fait pas assez « *le poids* » devant sa mère qui l'empêche de partir à l'étranger. Plus tard, cette femme déclenche une infection de la lingula pulmonaire, à gauche, lors du décès de sa mère: les conflits sont terminés.

La lingula du poumon gauche est de localisation antérieure (futur) et est en contact avec le bord gauche du cœur symbolisant le contact souhaité avec le foyer. Sur la radiographie du thorax, une pneumonie de la lingula se traduit par l'apparition d'une opacité qui efface le bord gauche du cœur. La bronche supérieure gauche se divise et donne le culmen et la lingula. Ses symptômes pourraient signifier qu'à l'avenir, la mère de cette femme ne l'empêchera plus de vivre où elle veut.

La plèvre peut former une tumeur, un mésothéliome.

▶ Voici un cas de pneumothorax à la suite d'une peur d'avoir une maladie pulmonaire. Le sujet est asthmatique et redoute l'apparition d'une maladie pulmonaire parce qu'il fume. Il aurait voulu faire un bilan pulmonaire tant qu'il était encore assuré par la mutuelle de sa mère, mais 6 mois plus tard, il fait un pneumothorax gauche, une réserve symbolique d'air entre la plèvre et le poumon, pour survivre à son éventuelle maladie du poumon.

REINS & UROLOGIE

Les reins permettent la survie en éliminant les toxiques (eau en excès, médicaments au long cours, « *personnage familial* » empoisonnant…) et en réabsorbant tout l'indispensable. Ils maintiennent la quantité d'eau (tubes collecteurs des reins). La fonction rénale permet de mieux gérer la relation à autrui et d'éviter les situations périlleuses. L'urination aide à la bonne gestion du territoire de vie.

▶ Urètre. Sujet présente un durcissement de l'urètre inférieur après s'être remis en ménage avec sa femme qui lui avait « *fait une fille* (trisomie 18) *dans le dos* », puis un fils alors qu'il envisageait une nouvelle séparation. Le rétrécissement de l'urètre est là pour empêcher symboliquement le passage du sperme et la fécondation quand il est faible.

▶ Bassinet comprimé par une artère. Le garçon est opéré à 3 ans du bassinet gauche, écrasé par une artère. Au début de la grossesse, la mère voulait être « *seule avec l'enfant* » et surtout ne pas avoir de rapports sexuels. Symboliquement la famille (artère) vient faire respecter les limites à ne pas dépasser (le bassinet qui permet de marquer le territoire).

▶ Prostatite staphylococcique. Le sujet a des antécédents de staphylococcie à 18 mois et 20 ans. Lorsque sa femme réunit sa famille et sa belle-famille pour annoncer qu'elle le quitte, il déclenche une prostatite staphylococcique. Elle aurait dû rester avec (staphylo-coque) son mari sans le bafouer (prostate). Il porte aussi une tache marron clair sans poil sur le bord cubital gauche indiquant que le père n'était pas là pour la protéger pendant la grossesse. Effective-ment, son père a été hospitalisé des semaines laissant sa mère, en-ceinte, seule à la ferme.

GYNÉCOLOGIE

▶ **Utérus.** Patiente devient mère très jeune et sa fille est élevée par les grands parents. Mais adulte, elle ne peut pas avoir d'en-fants : elle fait six fausses couches spontanées avec son premier mari. Parallèlement à son incapacité de faire un enfant, elle déve-loppe une polyarthrite touchant les mains qui guérit spontanément. Elle finit par donner naissance à une fille avec son second mari, fille qui l'abandonne à sa majorité.

▶ **Endométriose.** Une mère veut avorter lorsqu'elle est en-ceinte de ses deux dernières filles mais n'y parvient pas. Plus tard, ses deux filles déclenchent une endométriose. Chez l'une, la décou-verte est faite un mois après le mariage. L'endométriose est sur la vessie et par la suite se développe sur l'uretère gauche. L'endomètre s'est développé ailleurs que dans la cavité utérine: pas de grossesse, pas d'échec d'avortement (problème de la maman).

▶ **Placenta prævia.** Une patiente a eu 3 césariennes à la nais-sance de ses trois premiers enfants. Pour le 4e, elle désire accoucher naturellement. Malheureusement, son « *placenta prævia* » l'en em-pêche et elle doit subir une nouvelle césarienne suivie d'une hysté-rectomie. Cela signifie que l'accouchement par voies naturelles est dangereux pour elle (il s'agit d'une compensation de l'expérience maternelle).

▶ **Utérus en panne.** Une femme naît par césarienne à cause d'une « *circulaire du cordon* ». Pour son première enfant, elle n'ima-gine pas qu'il puisse sortir entre ses cuisses. C'est un stress impor-tant. Elle n'a pas une seule contraction au cours de la grossesse et, à terme, pas de déclenchement spontané de l'accouchement. Inverse-ment, une femme qui a peur de ne pas être à la hauteur pour expulser son enfant présente rapidement des contractions précoces et durables pendant sa grossesse.

▶ **Les cancers du sein, liés à la maternité.** Sa mère lui trouve un travail, puis elle rencontre son mari par relation: « *Je connais un garçon qui cherche à se marier !* ». Malheureusement, il est stérile à cause d'une torsion du testicule sans ablation étant plus jeune, le laissant avec une azoospermie (plus de spermatozoïdes). Cet homme « *féminin* » possède les mains de la séparation. Ses propres parents voulaient deux enfants: un garçon et une fille. Or il est le second, mais n'est pas une fille: pour son père, son fils est un « *bon à rien* » qui ne prend aucune initiative. La patiente reporte alors son affection sur son chat. Quelques années plus tard pour une raison stupide, elle le confie à la SPA. Juste après, elle se réveille et croit voir l'animal chez elle. Dès le lendemain, elle rappelle la SPA pour récupérer son chat mais on lui annonce qu'il a été euthanasié quelques heures plus tôt. Peu après cet événement, désespérée, elle consulte un kinésiologue et lui avoue qu'elle pense à déterrer son défunt compagnon. «*C'est la douleur de la fibre maternelle qui vous fait mal au niveau de la colonne dorsale* » lui dit-il. Des années après, elle découvre un autre chat juste avant son départ en vacances. Elle lui promet de s'en occuper à son retour, ce qu'elle fait. Elle débute alors un cancer du sein gauche. Il s'agit d'un carcinome canalaire infiltrant avec des emboles vasculaires qui est traité par mastectomie, curage ganglionnaire. Peu après, des métastases dorsales sont découvertes à la scintigraphie. Elles sont situées sur « *la fibre maternelle* » (colonne vertébrale de C7-D11 sauf D8-D9 qui sont les vertèbres symboliques du groupe notamment familial). Désormais, elle ne supporte plus de s'absenter pendant les vacances en laissant son chat.

▶ **Cancer du sein droit.** À 15 ans, une jeune fille se promène au bras de son père dans la rue. Il lui dit en se dégageant: « *On va croire que je suis avec une prostituée* » ; 50 ans plus tard, au mariage de son beau-fils, à la cérémonie son mari ne lui prend pas le bras mais celui de son ex-femme, en lui disant « *Tu te mets où tu veux* » . Peu après, on lui découvre un adénocarcinome du sein droit, le côté de l'autre (père et mari) qui ne veut pas de son bras.

▶ **Lichen de la vulve à droite.** Patiente avec un lichen plan de la vulve, à droite. Son mari la traite de p**** au moment où elle le quitte. Je lui demande : « *Que s'est-il passé en juillet 1950 ?* » Elle s'effondre en larmes et raconte que dans son petit lit, enfant, elle a été réveillée par son père qui la secouait par la main posée sur sa vulve. Le lichen n'a rien à voir avec une mycose mais peut évoquer un champignon ; son contact provoque une meurtrissure. La patiente avait décidé de se faire appeler Neige (pour retrouver sa blancheur).

▶ **Ovaires.** Un homme désirait absolument une fille et l'appeler « Cathy ». Pour cela, il était même prêt à adopter. Cathy signifie « *chaste, pure* ». Devenu père de Cathy, alors qu'elle est encore une enfant, il lui dit: « *Aucun homme ne t'aimera autant que moi* », et elle de répondre « *Arrête de me tripoter !* » Adulte, elle vient en consultation avec sa mère, décidée d'avoir un enfant sans l'avis de son compagnon. Mais elle ne parvient pas à tomber enceinte. Juste après avoir fait le deuil de l'enfant désiré, elle développe un kyste de l'ovaire.

▶ Patiente souffre d'un cancer de l'ovaire droit, 6 mois après la mort de sa mère adoptive (belle-mère).

▶ Patiente sujette aux migraines depuis le décès de son grand frère, noyé à 18 ans. Pour ne rien arranger, elle est en froid avec son père et n'a guère de contact avec ses parents. Elle devient maman d'un premier enfant (pour compenser l'absence de son grand frère) mais ne déclenche ensuite que des fausses couches. À la mort de son père, elle déclare un kyste de l'ovaire.

▶ Patiente enceinte qui contracte une toxémie gravidique après l'annonce du décès in utero de son futur neveu. Elle obtient un arrêt du travail jusqu'à l'accouchement.

LE CŒUR

Il est le symbole de l'amour en particulier au sein du foyer. Le cœur et les vaisseaux ont un rôle dynamique comportant deux facettes: ils assurent la circulation sanguine pour transporter le sang énergie (quantité, oxygène glucose) et symboliquement l'affection familiale (qualité, liens du sang). Le cœur représente aussi la dynamique relationnelle: savoir accueillir (les oreillettes), entretenir et apporter, aller vers (les ventricules). Vivre, ce n'est pas simplement « *être* », mais aussi échanger, entrer en relation. Les cas de comas dépassés où le cœur continue à fonctionner, l'illustrent bien. Voici par exemple mon propre infarctus du myocarde. J'ai vécu en 1992 un stress temporaire de perte familiale (la femme et les enfants partis chez le beau-père). En 2004, je me suis laissé « *avoir* » par la compensation symbolique à travers l'achat d'une maison en commun avec femme, enfant et beau-père: on ne pouvait alors plus me quitter (femme et enfant) pour aller chez le beau-père. J'ai déclenché un infarctus postérieur du myocarde au moment de signer chez le notaire (ne sera diagnostiqué qu'en 2013 grâce à une échographie montrant la cicatrice !).

▶ **Insuffisance aortique.** Patiente d'origine italienne souffre de la mort trop précoce de son père et soignée pour une insuffisance aortique: symboliquement, grâce au reflux du sang (la famille) vers le ventricule gauche (le père), elle retrouve le contact avec lui. Mais cela ne suffit pas. Quand elle se déplace, elle porte des chaussures avec de très haut talons noirs pour faire le deuil (chaussures noires) de la relation (membre inférieur) avec le père (elle cherche à s'élever).

▶ La **cardiomyopathie obstructive** exprime le fait de « *ne pas avoir ou ne pas faire le père* ». Cette cardiomyopathie touche les ventricules et notamment le gauche avec une hypertrophie du septum et un bourrelet du ventricule avant les valves aortiques, ce qui provoque une réduction de la circulation du sang envoyé à la périphérie: un ventricule gauche qui a peu d'énergie dans la vie familiale « *la vidange du cœur* » ne peut plus se faire convenablement au niveau du ventricule gauche (plus rarement au niveau du ventricule droit). L'élasticité des ventricules est de ce fait diminuée et le remplissage du cœur se fait mal. Ceci entraîne une accumulation de sang en amont et consécutivement une hypertension à l'intérieur du circuit vasculaire des poumons (hypertension pulmonaire).
▶ Une dame voit son père défaillant: il a une cardiomyopathie obstructive. Jeune fille, elle l'avait injustement accusé d'inceste. Symboliquement, il n'assure pas son rôle de père.
▶ Le père se suicide devant la mère du sujet avec un revolver. À la suite de cet événement, le jeune homme déclenche une cardiomyopathie obstructive. Symboliquement, il refuse un tel père.

▶ **Atrésie ventriculaire droite.** La fille de la patiente meurt à 26 ans lors d'une intervention cardiaque pour atrésie **ventriculaire**

droite congénitale. La malformation cardiaque ne devait pas être si grave puisqu'elle avait vécu avec jusque là. Il s'agit d'un défaut de développement du ventricule droit qui est de petite taille avec des parois plus fines et moins musclées que normalement. Symboliquement le ventricule droit, c'est le père qui entretient la vie familiale en amenant le sang aux poumons pour refaire des provisions d'oxygène. S'il existe une atrésie (forcément congénitale) c'est que le père avait une place trop importante dans la vie familiale au moment de la grossesse. Que s'est-il passé ? Alors que sa mère ne savait pas qu'elle était enceinte, elle reçoit un coup de téléphone qui lui annonce que son père a une tumeur cérébrale (métastase). Elle est inconsolable et son mari la gifle pour qu'elle cesse de pleurer et pour qu'ils puissent enfin dormir. Son père meurt deux jours après l'accouchement. Plus tard, on découvre chez elle un méningiome pariétal droit suite à un ictus amnésique. Elle a craint avoir une tumeur cérébrale, comme son père. Le méningiome protège son cerveau.

▶ **Orthostatisme.** La tension artérielle peut varier avec la position du corps. Il y a un lien entre l'orthostatisme et la rencontre du père. Un sujet qui s'évanouit ne peut pas « *monter* » vers le père. Les neurologues décrivent un « tremblement orthostatique » qui ne se manifeste pas dans une autre position.

▶ Des tremblements apparaissent chez une patiente après la naissance d'un enfant hors mariage de son ex-mari (avec une autre femme). Historique : ses parents ont cessé de fêter son anniversaire à 11 ans. Enfant, son père menaçait souvent de partir de la maison sans le faire. En revanche, à 34 ans, son mari, lui, l'a quittée après un anniversaire spectaculaire. Elle reste seule avec ses 3 enfants et doit travailler pour subvenir à leurs besoins. Avant l'apparition de son tremblement orthostatique, elle apprend que son désormais ex-mari a eu un enfant avec une autre femme. Le tremblement orthostatique compense l'intransigeance face à ce père indigne.

Hypertension artérielle (HTA): rencontre du père lointain ou capable de se battre.

▶ Une femme fait une montée de tension artérielle accompagnée de vertiges) quand son père déménage. Il s'est rapproché de ses sœurs mais s'est éloigné d'elle. Consciemment, elle reconnaît qu'il s'agit d'un bon choix mais se sent délaissée et abandonnée par son père (vertiges et HTA).

► Poussée d'HTA quand la patiente reçoit la lettre d'un avocat lui réclamant le remboursement à un client qui prétend n'avoir rien reçu. Elle ne supporte pas l'injustice depuis une histoire de classe où elle a été accusée à tort devant ses camarades.

► Depuis quelques mois, le sujet a problèmes de haute tension artérielle, et de façon fluctuante. La patiente nie tout problème avec son père, mais s'effondre à deux reprises quand elle fait le récit des circonstances de sa mort, 21 ans auparavant. Un jour, son père avait hurlé « *je ne peux pas aller chercher ton enfant à l'école* ». Elle n'en fit pas cas. Il meurt brutalement le lendemain. Aujourd'hui elle culpabilise de ne pas lui avoir rendu visite et souffre de son absence (pleurs). À la fin de la consultation, la tension artérielle est descendue à 10-6 (note: elle a un neurinome gauche qui est sans doute en rapport avec cette colère qu'elle n'a pas su entendre).

Vaisseaux (artères, veines lymphatiques).

► **Coarctation aortique**: sujet se prostitue depuis l'âge de 15 ans et donne naissance à une fille nommée Catherine, « *la pure* ». Elle n'en veut pas et la place à la DASS. La petite fille est née avec une coarctation de l'aorte et une sténose mitrale congénitale. Le sang est détourné pour qu'elle puisse symboliquement être mère: stase dans l'oreillette gauche (lié au rétrécissement mitral), excès de sang au-dessus de la coarctation aortique pour privilégier l'apport d'énergie au cerveau (projet d'enfant) et aux membres supérieurs (faire un enfant). Après avoir abandonnée sa fille, cette jeune mère séjournera en hôpital psychiatrique.

Les phlébites des membres supérieurs sont rares. Pas besoin d'entretenir les actions de façon perpétuelle alors qu'il faut entretenir, ou interrompre, les relations (phlébite du membre inférieur). Autrefois, la contraception n'existait pas et beaucoup de femmes, après avoir accouché, déclenchaient une phlébite d'un membre inférieur (pas de maintien de la relation sexuelle) ou une embolie pulmonaire (pas de retour au foyer) pour symboliquement ne pas entretenir la vie de couple et le risque d'une grossesse.

Athérome. Les artères distribuent l'énergie et l'athérome correspond symboliquement à des réserves d'énergie sur les trajets artériels. Pour la distribution d'énergie, deux moyens: 1) l'augmentation de la section artérielle grâce à une ulcération de la paroi qui permet d'accroître le débit et 2) la formation des plaques d'athérome avec stockage du cholestérol (qui fournit de l'énergie, mais sert aussi à former les parois cellulaires et faire la synthèse des hormones corticosurrénales).

LE SANG ET SYSTÈME IMMUNITAIRE

Le système immunitaire maintient l'intégrité personnelle en reconnaissant le soi et le non soi. La moelle osseuse symbolise les projets familiaux (l'esprit de famille et le maintien de l'intégrité familiale) qui se réaliseront dans la circulation sanguine (les liens du sang). Une leucémie myéloïde peut survenir après la réconciliation d'un couple. Mais c'est chaque élément cellulaire qui a une valeur symbolique.

Le lymphoblaste (cellule jeune de l'immunité) symbolise l'enfant capable de se défendre.

L'érythroblaste (cellule jeune de la lignée familiale) représente l'enfant à venir (fœtus). Le gros globule rouge représente un membre important de la famille...

Les ganglions (du latin *enflure*) sont gorgés de lymphe et de cellules qui assurent l'immunité. Ils sont le siège d'une prolifération quand le sujet ne s'est pas défendu: il n'a pas cherché à se défendre (interdit moral face à un supérieur, face à un parent) ou il n'a pas pu le faire.

La rate fait référence à la mise en jeu de la vie nécessitant l'hospitalisation, le secours d'urgence. Il faut vivre son identité personnelle, dire « *Je* » pour rester intègre, et accueillir l'autre pour « *devenir ce que je suis* ».

▶ Lymphome du manteau de la rate (prolifération des lymphocytes B jeunes de la périphérie des ganglions et des centres lymphoïdes de la rate). Le sujet a deux fils qui sont demi-frères (avec 13 ans d'écart). Ils se sont retrouvés pendant les vacances et ont fait des « *virées* » arrosées. Par peur de l'accident, à chaque fois, le père a veillé jusqu'à leur retour. C'est quelques semaines plus tard qu'on lui découvre son lymphome chargé symboliquement de protéger son fils d'un accident. Cet homme a été fragilisé par la mort de son frère quand il avait l'âge de son jeune fils. Il a eu également un locataire qui était « comme un frère » (mort jeune) avec lequel il buvait l'après-midi tandis que ses enfants jouaient. Lui-même a eu plusieurs accidents en état d'ivresse.

~ 13 ~
Le cerveau stratégique, ce cerveau qui nous rend malade

Aux siècles derniers, la phrénologie étudiait la forme du crâne pour connaître l'importance des circonvolutions cérébrales sous-jacentes et pour avoir une idée des aptitudes cognitives du sujet. Il nous en reste la fameuse « *bosse des maths* ». C'est le docteur Ryke Geerd Hamer qui a décrit à la fin du XXe siècle le lien étroit entre le psychisme, le cerveau et les organes du corps. Il a eu l'intuition extraordinaire de comparer les premiers scanners cérébraux de personnes ayant des ressentis conflictuels et des pathologies identiques: il a observé chez ces patients des « *images en cibles* » ayant la même localisation sur le scanner cérébral. Le Dr Hamer a sans doute bénéficié des artéfacts de numérisation produits par les premiers appareils tomodensitométriques qui, eux, étaient bien de véritables images de cibles typiques (cf. photo). Longtemps, il a maintenu qu'il ne s'agissait pas d'artéfacts, ce qui lui a retiré beaucoup de crédibilité.

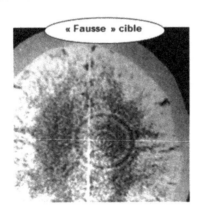

« Fausse » cible

Artéfact en cible des premières
générations de scanner.

Sur les scanners cérébraux,
le Dr Hamer a pris ces images
pour des « ruminations cérébrales ».
Il importe de distinguer
les cibles « authentiques » des
images d'artéfacts créés
par les premières générations
de scanner.
Photo DR

En plus du cerveau neurosensoriel connu en médecine, on peut décrire pour tout l'encéphale des zones spécialisées dans l'organisation de la stratégie de l'individu et dans son évaluation permanente. On peut donc véritablement parler de **cerveau stratégique** dont les fonctions ne sont pas encore connues par les neurophysiologistes. Officiellement, le cerveau stratégique n'existe pas, mais ce nom me parait satisfaisant pour le moment. Officieusement, chaque zone du cerveau stratégique décrite effectue une tâche d'évaluation d'un aspect spécifique de la situation vécue par rapport aux souvenirs et aux projets du sujet, ce qui lui procure un « *ressenti* » de la situation et des émotions. Mais il a un autre rôle: le contrôle et l'adaptation du fonctionnement d'un ou plusieurs organes du corps lié à ce type d'évaluation et de ressenti. Par exemple, il existe une zone du tronc cérébral qui gère la peur de la mort et qui est en lien avec le parenchyme pulmonaire (responsable du dernier souffle). Cette fonction vitale n'a rien à voir avec les centres de régulation de la respiration étudiés en neurophysiologie.

La « *Médecine Nouvelle* » proposée par le Dr Hamer a fait l'objet de nombreuses controverses qui ont notamment abouti à son emprisonnement en France pour « *complicité d'exercice illégal de la médecine* », après avoir reçu une interdiction d'exercer la médecine en Allemagne pour « *débilité* ». Mais encore une fois, on a jeté le bébé avec l'eau du bain ! À côté de véritables inepties scientifiques (le cancer du cerveau n'existe pas, les artères coronaires sont tapissées par des cellules identiques à celles de l'épiderme...), on peut noter une utilisation singulière du langage (une femme qui fait un cancer canalaire du sein est en « *phase de guérison* » et donc éventuellement, elle meurt guérie ! Beaucoup de pathologies sont dénommées « *équivalent de cancer* » alors qu'il n'existe pas de prolifération tumorale.

On note également d'énormes inexactitudes dans les lois édictées par le Dr Hamer: - Le premier critère: tout cancer débute par un « *DHS* » (id-est un choc brutal, dramatique, vécu dans l'isolement). Or, nous avons vu qu'il fallait dans un premier temps un conditionnement et, dans un second temps, le réveil du mauvais souvenir conditionnant pour provoquer le déclenchement du symptôme. C'est la culpabilité vécue dans le premier événement conditionnant qui est au cœur de la maladie. Et bien souvent une pathologie se développe non pas au moment d'un choc mais au contraire au moment d'un succès ou de la fin d'un conflit. Enfin l'évolution diphasique de la maladie décrite comme une règle ne concerne qu'un certain nombre de cas de maladies.

Voulant faire coïncider embryologie, bactériologie et pathologie, le Dr Hamer a abouti à des incohérences: les cellules à mélanine d'origine neuro-ectodermique se retrouvent classées dans le mésenchyme ancien et l'érythème fessier du nourrisson n'existe pas puisque, selon la 4e loi de la Médecine Nouvelle, le candida albicans ne peut pas donner une infection qui touche l'épiderme, pas plus que la gastro-entérite virale puisque les virus ne touchent pas l'endoderme (entrée par le tube digestif). Mais seul un professionnel peut comprendre le jargon que je viens d'utiliser à dessein sans l'expliciter et se rendre compte des erreurs grossières véhiculées par la médecine nouvelle et reprises dans le « *décodage biologique* ».

Si les malades, et bon nombre de personnes non médecins, ont été séduits par cette théorie nouvelle du docteur Hamer, on comprend leur incapacité à critiquer dans les détails toutes les erreurs parfois monstrueuses qu'elle véhicule. Et de là à s'autoproclamer thérapeute, enseignant et écrivain, il y a un pas que beaucoup ont franchi sans scrupules. Le décodage biologique et la « *biologie totale des êtres vivants* » qui dérivent des propositions du Dr Hamer ont fait beaucoup d'émules avec une multiplication des thérapeutes rapidement formés en séminaires, la naissance de dogmes erronés formulés par ces formateurs et la propagation d'une multitude d'erreurs par le bouche à oreille. Il n'existe aucun enseignement officiellement reconnu. Pas de structure pour regrouper les multiples chapelles qui se sont répandues à travers le monde. Bref, aucun contrôle, aucune cohérence. Mais cela a un grand mérite: le malade est attentivement écouté, ce qui est essentiel à la guérison éventuelle.

De ce que j'ai pu lire ou entendre, pour l'un il suffit d'oublier une recette de cuisine pour lancer un cancer du cerveau... nous devrions alors tous avoir une tumeur du cerveau. Pour l'autre, une souris peut déclencher un équivalent de sclérose en plaques en quelques heures[20] parce qu'on l'a mise dans un seau d'où elle ne peut s'échapper. Elle saute et ressaute jusqu'à la paralysie des membres inférieurs.

---

20 L'encéphalite allergique expérimentale est un modèle animal de la sclérose en plaques. Il faut toujours plusieurs jours pour que les symptômes s'installent après l'injection sensibilisante et non quelques heures. La pathologie décrite est vraisemblablement une atteinte musculaire liée au stress: PSEM ou *Pale Soft Exsudative Myopathy*.

Cet exemple illustre le dogme de la programmation de la sclérose en plaques par « *un conflit de dévalorisation dans une chute verticale* ». C'est précis et ça doit être retrouvé pour chaque malade ayant le diagnostic d'une sclérose en plaques. Mais ça ne veut rien dire, et cela ne correspond à rien pour les patients dans la survenue de la maladie. Quant à l'animal, souris ou lapin, il lui faut des semaines pour déclencher une encéphalite expérimentale ressemblant à une sclérose en plaques.

J'avais critiqué en public le cas d'un lymphome décrit dans un livre récent. Selon moi, les confidences du malade ne correspondaient pas à cette pathologie, même si le malade était présenté comme guéri par le thérapeute. Une guérison ne valide pas la théorie qu'en donne le praticien. Après 10 minutes de controverse en public, un spectateur est venu interrompre le thérapeute pour parler du malade « guéri »: « *Tu sais, il est mort, il y a 2 jours* ». Encore une drôle de guérison publiée 6 mois avant le décès.

Dans un article récent, un médecin voulait donner le décryptage d'une paralysie faciale a frigore. Il a confondu la paralysie du nerf facial avec l'atteinte du faisceau pyramidal au niveau du cerveau, atteinte qui donne une paralysie touchant essentiellement le bas du visage, ce qui n'a rien à voir avec la paralysie a frigore qui touche toute la face. Il ne s'agissait pas d'un neurologue. Alors de quoi se mêle-t-il s'il ne connaît pas le sujet ? Quelquefois, je regrette l'absence d'un comité de lecture dans une revue qui s'intéresse à la santé et l'absence de contrôle des informations données sur Internet.

Je parle du docteur Hamer et je le critique en connaissance de cause car j'ai étudié pendant des années sa lecture originale du scanner cérébral, et, pour avoir le cœur net à propos de sa *Médecine Nouvelle*, je suis allé en Espagne pour le rencontrer. J'ai pu constater de visu qu'il n'y avait aucune discussion possible avec lui, et surtout pas de contradiction, comme c'est habituellement le cas avec les sujets que j'appelle *« paranoïaques vrais »*[21], ceux qui ont toujours raison. Alors, jetons l'eau sale et examinons maintenant les particularités du bébé: le cerveau, les cibles du scanner du cerveau stratégique et les organes que le cerveau stratégique régule.

---

21 Si on contredit les sujets paranoïaques, ils peuvent se mettre à délirer et devenir dangereux.

Le cerveau stratégique est un cerveau fonctionnel qui diffère du cerveau neurosensoriel classique. Il est donc en superposition, présent dans tout l'encéphale composé des 2 hémisphères, du tronc cérébral (pédoncules cérébraux, protubérance annulaire, bulbe) et du cervelet. On peut faire un schéma très simplifié et partiel du cerveau stratégique au niveau des hémisphères en décrivant d'avant en arrière (du front à la protubérance occipitale) 6 principales zones fonctionnelles gérant la relation à autrui. Sur la ligne médiane, on peut décrire d'avant en arrière des situations gérées quand on est ensemble: affronter ensemble, faire des projets communs, vivre et réaliser ensemble, se donner le contact, partager un lieu de vie, vivre en sécurité. Voici un schéma simplifié du cerveau stratégique:

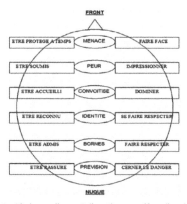

Cerveau stratégique d'avant (haut) en arrière (bas) Photo DR

Sur le schéma du cerveau, l'hémisphère « *masculin* » est à droite. Il gère la situation et les décisions à prendre face à un danger. L'hémisphère « *féminin* » est à gauche. Il gère les besoins relationnels qui doivent être satisfaits pour maintenir l'équilibre quand un danger se présente. Ce schéma est capital pour comprendre la symbolique des symptômes suivant leur localisation sur le crâne mais aussi suivant la position des accessoires: peau, cheveux et les accessoires (nœuds, coiffure, lunettes, bandeaux, chouchou...), plaie et traumatisme crânien, pathologie cérébrale hémisphérique.

1) Le sujet identifie un danger potentiel qui se présente face à lui. La détection se fait par les yeux, par le flair, par le son. Avec son hémisphère droit, au niveau du pôle frontal, le sujet doit évaluer sa capacité à affronter une problématique seul: suis-je assez fort pour résister ? En cas de réponse négative, les ganglions lymphatiques seront éventuellement sollicités pour augmenter les capacités sym-

boliques de défense. Pour le cerveau féminin, du côté gauche la question est tout autre: incapable d'affronter la situation seule: aurai-je de l'aide à temps ? Si le sujet « *qui ne peut vivre sans lui* » ne reçoit pas d'aide rapidement, alors il y a prolifération de la thyroïde rendant le sujet symboliquement apte à affronter l'urgence.

2) Quand la menace se précise, il faut éviter l'affrontement soit en intimidant l'adversaire pour le faire fuir, soit en se faisant oublier. Le cerveau droit frontal postérieur tente d'effrayer l'adversaire en faisant la grosse voix (le chien qui aboie et montre les dents tout comme l'homme qui se fâche) et en cas d'échec ce sont les pathologies des bronches qui permettent symboliquement de prendre le dessus avec la voix. Pour le cerveau gauche, c'est le larynx qui permet symboliquement de se taire, de faire le mort pour se faire oublier.

3) Lorsque l'adversaire agresse pour s'emparer du territoire, c'est la zone temporo-insulaire droite qui gère la stratégie. En imagerie fonctionnelle (avec la caméra à positrons), le goût et le dégoût sont des émotions traitées dans la partie antérieure de l'insula droite, zone du cerveau stratégique qui gère également les conflits de territoire en tant que lieu où je dois rester le seul maître malgré les convoitises des autres (ma propriété, mon travail, ma femme). Il faut vaincre et pour ne pas perdre le territoire, il faut augmenter symboliquement la vaillance en apportant plus de sang au cœur par les coronaires pour le cerveau droit. Pour la zone temporo-insulaire gauche, c'est en accueillant plus de sang à régénérer dans les oreillettes que le sujet sera symboliquement accueilli dans le couple. Chez la femme, cette zone gère le développement du col de l'utérus, la circulation des veines pulmonaires.

4) Le problème de l'identité dans le territoire est de se faire respecter pour le cerveau droit et d'être reconnu pour le cerveau gauche. C'est la région pariéto-temporale qui gère la situation. Symboliquement le sujet règle sa rancœur, l'injustice avec ses organes digestifs hauts (estomac, voies biliaires) pour mieux digérer et construire une identité forte. Pour être reconnu, le sujet féminin utilise le bas du tube digestif, la région ano-rectale symbolique de l'identité (les chiens qui se flairent ...). Chez la femme ménopausée qui a moins besoin de séduire, la zone pariéto-temporale gauche est moins active après la ménopause (sans savoir pourquoi, les neuros-

cientifiques ont constaté que le débit sanguin cérébral y est nettement diminué).

5) Le marquage du territoire et de ses limites est géré par la région du carrefour ventriculaire. Du côté droit, il s'agit de faire respecter les limites du territoire de vie. Cette zone gère les voies urinaires gauches, du calice à l'hémi vessie. Du côté féminin (gauche), il s'agit d'être admis au sein d'une famille, d'un lieu géographique. Cette zone gère les voies urinaires droites.

6) C'est la région postérieure des hémisphères qui gère les dangers potentiels (donc invisibles). Il faut donc anticiper pour l'hémisphère droit et être en sécurité pour l'hémisphère gauche. Cette zone gère les structures postérieures de l'œil.

La région occipitale du crâne correspondant à la fosse postérieure est sous la bosse occipitale externe palpable sur la ligne médiane. C'est la zone du cervelet et du tronc cérébral qui gère la protection du sujet et ses fonctions vitales. Les zones hémisphériques gèrent les problèmes relationnels. Ainsi, chez un sujet qui a failli **perdre la vie** en se noyant, c'est au niveau du tronc cérébral qu'est déclenchée une hyperthyroïdie, pour symboliquement être capable de faire face à l'urgence et survivre. Chez un sujet qui risque de **perdre la vie relationnelle** de couple, c'est au niveau du pôle frontal gauche que la situation déclenche par la prolifération d'une tumeur thyroïdienne (donnant un nodule ou un goitre) à la fin du conflit. Éventuellement, si le ressenti est « *je ne peux pas vivre sans, elle ou lui* », la pathologie qui permet symboliquement de survivre, sera un cancer de la thyroïde avec métastase(s) pulmonaire(s). Ces données schématiques sont suffisantes pour la compréhension du cerveau stratégique.

Au total, ce sont plus de 80 zones importantes du cerveau stratégique qui ont été reconnues concernant les données du scanner du cerveau.

~ 14 ~
La lecture du scanner cérébral

Le scanner cérébral n'est pas la technique la plus sophistiquée pour faire l'étude anatomique ou fonctionnelle du cerveau. Mais elle a l'immense avantage de ne dépendre que d'un seul paramètre: les rayons X. En effet, le faisceau de rayons X émis par le tube radiologique va traverser les os du crâne et le parenchyme du cerveau. Ces rayons vont être absorbés de façon plus ou moins importante, selon la **densité** des couches de tissus rencontrés (d'où le nom de tomodensitométrie). Le faisceau de rayons X peut également dans certaines conditions être dévié par certaines structures (on parle alors de diffraction). C'est dans ces zones de diffraction des rayons X qu'on peut observer des images en cible complètes (cercles concentriques) ou partielles (arcs de cercle) sur les coupes du scanner cérébral.

L'aspect en cible, partielle ou complète, vue sur le scanner est comparable à un arc en ciel visible dans certaines conditions. Il provient de la rencontre du rayonnement de la lumière solaire et d'une masse d'eau dans le ciel. Pour le scanner cérébral, il s'agit probablement d'une diffraction des rayons X par la zone cérébrale « *mise en ébullition* » par le traumatisme psychique et l'émotion qu'il soulève. L'activité électrique et les rythmes cérébraux y sont perturbés (ralentis ou accélérés), modifiables par une stimulation magnétique externe.

Cette image en cible peut être constante chez le même patient sur des examens tomodensitométriques espacés dans le temps et/ou réalisés avec des machines différentes. Mais pour être capable de reconnaître de telles images, il faut souvent une loupe, une solide expérience de cette lecture et des connaissances d'anatomie cérébrale assez précises. C'est ce qui explique que très peu de personnes se soient intéressées à cette forme de lecture du scanner. Ces images visibles sur un négatoscope sont malheureusement trop fines pour être éditées dans un livre.

Partie 1 : lecture du scanner cérébral « normal ». Je dois à Pierre Barbey, un psychanalyste parisien, cet apprentissage de la lecture des scanners selon la méthode du Dr Hamer. Au début, j'étais très réticent, comme tout médecin neurologue cartésien. Pour moi, c'était de la pure folie. Au fil du temps, après 6 ans de travail, j'ai dû me rendre à l'évidence devant la pertinence des résultats obtenus. Lorsque j'ai montré les scanners de Josiane, une de mes patientes, à deux personnes différentes mais séparément, elles ont toutes les deux évoqué sur l'ensemble des images un problème de stérilité, une probable pathologie de kyste ovarien droit, une symptomatologie fonctionnelle de la motricité du membre inférieur gauche. Josiane était effectivement stérile et elle venait de faire un kyste ovarien droit après l'échec d'une nouvelle tentative de fécondation in vitro. Elle était venue me consulter pour des épisodes de dérobement du membre inférieur gauche. Troublant !

Une foule de renseignements peuvent être recueillis par un œil averti à partir d'un scanner cérébral jugé « *normal* » par le radiologue et fait sans injection de produit de contraste. En effet, la « *rumination* » induite par un trauma psychique conduit à la production d'images dont l'aspect et la topographie ont un sens particulier. Ces images également visibles chez l'animal sont la marque objective du conditionnement cérébral.

Chaque fois que le ressenti d'une situation est conflictuel, sans solution immédiate, et que la personne garde le silence, cela déclenche immédiatement une activité cérébrale dans une zone cérébrale spécifique d'un ressenti (correspondant au conditionnement) et, éventuellement, une action sur un organe situé à distance dans le corps. Car chaque zone cérébrale de ressenti assure aussi l'adaptation du fonctionnement d'un organe (ou d'une partie d'organe) spécifique à distance.

Les ruminations infantiles sont le reflet de notre structure psychique. Un œil très averti peut donc avoir une idée de la structure psychique de la personne en regardant son scanner cérébral. Ce « *profil* » est obtenu par addition des indices radiologiques recueillis dans les différentes zones de « *ressentis* » du cerveau. Nous en donnons deux exemples. Le premier concerne la peur de la mort visible au niveau du tronc cérébral. Le second concerne la peur de perdre son territoire au niveau de l'hémisphère droit.

A) La peur de la mort

La zone du cerveau stratégique qui « *rumine* » cette peur est située au niveau de la fosse postérieure du crâne, dans le tronc cérébral, du côté droit. 1) Chez le sujet « *normal* » qui ne rumine pas en permanence cette peur depuis l'enfance, le fer à cheval dessiné par la coupe transversale du 4e ventricule, au niveau du tronc cérébral, est parfaitement symétrique sur le scanner. C'est ce que montre la photo ci-après. 2) Chez le sujet qui a cette « *peur de la mort* » depuis la petite enfance, le scanner montre une hypertrophie de cette région spécifique du cerveau qui ressasse en permanence. Cette hypertrophie focale est bien visible: elle vient amputer la corne droite du 4e ventricule qui perd l'aspect de fer à cheval symétrique.

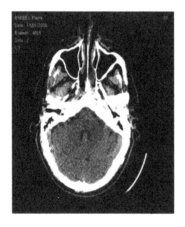

Sujet normal, symétrie du fer à cheval
Photos DR

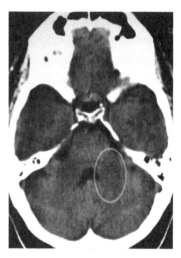

Dans le cercle, la zone qui gère
la peur de la mort

Cet aspect est également visible en IRM mais de façon beaucoup plus discrète. Sur le plan neuropsychique, il faut savoir que cette préoccupation inconsciente permanente de la peur de la mort se met en place très tôt chez le nourrisson lorsque la maman est particulièrement anxieuse. Elle a du mal à laisser son enfant seul, sans surveillance, notamment pendant son sommeil. Séparé longtemps de sa mère, le nourrisson risque effectivement de mourir. Plus tard, la personne devenue adulte garde toujours cette empreinte et la peur du coucher. **L'anamnèse révèle (dans tous les cas où cet aspect est retrouvé au scanner) que le sujet a des difficultés à s'endormir, il se couche le plus souvent tard. S'il dit s'endormir facilement, il doit avouer qu'il est obligé tous** les soirs de lire ou de regarder la télévision jusqu'à ce qu'il ait sommeil. Il lui faut un rituel qui l'occupe jusqu'à ce qu'il soit saisi par le sommeil. En cas d'accident grave où « *il aurait pu mourir* », ce sujet se retrouve avec un collier cervical ou une minerve. Les médecins posent le diagnostic d'entorse du rachis cervical devant la raideur du cou et la disparition de la courbure physiologique de la colonne cervicale à la radiographie.

En fait, le décodage symbolique nous permet de comprendre que c'est l'accident qui a réveillé cette peur de la mort et déclenché une contracture des muscles cervicaux pour protéger la personne du coup du lapin, du coup de matraque, c'est-à-dire de la mort.

Cet aspect de « *peur de la mort* » au scanner se rencontre notamment chez les sujets qui ont un syndrome subjectif post-traumatique après un traumatisme crânien. Ils se plaignent en particulier de troubles de la concentration et de sensations de déséquilibre. On trouve également le réveil de cette peur dans d'autres situations. Dans mon expérience, les patients atteints de fibromyalgie (syndrome douloureux chronique des muscles et des tendons) ont également cet aspect au scanner cérébral, même s'ils n'ont pas été victime d'un accident violent. Il convient de retrouver dans tous les cas ce moment où le patient a cru qu'il allait mourir.

Le décodage symbolique va nous permettre de comprendre le cas suivant et son aspect au scanner. Il s'agit d'une patiente d'âge mûr qui présente des troubles de l'équilibre très progressifs, de mois en mois, d'année en année. Ses symptômes ont inquiété son médecin traitant qui a demandé un scanner. Celui-ci révèle le développement d'un méningiome dans le tronc cérébral. Le méningiome, c'est une tumeur en règle bénigne, qui se développe aux dépens de la méninge dure, la dure-mère. Remarquons au passage l'ingéniosité de l'inconscient de l'anatomiste qui a donné ce nom de mère à la méninge: il relie à la fois la protection mécanique et le rôle maternel.
Sur le scanner cérébral fait ici avec l'injection d'un produit de contraste iodé, la tumeur (cercle noir) paraît parfaitement bénigne. Il s'agit normalement d'une tumeur « *extra cérébrale* » qui reste bien délimitée. Dans le cas présent, elle s'est exceptionnellement développée à partir de la base du crâne vers la profondeur du cerveau pour atteindre la 4e ventricule.

Seul le décodage symbolique permet de comprendre pourquoi cette femme fait ce type de tumeur, pourquoi elle la développe à cet endroit et pourquoi elle la fait à ce moment de sa vie. Là où le médecin allopathe voit une malchance incompréhensible et impossible à soigner, le décodeur symbolique tombe en admiration devant une telle manifestation subtile de l'être « *vivant* ».

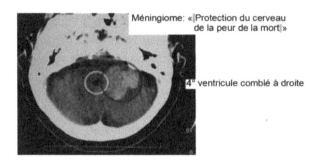

Méningiome: « Protection du cerveau de la peur de la mort »

4e ventricule comblé à droite

Méningiome de la fosse postérieure (masse blanche dans le cercle noir) et le 4e ventricule (cercle blanc) Photo DR

Le décodage symbolique nous fait prendre conscience que c'est une peur pour le cerveau qui est à l'origine du développement du méningiome. Sur le plan symbolique, l'épaississement considérable de la méninge réalise un véritable bouclier pour le cerveau, il rend impossible l'atteinte du cerveau lors d'un traumatisme crânien mais aussi d'un traumatisme psychique (peur de devenir fou par exemple). Dans le cas présent, la malade développe une telle tumeur parce qu'elle a peur pour l'avenir: elle ne s'est pas « *sentie à l'abri de la mort*» par une maladie du cerveau. Dans le cas présenté, le méningiome vient, en effet, se développer au contact de la zone qui rumine la peur de la mort. Ainsi, cette tumeur, par sa nature et sa localisation, empêche symboliquement cette femme de mourir d'une maladie cérébrale.

L'anamnèse de cette pathologie est facile à reconstituer. La peur pour le cerveau de cette femme s'était mise en place quelques dizaines d'années plus tôt, lorsque son mari était tombé malade. On lui avait découvert une tumeur maligne du cerveau et il en était mort rapidement en quelques semaines. Interrogé sur la cause de la tumeur, le neurochirurgien avait répondu: « *Mais madame, ça peut vous arriver demain* ». Ce fut un tel choc de découvrir qu'on pouvait ainsi mourir si rapidement et de façon imprévue d'une tumeur cérébrale, ce fut une telle souffrance de vivre, dans la solitude et dans l'impuissance, l'agonie de son mari que la solution symbolique s'est mise en place progressivement pour préserver symboliquement cette dame du même sort. Avec cet exemple tout à fait surprenant, nous sommes passés subrepticement de la structure psychologique d'une personne appréhendée au scanner cérébral à la pathologie qu'elle est susceptible de développer. Les deux sont effectivement étroitement liées.

B) Peur pour le territoire. Revenons à la structure psychique révélée par le scanner cérébral. Chez le sujet jeune, nous pouvons également observer une hypertrophie cérébrale relative d'une zone au niveau des hémisphères cérébraux. Elle se traduira par une image de compression sur un ventricule latéral donnant une nette asymétrie entre le côté droit et le côté gauche. Dans l'exemple suivant, nous pouvons observer une asymétrie des ventricules cérébraux au niveau des cornes frontales. Sur les deux coupes de scanner cérébral avec injection présentées, on observe un aplatissement de la corne frontale droite comprimée par les zones du cerveau adjacentes.

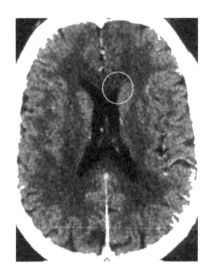
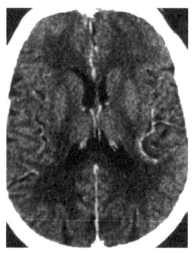

Au niveau du cercle, la corne frontale droite...

... est aplatie par la zone du cerveau hypertrophiée. Photos DR

Au plan stratégique, cette zone cérébrale gère les menaces du territoire. Elle est hypertrophiée car ce sujet encore relativement jeune est en permanence, depuis l'enfance, comme un chien de garde qui aboie à la moindre approche pour empêcher une intrusion dans son territoire. Là où le radiologue voit volontiers une asymétrie « *congénitale* » alors qu'il n'a pas de scanner fait à la naissance pour l'affirmer, le décodeur symbolique voit un sujet indépendant qui entend garder cette indépendance. « *Il aime bien qu'on lui "foute" la paix* ».

Pour ceux qui connaissent la classification des caractères par l'ennéagramme, un tel scanner cérébral peut correspondre à un numéro 4. Les psychologues et les psychiatres parlent plutôt de sujet pervers narcissique. Il émet des « *piques* » qui tiennent l'autre à distance. Sur le plan symbolique, le terme de dispute qui fait « *broncher* » convient assez bien lorsqu'il y a un risque d'intrusion.

Cette zone cérébrale peut, dans mon expérience, être appelée la « *zone des bronches* ». Son aspect se modifie, de façon variable selon les circonstances vécues, lors d'une pathologie des bronches. Chez un sujet bronchitique chronique, il existera à partir d'un certain âge, une atrophie plus marquée de cette zone qui s'est « *usée prématurément* » à force de ruminer. La zone « *des bronches* » pourra présenter un aspect particulier au scanner lors d'une bronchite. Les quintes de toux réveillent à ce moment-là des douleurs frontales droites, au niveau de la tempe, en regard de la zone cérébrale modifiée. L'aspect de cette zone peut également se modifier lors de la prolifération d'un cancer broncho-pulmonaire. Dans l'exemple présenté ci-dessous, il existe une cible un peu floue de la région frontale droite, au moment où le malade récidive d'un cancer des bronches (cercle 1). Cette cible est agrandie dans la photo de droite. J'admets qu'il faut un œil bien exercé pour repérer un tel aspect, mais aussi et surtout un œil décidé à le voir.

Le cercle sous-jacent (cercle 2) contient également une cible beaucoup plus blanche, effaçant le bras antérieur de la capsule interne droite (alors que celui-ci est visible en foncé dans la zone symétrique). Cet aspect de cible « *blanche* » au niveau de la zone qui gère « *l'hémi thorax gauche* » me raconte que le malade a déjà été opéré du poumon gauche.

Il n'y a que quelques années que j'ai découvert ces images du scanner cérébral qui montrent la trace d'une émotion, d'un choc psychique, voire d'une intervention chirurgicale à celui qui sait la reconnaître. Ce sont ces traces qui permettent parfois, aujourd'hui, de déduire l'atteinte d'un organe par une maladie ou, plus rarement, son ablation par le chirurgien. (Photos DR)

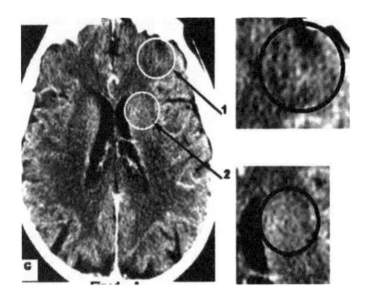

C) Scanner cérébral et malformations osseuses congénitales. Voici une autre observation étonnante de lecture de scanner. Il s'agit d'Hélène, plus de 50 ans, qui avait subi un scanner pour des troubles fonctionnels sans gravité. Elle avait plusieurs malformations osseuses congénitales. Sur le plan symbolique, ces malformations correspondent pour moi aux compensations de dévalorisations ressenties par la maman pendant le tout début de la grossesse.

Dans la séance de travail du 14 février 2001, j'ai demandé à Pierre Barbey de repérer sur le scanner d'Hélène, les traces éventuelles pouvant être associées à ses malformations osseuses congénitales multiples et de préciser leur localisation sur le squelette. Ces « *traces* » furent repérées par Pierre au niveau de la substance blanche des hémisphères cérébraux, avec une prédominance dans la zone qui « *pour nous* » est en lien avec le rachis cervical mais également dans la zone de l'épaule droite et dans la zone correspondant à la région lombaire basse. Les clichés du rachis cervical d'Hélène montraient « effectivement » un double bloc cervical congénital entre les corps des vertèbres C2-C3 et C4-C5. Le remaniement radiologique de l'épaule droite était lié à une agénésie (absence) de la tête humérale droite. Les clichés du rachis lombaire montraient également un bloc congénital des corps de L4 et L5.

La lecture du scanner cérébral faite en aveugle par Pierre Barbey était parfaitement juste.

Pouvait-on aller plus loin ? Sur le plan psychologique, nous avons évoqué que le fœtus est en relation symbiotique avec la maman. Pendant la gestation, les ressentis de l'enfant et de la mère sont identiques. Lorsque la grossesse pose un problème à la mère, c'est l'enfant qui lui apporte la solution symbolique. Si cette proposition est exacte, il est possible de la vérifier dans cette observation: les malformations osseuses de l'enfant Hélène doivent refléter les conflits de la maman pendant la grossesse, au moment où se forme le squelette.

Sens des symptômes. L'atteinte de l'épaule droite peut correspondre symboliquement à un conflit avec le père ou le « partenaire », mais d'une façon générale avec **celui qui fait subir.** L'atteinte lombaire correspond à un conflit où le sujet a peur de faire face. Il est coincé, obligé de subir, n'osant pas dire non pour s'opposer (ou fuir). Enfin, l'atteinte cervicale correspond d'une façon générale aux conflits de **communication,** d'injustice, d'oppression. Le pianiste virtuose peut relever la tête à longueur de journée sans jamais présenter des douleurs de la nuque. La secrétaire qui utilise la même position reste souvent bloquée par son rachis cervical. L'un vit dans l'harmonie avec son piano tandis que l'autre, devant son clavier, vit souvent sous tension et sous la surveillance du patron.

Dans notre observation, l'anamnèse a clairement montré que la mère d'Hélène était une femme timide, écrasée par son sentiment de culpabilité, souffrant d'avoir eu une mère handicapée et de ne pas avoir eu, elle-même, d'instruction. Cette femme avait effectivement vécu, pendant le début de sa grossesse, de fréquentes disputes (rachis cervical) avec son mari (épaule droite) volage. Elle n'avait pu (rachis lombaire) le faire changer de comportement ni oser le quitter.

Je résume cette histoire: sur le scanner cérébral d'un adulte, il a été possible de mettre en évidence des modifications radiologiques paraissant parfaitement corrélées avec la clinique de lésions osseuses congénitales multiples. Ces images radiologiques représentaient en quelque sorte les traces de l'histoire de la souffrance psychique fœtale pendant la grossesse. Elles correspondaient également au vécu psychique conflictuel de la maman pendant la grossesse ! Affolant !

Il est facile de comprendre que toutes ces données mériteraient à elles seules une foule de travaux « *scientifiquement corrects* » pour être admises. Ces conceptions très novatrices font peur aux médecins et même aux psychologues. Ils ont peur de paraître ridicules aux yeux de leurs collègues de croire à ces histoires. Ils n'osent pas franchir le pas. Je les comprends: je suis passé par là. On voit bien que cette technique de lecture du scanner cérébral d'un individu nous entraîne très loin hors des sentiers battus. Il faut une grande audace et beaucoup de ténacité pour s'y aventurer. Les repères de la médecine conventionnelle, de la neurophysiologie, de la psychologie doivent être abandonnés pour partir à la découverte de ce que j'appelle le « *cerveau stratégique* ».

Partie 2. Les deux lectures du scanner cérébral. Nous allons illustrer brièvement, avec deux exemples, la finesse et l'intérêt potentiel de la lecture du scanner. Dans le premier cas ce sera la maladie, avec des lésions tumorales malignes du cerveau (métastases). Le second sera une application de la lecture du scanner considéré comme « *normal* » par le radiologue, sans lésion macroscopique, à un malade psychiatrique. La lecture consistera à rechercher des « *cibles* » pour comprendre leur sens.

1) Lésions tumorales multiples. Pour le cancérologue, les deux coupes de scanner cérébral ci-après montrent la présence de 4 métastases cérébrales (numérotées de 2 à 5).

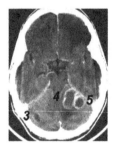 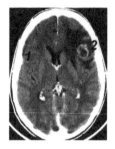

Scanner cérébral avec injection: présence de 4 métastases No 2 à 5. Photos DR

Le cancer primitif ne fut pas difficile à découvrir: les radiographies pulmonaires révélaient un processus expansif près du hile droit. Le reste du bilan confirmait la nature épidermoïde du cancer des bronches et l'absence d'extension à d'autres organes.

Le traitement radiothérapique et la chimiothérapie pouvaient être programmés selon les protocoles en vigueur.

2) Pour le décodeur symbolique, les images de métastases du scanner cérébral évoquent par leur localisation une dispute (2) d'ordre vital (5) car pouvant entraîner la mort (4) avec un partenaire (3) qui n'est pas le partenaire du couple (pas de lésion en 1). Le diagnostic de métastases d'un cancer bronchique épidermoïde est évoqué sur la lésion (2). « *À l'idée de perdre mon travail et ma raison d'exister à cause de cette collègue qui avait déclenché une bagarre pour me faire virer* » fut l'émotion exprimée. Les lésions thoraciques et cérébrales furent découvertes des années après la violente altercation, peu après une réconciliation. La confidence fit son effet avec une régression immédiate des lésions cérébrales, avant que le traitement radiothérapique n'ait pu être terminé. Mais il ne s'agissait sans doute que de « *l'exceptionnel très bon répondeur* » au protocole appliqué.

2) Les scanners d'un patient en psychiatrie (histoire de fou)

Pour un radiologue, les 3 clichés flous du scanner ci-après sont strictement normaux. Imprimés, sans loupe et sans négatoscope, ils ne montrent rien. Il faut donc un œil particulièrement exercé pour effectuer la comparaison coupe par coupe, et repérer des images avec des arcs hétérogènes présents sur trois niveaux différents de coupe.

Le sujet était hospitalisé pour « *une dépression* » en service de psychiatrie depuis plusieurs semaines. Les médicaments psychotropes semblaient être mal supportés, aboutissant à un tableau de confusion mentale. Il me fut adressé pour avis sur une éventuelle maladie cérébrale organique. Le scanner réalisé quelques jours auparavant était flou du fait de l'agitation du malade pendant l'acquisition des coupes. La tête était de travers. De plus, le malade était accompagné d'un infirmier psychiatrique et de son épouse. L'anamnèse faisait remonter les troubles psychiques à au moins une vingtaine d'années. Cet enseignant avait été hospitalisé à deux reprises au centre de la Mutuelle Générale des Enseignants; on avait parlé de personnalité « *anancasthique* », de l'hébreu pour moi. À la retraite, le patient avait eu envie de se reconvertir et de vendre des aspirateurs sur les marchés, une drôle de compensation symbolique...

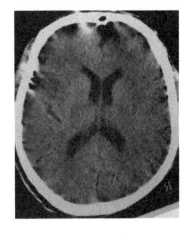
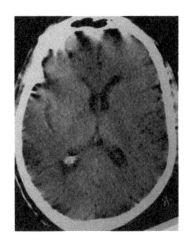
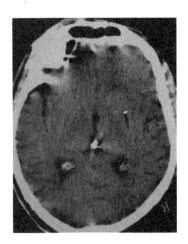

Ces images de scanner sont très floues du fait de l'agitation du malade pendant l'examen. Malgré tout, les coupes successives permettent à un œil « très exercé » et muni d'une loupe de repérer sur 3 niveaux de coupe, des images de cibles dans 2 régions cérébrales:
- dans la zone frontale gauche
- en arrière et en dedans du carrefour du ventricule latéral.
Photos DR.

Pour ma vision sensibilisée de l'époque, ce scanner était parlant. La cible frontale située entre la « *peur* » et le « *conflit avec le partenaire* » se traduisait par une « *peur pour le partenaire* ». La cible postérieure et interne gauche correspondait pour moi à un conflit de « *perte du partenaire* ». En un mot, ce scanner de mauvaise qualité disait que cet homme avait eu « *peur de perdre sa femme* ».

À cette évocation, un flot de larmes envahit ce retraité et son épouse. Ils pleurèrent de longues minutes. Chacun revoyait cet épisode où madame avait failli mourir. En effet, le couple passait des vacances au bord de la mer. Elle présenta une inflammation de la fesse et bientôt des signes graves de septicémie qui justifièrent une hospitalisation. L'aggravation des symptômes infectieux la fit admettre en réanimation. Le sujet, resté seul à l'hôtel avec ses enfants, la visitait tous les jours. **Dans sa tête, sa femme a été contaminée par une seringue abandonnée sur la plage.** De là sans doute était venue son idée de vendre des aspirateurs au moment de la retraite, vente qui aurait permis un grand nettoyage.

Finalement, sa femme s'en était remise, mais la peur de son mari n'ayant pas été confessée, il devint taciturne sur le long terme, sans véritable état dépressif. Son état oscilla pendant des années jusqu'à cette nouvelle hospitalisation en psychiatrie à plus de 65 ans. Nous nous sommes quittés vers 18 heures. Dès le lendemain matin de notre rencontre, je fus certain que le patient avait abandonné son conflit : il déclencha en effet une inflammation du testicule droit (une « *orchite* » droite), ce qui manifeste que le malade avait définitivement tiré un trait sur son conflit de perte du partenaire.

Il est incroyable de résoudre en quelques minutes l'énigme d'une pathologie psychiatrique datant de 20 ans sur la simple lecture d'un très mauvais scanner cérébral (personne n'est obligé de me croire, sinon l'infirmier psychiatrique qui accompagnait le patient pour la consultation ; il a vu ma lecture des images, entendu ma question, a vu l'effondrement émotionnel du couple et a constaté l'orchite droite, le lendemain dans son service).

~ 15 ~
Les traumatismes crâniens

Le crâne assure une protection très développée de l'organe le plus fragile et le plus essentiel du corps humain, le cerveau. C'est un véritable casque pour protéger l'organe de nos projets et de nos échanges d'idées. Mais parfois, c'est à « *se cogner la tête contre les murs* ». Cet aveu d'impuissance à faire évoluer une situation conflictuelle nécessite un choc pour faire évoluer les convictions. Symboliquement on dit « *être ébranlé dans ses convictions* ». « *La tête qui se cogne* », c'est le symbole d'une situation à débloquer: contact fort que l'on n'a pas reçu, que l'on n'a pas su donner, ébranlement du cerveau qui ne voit pas la situation évoluer comme le sujet le souhaite. « *Coup de tête* » pour calmer le cerveau qui rumine à tel ou tel endroit pour une situation qui « *vous prend la tête* ». Le langage est imagé pour signifier un désaccord avec soi-même ou avec un autre dans une situation qui paraît bloquée. Un scanner cérébral nous révèle le sens caché des traumatismes crâniens, qui apportent une solution symbolique aux situations qu'on souhaite voir s'arrêter rapidement ou se réaliser rapidement.

▶ **Une baie vitrée qui parle.** « *Coup de tête* » me fait penser au fils d'un malade venu en consultation avec son père. Je l'ai regardé pendant que son père me parlait: il avait une trace de traumatisme à la racine du nez à gauche avec du sang séché et une trace d'impact cutané sur la région frontale droite. Je me suis permis de le questionner puisqu'il avait jugé bon d'accompagner son père dans mon bureau de consultation. Il devait avoir une confidence à faire pour ne pas risquer un nouveau traumatisme crânien, peut-être plus violent. « *Cela ne va pas très fort en ce moment* ». Voyant mon regard qui le dévisageait, il répondit: « *Je me suis cogné la tête dans une porte vitrée que je n'avais pas vue* ». Intérieurement, j'étais surpris de cette prouesse qui lui avait permis de se cogner sur une surface plane, à la fois le front à droite et de traumatiser le côté gauche de la racine du nez. Je me permis d'insister: « *Vous avez des soucis ?* ». « *Je vous dis que j'y vois mal et que je me suis cogné la tête dans une porte vitrée* ». Cette fois, j'ai été plus direct: « *Monsieur, ne serait-ce pas plutôt que vous avez peur d'avoir une maladie grave et que vous n'avez pas mis votre famille au courant !* ». Là, il semble touché. Il me répond avec émotion et gravité: «*Je dois rentrer à l'hôpital la semaine prochaine. J'ai peur d'avoir un cancer du côlon. Je ne l'ai pas dit à ma famille* ».

Je ne suis pas pas voyant, j'essaie simplement de bien traduire en symbolique, d'être aussi rigoureux que possible. Je regarde, j'écoute, traduis et explique ce que le symbole dit tout naturellement, mais tout bas, de manière inconsciente. Les explications: un traumatisme n'est jamais fortuit. Il s'agit d'un désaccord avec l'autre ou avec soi-même qui n'a pu être exprimé. Par exemple, si intérieurement je peste car je suis obligé d'obéir, de me soumettre dans une relation, je trouve le moyen de me cogner aussitôt le genou droit, symbole de l'acceptation de la soumission. Se cogner est une mise en scène de notre inconscient effectuée souvent sans prévenir, parfois cependant avec une prémonition.

Derrière la région frontale droite, qui nous intéresse, on a la zone du cerveau stratégique qui rumine la capacité de faire face, entre autres, à la maladie. Quand cette zone du pôle frontal droit est détruite (contusion cérébrale, intervention neurochirurgicale, maladie), le patient devient indifférent à sa maladie. Les neurologues disent qu'il est anosognosique (du grec *a* privatif, *noso* la maladie, et *gnosie* la connaissance).

Rappelons que la narine gauche est symboliquement la narine qui est chargée de flairer le danger, celui qu'on ne voit pas, qu'on n'entend pas, pour éviter la surprise d'un contact fatal. C'est le danger qui force un individu à établir une stratégie, à faire un acte approprié, fuir ou combattre, action gérée par l'hémisphère droit. Symboliquement, nous flairons le danger avec la narine gauche et nous cherchons à recevoir de l'affection et du plaisir avec la narine droite ! Se faire une plaie cutanée, c'est compenser un contact insuffisant, trop superficiel. Je fais un contact plus profond avec une plaie, une entaille, là où le contact m'a manqué ou a été insuffisant dans les faits. À gauche du corps, c'est le contact que je souhaite.

Les lésions racontent que cet homme aimerait partager ses peurs mais qu'il a de bonnes raisons de ne pas le faire, par exemple par peur d'inquiéter à tort sa famille. Alors, faute d'avoir exprimé cette crainte, il a réalisé un contact symbolique « *intense* » à propos du danger à la racine du nez. L'hémorragie, c'est du sang, les « *liens du sang* », qui est mis en dehors du corps. La tache de sang sur le nez de cet homme, c'est donc la famille qui n'est pas mise au courant du danger, qui est tenue à l'écart, ce qui lui coûte beaucoup. Mais d'inconscient à inconscient, la famille est mise au courant par la nature et la localisation des lésions traumatiques secondaires à ce choc frontal dans la vitre.

Tout cela peut paraître incroyable surtout pour un esprit cartésien. Je ne doute pas que ce que j'écris dérange la vie de la fourmilière plus terre à terre, ayant besoin de repères solides et surtout rassurants, un besoin insatiable de maîtriser la situation au point de déclencher des réactions agressives ou du mépris à mon égard. Cela ne changera rien à la réalité que je perçois. Cet homme m'a bien raconté l'histoire que je m'attendais à entendre d'après ses lésions traumatiques. Ma traduction des symboles était correcte.

▶ Comme cette patiente qui s'est cognée et a déclenché une bosse frontale droite qui veut dire « rumination du danger-maladie » pour la localisation et « contact avec la famille » qui lui manque représenté par un hématome. En fait, elle voudrait avoir des nouvelles de son petit-fils gravement malade et qui venait d'être hospitalisé aux urgences.

▶ Malgré le port du casque sur son scooter, le jeune sujet n'a pas pu éviter la fracture du crâne. Je l'ai vu quelques mois après son accident parce qu'il présentait toujours les symptômes d'un syndrome subjectif des traumatisés du crâne (sensations de déséquilibre, troubles de la concentration, maux de tête). L'accident s'était produit environ un an auparavant. Il circulait de nuit lorsqu'un automobiliste avait quitté son stationnement sans regarder et sans prévenir, juste au moment où le deux-roues arrivait à sa hauteur. Il fut violemment projeté de l'autre côté de la chaussée avec son scooter. À l'hôpital, les radiographies du crâne avaient montré l'existence d'une fracture frontale gauche et une brèche mettant en communication la boîte crânienne avec l'extérieur par l'intermédiaire des cellules du sinus frontal (ci-dessous). Une intervention chirurgicale avait été nécessaire pour obstruer cette brèche. Le trait de la fracture est indiqué par la flèche.

Nous avons forcément, avant cet accident, un désaccord profond dans lequel le jeune se sent très dévalorisé. La fracture d'un os est une rupture symbolique par rapport à son identité, à sa structure la plus solide. Le moi profond n'est pas reconnu. C'est le squelette qui permet à l'homme de se dresser, d'être debout.(Photos DR)

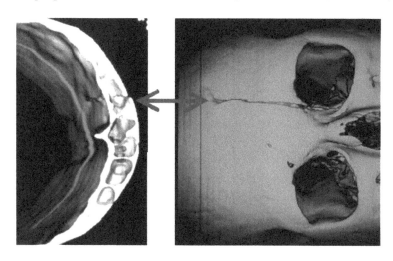

Le sujet qui se fracture un os n'a pas été assez « *considéré* », pris en compte et il n'est pas d'accord. La rupture osseuse compense l'absence d'expression du désaccord ou d'acceptation de la rupture, de l'avis différent. La localisation du côté gauche du crâne indique une adversité, une contrariété de la stratégie envisagée par le jeune homme. La localisation frontale antérieure précise que la décision imposée ne lui laisse pas la possibilité de gérer le temps et les moyens comme il l'entendait (impuissance et urgence sont « *ruminées* » par la région frontale gauche du cerveau stratégique). Avant son accident, il souhaitait que ses idées soient prises en compte. N'ayant pas été acceptées à l'extérieur par le milieu ambiant, l'accident provoque la brèche osseuse qui fait communiquer l'intérieur crâne et le milieu extérieur, l'air ambiant. La fracture symbolise donc la rupture.

Au moment de l'accident sur la voie publique, le garçon est en plein désaccord avec son père. Il a dû accepter une période d'essai de 15 jours avant l'achat définitif de ce scooter d'occasion qu'il désirait immédiatement. Sur les images du scanner fait le lendemain de l'accident, il existe la trace de la peur de la mort réactivée au moment de l'accident qui déforme le 4e ventricule (la corne droite du 4e ventricule est légèrement amputée). Surtout, il existe une image nette de cible en arrière du 4e ventricule qui, pour moi, « *correspond* » au désaccord avec le père. Le père protecteur prend trop de précautions au goût de son fils. Bien évidemment, **le père qui accompagnait son fils au moment de la consultation, a été complètement stupéfait par ce que je pouvais lui dire sur les circonstances conflictuelles qui entouraient l'accident, en fonction des lésions osseuses du crâne et des images de cible du scanner.** Et, soulignons-le, malgré la protection du casque, on a bien eu une fracture du crâne, et, pour moi, « *au bon endroit* ». L'inconscient permet à chacun d'être un expert en balistique. Il réussit à ordonner les forces du traumatisme pour que soient provoquées les lésions de compensation symbolique nécessaires à la situation vécue.

▶ Le « *coup de boule* » de Zidane. Les images de la coupe du monde de football de 2006 n'avaient pas montré immédiatement le coup de tête que le joueur Zidane a « *volontairement* » donné à l'Italien Matterazzi qui venait de l'insulter. Pourtant, des années plus tard, ce fait divers fait encore des pages et des pages entières sur le web, c'est-à-dire beaucoup plus que la biographie de la plupart de gens célèbres. Aujourd'hui, il existe même des vidéos d'enquête de plus d'une heure ! Deux questions reviennent : 1) Zidane pouvait-il se retenir de frapper ? Et 2) quelles furent les insultes prononcées pour amener, conditionner Zidane au coup de tête.

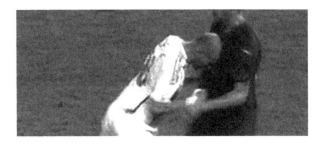

Observez bien la capture écran: ce n'est pas le devant du front qui frappe le thorax... Comme tout un chacun, quand il est en grand désaccord et qu'il n'est pas entendu, Zidane, **conditionné** par les premières échauffourées avec son adversaire est obligé de passer à l'acte pour se procurer une compensation symbolique lorsqu'il est à nouveau agressé. Ce geste impulsif est **automatique**, impossible à maîtriser. Lorsqu'on subit une humiliation la première fois, il faudrait savoir prendre du temps pour méditer et digérer cette humiliation avant qu'elle ne se répète. Or consciemment, le sujet ne se pose qu'une question: « *Est-ce que je réagis, oui ou non ?* ». Une première fois, il se retient. Si des nouveaux propos viennent relancer le mauvais souvenir du premier incident, il n'est plus possible de maîtriser la situation. Les footballeurs sont d'ailleurs entraînés et encouragés à jouer automatiquement, par instinct, à avoir la bonne réaction au bon moment, sans prendre le temps de réfléchir. Écoutons Aimé Jacquet l'entraîneur de l'équipe de France vainqueur du mondial en 1998 : « *Comment expliquer ce coup de sang... Très simplement. Il y a eu une provocation et peut-être des mots qui ont été jetés comme cela. Et Zizou est très réactif et malheureusement il n'a pas su se contrôler* ». N'a pas su ou pas pu ? Pinocchio pouvait-il empêcher son nez de grandir, ou ses oreilles de se transformer. Savait-il comment faire pour ne pas se transformer en âne ? Non. La compensation symbolique est un automatisme.

Voyons les détails de ce scénario. Le coup de boule de Zidane n'a pas été donné avec le devant du front mais avec la partie du crâne située juste en arrière. C'est la zone du cerveau stratégique qui rumine le rapport de force : par exemple, comment le faire taire ? Initialement, sur ces images, les journalistes ont émis l'hypothèse de propos racistes échangés par les deux joueurs en s'appuyant sur la lecture labiale des propos échangés peu auparavant. Mais la réplique violente de Zidane avec cette partie du crâne, sur le thorax de l'Italien permet de contredire cette hypothèse des propos racistes avec certitude. Le thorax est symbole de la vie familiale : notamment de la mère, 3e côte, et ses enfants sur les suivantes. Le thorax n'est pas symbolique de la race, de la terre natale. Apparemment, sur la photo transmise dans tous les médias, le niveau du « *coup de boule* » inclut bien la hauteur correspondant à la mère, même si le joueur italien s'est défendu d'avoir eu de tels propos, en disant avoir insulté uniquement la sœur de Zidane ! Dans le ressenti du joueur, la mère était forcément incluse sinon le coup de tête aurait été donné plus bas sur le thorax. L'inconscient est d'une précision redoutable. De plus, l'Italien frappé s'est retrouvé à terre, symboliquement renvoyé au contact de sa propre mère (le sol du terrain de football). Là où il a vu une paille chez Zidane, il doit y avoir une poutre chez lui. Aucune enquête des médias sur la famille de Matterazzi n'a été effectuée. On ne peut pas en vouloir aux journalistes. La symbolique du corps n'est apprise à personne, que ce soit dans les écoles ou à la faculté.

~ 16 ~
Les tumeurs cérébrales primitives

Les tumeurs primitives du cerveau surviennent après « *une remise en valeur* ». Elles se développent à partir du tissu de soutien du cerveau que l'on appelle le tissu glial d'où leur nom de gliome (terme général) et de glioblastome (lorsque la tumeur est maligne). Certaines tumeurs cérébrales bénignes peuvent cependant se cancériser au fil du temps. En règle générale, les cellules nerveuses proprement dites (les neurones) ne donnent pas de tumeurs. Il existe plusieurs types de cellules gliales susceptibles de former des tumeurs: les astrocytes qui donnent des astrocytomes, les plus fréquents et les oligodendrocytes qui forment l'enveloppe protectrice de myéline autour des prolongements des cellules nerveuses (les axones) qui donnent des oligodendrogliomes dont l'évolution est souvent plus lente.

Dans toutes les néoformations cérébrales primitives, c'est un événement « *revalorisant* » qui déclenche la pathologie. Cette revalorisation personnelle déclenche une pathologie astrocytaire. Mais il faut interroger les malades et connaître la cartographie du cerveau stratégique pour cerner la nature de cet événement « *déclenchant* » et vérifier la correspondance du type de conflit psychoaffectif avec la topographie de la tumeur.[22] Rappelez-vous de l'histoire de Pierre. La tumeur se développe lorsqu'il est déculpabilisé de ses mauvaises prévisions de la mort accidentelle. Lorsque la revalorisation correspond à une reconnaissance familiale (reconnaissance de la famille de la personne ou de la personne par la famille), la tumeur est de nature oligodendrocytaire)[23]. C'est l'histoire du dernier malade porteur d'un oligodendrogliome temporo-insulaire gauche que j'ai rencontré. Plus d'un an avant la découverte de sa tumeur, il avait été accueilli avec son compagnon pour passer Noël en famille avec son ex-femme et ses enfants. Rappelons que la région temporo-insulaire

22 Voir mon livre *Écouter et comprendre la maladie*, Téqui, Paris 2002.
23 Voir mon livre *Et si la maladie n'était pas un hasard...* p. 134, Le jardin des livres, Paris 2008.

gauche du cerveau stratégique gère l'accueil qui est fait au sujet notamment dans son couple. Voici 4 cas différents de tumeurs cérébrales primitives.

▶ Astrocytome fronto basal droit. Patricia a 12 ans. Des crises d'épilepsie font découvrir une tumeur « *bénigne* » du cerveau, astrocytome situé au niveau de la région frontale basale droite (sur le cliché, c'est la zone sombre indiquée par un cercle). Cette région du cerveau stratégique gère en particulier la capacité d'affronter seul (en général) et la peur de la maladie (en particulier). Son histoire doit donc montrer la fin d'une peur de la maladie et/ou de devoir se défendre seule, dans les mois qui ont précédé la découverte de la tumeur. Celle-ci s'est développée quand cette préoccupation a disparu. (Photos DR)

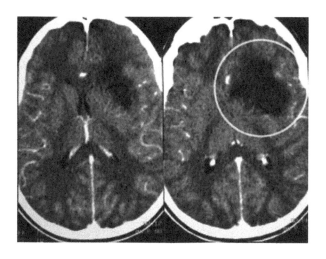

L'anamnèse fut la suivante : le sujet a été sensibilisée à la maladie infantile par le décès de son « *grand frère* » d'une méningite foudroyante mortelle lorsqu'elle avait 8 ans. Un vrai drame pour elle. Quelques mois plus tard, sa maman lui apprit qu'elle était enceinte. L'arrivée d'un nouveau petit frère l'isola encore plus sur le plan affectif: sa maman avait surinvesti le bébé du fait du décès de son fils. Elle délaissait un peu plus sa fille. Au moment d'entrer en 6e, la jeune fille s'était liée d'amitié pour une camarade, devenue en quelques semaines une véritable sœur. Malheureusement, quelques mois plus tard, cette amie précieuse fit une leucémie et frôla la mort. Le stress de Patricia devint insupportable à l'idée de perdre une nouvelle fois son seul lien affectif fort. Sa tumeur cérébrale fut découverte quelques mois après qu'elle eut la confirmation de la guérison définitive de son amie. Elle n'allait heureusement pas la perdre et se trouver de nouveau seule.

▶ Un glioblastome temporal gauche. Christine était la 5e de sa fratrie, un véritable vilain petit canard pour le cercle familial. Ses difficultés psychologiques à se situer au sein de sa famille l'avaient conduite à devenir psychothérapeute. Pour donner une idée de son combat, voici quelques lignes qu'elle avait écrites quelques mois avant sa mort. *« J'ai toujours lutté pour exister et plus tard faire exister l'autre. J'ai toujours cherché à être reconnue et plus tard à faire reconnaître chaque personne, quelle que soit sa difficulté, son histoire sociale, physique, psychique ou affective ».* À 45 ans, ce besoin d'être reconnue fut enfin comblé. Un auteur célèbre ayant eu connaissance de son travail lui proposa la co-écriture d'un livre. Enfin reconnue et appréciée ! Quatre mois plus tard, elle développa des signes d'hypertension intracrânienne qui firent découvrir un glioblastome, c'est-à-dire un cancer primitif du cerveau. Il était localisé au niveau de l'hémisphère gauche, dans la zone temporale du cerveau stratégique qui gère la reconnaissance de l'identité. Ce cas est illustré ci-dessous avec le cliché IRM du cerveau. (Photos DR)

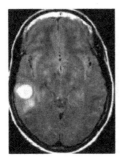 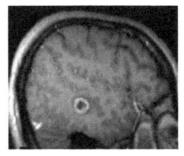

On voit la tumeur arrondie, de petite taille, avec un aspect différent sur les deux images, lié à la technique radiologique. À gauche, on voit que la tumeur est nettement en arrière (c'est-à-dire plus basse sur le cliché) de la région temporo-insulaire. Sur le cliché de profil (à droite), la tumeur est dans le lobe temporal, proche du « *carrefour* » de l'hémisphère gauche. Cette malade est décédée. Le traitement échoue dans 98% des cas: il est inactif.

Dans les 2% favorables, on a des erreurs de diagnostic comme cela est montré ci-dessous.

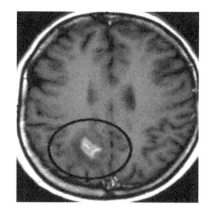

Une femme voulait un second avis avant de se faire opérer de sa tumeur cérébrale diagnostiquée dans un service de neurochirurgie. Elle n'avait pas l'histoire d'une tumeur cérébrale. Je lui ai déconseillé de se faire opérer.

Elle (IRM ci-contre) avait une histoire d'échec sentimental et non de revalorisation récente. L'image de la lésion est donc compatible avec une thrombophlébite cérébrale et un infarctus peu étendu et non avec un glioblastome. Effectivement, 6 mois plus tard, sans traitement, elle avait récupéré et son scanner était normal. Elle était guérie de sa thrombophlébite cérébrale. Photo DR

Dans d'autres cas exceptionnels, la lésion tumorale maligne régresserait spontanément au moment où la personne perd sa revalorisation. Ce n'est pas le docteur David-Servan Schreiber, spécialiste de la guérison, qui va me contredire !

▶ Un médulloblastome est le plus souvent une tumeur de l'enfant qui se développe volontiers au contact du 4e ventricule qu'elle peut envahir, tout comme le cervelet situé en arrière. Cette tumeur se développe notamment au moment où l'enfant se « *re-trouve* » protégé par un parent réel ou symbolique. Melissa en était à son 3e mois de grossesse lorsque son mari la quitta. Il lui fallut reprendre un travail jusqu'à l'accouchement et après la naissance, élever seule son fils Bruno (prénom compensant l'absence du père). Son mari refit surface lorsque son fils avait 3 ans. Après bien des hésitations, Melissa accepta de vivre à nouveau avec lui : l'enfant avait enfin un père. Quelques semaines plus tard, ses maux de tête et des vomissements inquiétèrent ses parents. Les examens révélèrent une tumeur du cervelet, un médulloblastome situé dans la zone qui gère la protection paternelle (voir aussi l'histoire de l'accident de scooter). Malgré les traitements, la tumeur continua à progresser jusqu'au décès de Bruno, quelques mois plus tard.

▶ Astrocytome temporo-insulaire gauche qui dégénère. La région temporo-insulaire gauche du cerveau stratégique gère, en particulier chez la femme, les conflits de couple, le besoin d'être accueilli par l'autre. Mme A. était désespérée. Depuis la naissance de son fils, son mari agriculteur la délaissait totalement. Seuls son travail et ses rendements agricoles l'intéressaient. Mme A. était une domestique et leur fils un sujet de tourment. C'est dire sa joie lorsque son mari accepta, 4 ans plus tard, à lui faire un autre enfant. Au 5e mois de la grossesse, une crise d'épilepsie révéla la présence d'une tumeur au niveau de l'hémisphère gauche. L'intervention pratiquée après l'accouchement révéla qu'il s'agissait d'un astrocytome. Malheureusement, l'exérèse totale de la tumeur était impossible à l'endroit où elle se trouvait dans le cerveau (zone du langage), sans provoquer de lourdes séquelles. Elle mourut moins de 3 ans plus tard. Sa tumeur était devenue maligne entre temps.

Ces histoires de tumeurs peuvent paraître des inepties pour un neurologue cartésien. On m'a reproché de « *faire trop de social* ». C'est normal. Le neurologue n'a pas cette notion du cerveau stratégique et n'a pas l'habitude de chercher une explication d'ordre psychologique à la pathologie cérébrale tumorale de ses patients. Mais en plus de 20 ans, mon expérience m'a prouvé qu'en interrogeant les malades, il était souvent facile de retrouver l'événement de « *revalorisation* » du sujet (le « *succès* ») qui déclenche cette pathologie tumorale du cerveau à un endroit très précis pour qui connaît le cerveau stratégique. Quand la situation favorable disparaît, la tumeur régresse, au moins temporairement ! Un cancer du cerveau qui régresse bien avant les traitements, c'est rare mais cela peut arriver si le sujet perd sa revalorisation.

▶ Le premier cas rencontré est survenu chez une dame qui avait une tumeur frontale gauche, dans la zone du cerveau stratégique qui « *nous apprend à savoir se taire* ». Cette tumeur était survenue au moment où son mari s'était fait fracturé les deux jambes (il était obligé de rester à la maison, sous la surveillance de sa femme et ne pouvait plus aller voir sa maîtresse, un vrai bonheur pour son épouse). Les neurochirurgiens et les radiologues voulurent utiliser une nouvelle technique de perfusion de la chimiothérapie au seuil de la tumeur dans le cerveau. Mais cela s'était mal passé. La chimiothérapie était passée vers l'œil gauche. Du fait de ces complications, l'hospitalisation dura bien plus long que prévu: la dame ne pouvait plus surveiller son mari infidèle. Le conflit redémarrait et sur les scanners cérébraux, on vit la tumeur maligne fondre comme la neige au soleil. Elle réapparut rapidement lorsque la malade retourna chez elle « *pour* » surveiller son mari.

Les lecteurs qui ont déjà compris la compensation symbolique, comprennent facilement que cette femme hospitalisée ne se soit pas plainte auprès des soignants de ne plus pouvoir surveiller son mari infidèle. Pas étonnant non plus, si l'accident de chimiothérapie vint compenser son silence: elle n'est plus capable de surveiller son mari (l'œil gauche ne voit plus). Alors pourquoi en parlerait-elle ? De là à dire que cette femme « *avait besoin* » de ne plus voir de son œil gauche, il n'y a qu'un pas...

~ 17 ~
Les infarctus cérébraux

L'arrivée du scanner a été une véritable révolution notamment pour le diagnostic des pathologies cérébrales aiguës. Il a mis fin à une multitude d'erreurs de diagnostic clinique. Encore faut-il regarder les images du scanner. Un jeune homme de 18 ans est venu me rappeler que je lui « *avais sauvé la vie* » quelques années auparavant. J'avais dû insister pour voir son scanner interprété comme « *normal* » dans le service hospitalier de pédiatrie où il avait été hospitalisé pour des maux de tête. Sur les images de la fosse postérieure[24], interprétées comme normales, on voyait une tumeur de la taille d'une mandarine qu'il a fallu opérer (astrocytome). Nous allons donner une illustration de la confrontation des images pathologiques du scanner pour les accidents vasculaires cérébraux ischémiques[25] aux données de l'enquête psychoaffective chez le malade. L'ischémie se déclenche au moment où le conflit s'interrompt. Le cerveau stratégique n'a plus besoin d'énergie (apportée par le sang) pour chercher une solution à tel ou tel problème: il n'a pas besoin d'énergie dans la zone cérébrale correspondante. L'interruption de la circulation artérielle se fait par une thrombose directe d'un vaisseau (oblitération locale) ou par une embolie (caillot de sang venant en général du cœur).

▶ Fin d'une angoisse pour la vie en couple. Les images du scanner cérébral d'un homme de 72 ans montrent des lésions de ramollissement cérébral (infarctus) situées dans deux zones différentes du cerveau (zones sombres): la zone temporo-insulaire gauche au niveau hémisphérique sur l'image de gauche et au niveau de l'hémisphère cérébelleux gauche dans la fosse postérieure sur l'image de droite.

---

24 Elle correspond à la zone occipitale du crâne. Elle contient le cervelet en arrière, le tronc cérébral en avant.
25 L'ischémie est un manque d'irrigation sanguine d'un organe. Elle peut provoquer la mort (nécrose) du tissu de l'organe en créant alors un infarctus. Au niveau du cerveau, on parle d'infarctus cérébral.

L'installation brutale des signes cliniques et l'aspect radiologique évoquent le diagnostic d'accident ischémique (arrêt de la circulation sanguine et nécrose du cerveau). (Photos DR)

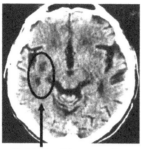 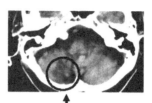

Ischémie cérébelleuse gauche

Ischémie sylvienne gauche

Du fait de la localisation des lésions cérébrales dans deux territoires artériels distincts au scanner (le territoire carotidien gauche et le territoire vertébro-basilaire), les médecins vont se mettre à la recherche d'une maladie susceptible d'expliquer cette double localisation. Ils vont privilégier la piste d'une maladie du cœur ayant pu envoyer des caillots de sang dans deux territoires artériels différents du cerveau (embolies cardiaques). Si une cardiopathie emboligène est prouvée, un traitement anticoagulant au long cours sera sans doute proposé au malade pour prévenir les récidives d'embolies. Devant de telles images, le décodage symbolique va rechercher le moment où cet homme a eu peur de perdre la protection de sa partenaire (cervelet) du couple (territoire sylvien gauche) Cette zone correspond aux conflits dits de « *perte de territoire d'accueil* »: le sujet n'est plus accueilli par le partenaire (à comparer avec les images de métastases d'un cancer du poumon vues précédemment).

L'enquête psychoaffective doit permettre d'évaluer si le risque d'un tel conflit existait et s'il risque de récidiver. A priori, le double accident ischémique est survenu au moment où le malade a cessé de ruminer sa peur de ne plus vivre en couple. La reconstitution des événements qui ont précédé ces infarctus cérébraux est aisée : le sujet a pris peur lorsque sa femme fut hospitalisée pour un éventuel cancer. Ce diagnostic initial a été réfuté par les examens. Néanmoins, d'autres images radiologiques ont laissé présager un autre processus cancéreux chez cette femme. Finalement, toutes ces investigations se sont avérées négatives. Mais on peut imaginer les émotions qui ont pu traverser l'esprit de cet homme pendant la longue hospitalisation de sa femme. Un instant rassuré, il a dû à nouveau s'attendre au pire. Le lendemain de la sortie de sa femme, définitivement soulagé, il a cessé d'alimenter en énergie la rumination de ses soucis qui n'avait plus lieu d'être. Symboliquement, bien sûr, mais avec deux zones d'infarctus cérébral dans la réalité.

Dans un tel contexte, une fois cernée l'histoire du conflit déclenchant les infarctus, il est plus facile de connaître le risque éventuel de récidive pour prendre les décisions thérapeutiques. Chez ce malade, la prédiction des risques très faibles de récidive me paraît mieux cernée par l'anamnèse de sa souffrance psychique que par les données scientifiques sur les accidents ischémiques du cerveau issues de grandes séries de malades. Il est également plus facile de comprendre l'association de deux infarctus simultanés sur les données psychoaffectives que sur l'hypothèse d'embolies d'origine cardiaque simultanées. Pour cet homme, la présence de son épouse auprès de lui est ressentie comme « *vitale* ». C'est ce qui explique le second infarctus au niveau du cervelet au moment où on a éliminé avec certitude une pathologie grave chez son épouse. (Photos DR)

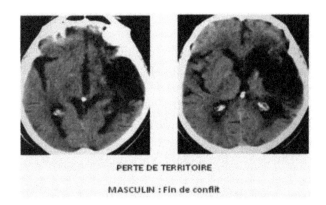

PERTE DE TERRITOIRE

MASCULIN : Fin de conflit

▶ Dans le second cas d'accident vasculaire cérébral ischémique présenté sur ce scanner, la zone temporo-insulaire touchée correspond au seul territoire sylvien droit (zone noire). Cette zone correspond aux conflits de possession du territoire. Il est malheureusement trop tard pour écouter ce malade dans le conflit qui l'oppose à sa famille: un frère avait littéralement kidnappé leur mère pour les dernières années de sa vie et il n'a jamais pu la revoir vivante. L'hémiplégie gauche de son fils est vraisemblablement définitive. L'infarctus du cerveau est survenu après l'inhumation de sa mère, quand la « *paix* » est enfin revenue. La perte de territoire « *masculin* » (je dois l'avoir chez moi) n'était plus à ruminer. Ce malade avait un dossier radiologique particulièrement instructif. Le scanner cérébral pratiqué au tout début des symptômes neurologiques ne montrait pas encore d'image d'infarctus cérébral. En revanche, on y voyait très nettement 3 images de cibles correspondant, pour moi, à la rumination du conflit sous 3 aspects (incapacité de dominer le frère, perte et rancœur à propos du territoire familial) juste avant que ne s'y installe la nécrose étendue du cerveau.

Que devient le cerveau stratégique dans une zone de cerveau lésé ? Nous avons vu que c'est le cerveau stratégique qui déclenche les modifications symboliques des organes périphériques à distance. Mais c'est aussi le cerveau stratégique qui déclenche les manifestations organiques ou fonctionnelles du cerveau lui-même et de la moelle épinière. Les lésions cérébrales organiques peuvent être focalisées (tumeur, accident vasculaire cérébral, infection, inflammations ...) ou diffuses (Alzheimer, Parkinson, Sclérose Latérale Amyotrophique, Sclérose en plaques). Dans le cas de la destruction d'une zone précise du cerveau stratégique, il y aura, en principe, une interruption de la liaison cerveau stratégique-organe correspondante. Il en sera de même dans le cas d'une intervention neurochirurgicale du fait de l'exérèse d'une partie du cerveau et de la section de voies de communications entre les différentes zones du cerveau.

Cette hypothèse de la perte de l'influence du cerveau sur l'organe géré par la région cérébrale stratégique détruite est difficile à vérifier car il n'existe pas d'études suivies des différentes pathologies des organes du corps chez les sujets ayant des lésions cérébrales focales. Néanmoins, par chance, il existe des données fragmentaires sur le lien entre la fonction cardiaque et certaines structures du tronc cérébral, et sur l'apparition de troubles cardiaques au cours des pathologies des hémisphères cérébraux. L'étude *North American Symptomatic Carotid Endarterectomy Trial 70-99* a suivi sur une longue période des patients ayant subi une intervention sur une sténose de la carotide révélée par des manifestations cliniques. Cette étude a été prolongée pour des patients ayant fait des infarctus cérébraux: elle a montré qu'il existe un lien direct entre des lésions cérébrales de la région insulaire et la fonction cardiaque (avec mort subite).

Le premier résultat, c'est la démonstration de l'existence d'un lien cerveau/cœur pour les zones temporo-insulaires qui gèrent les conflits de perte de territoire droit et gauche que nous venons d'envisager. Ce lien cerveau-cœur est rompu lors d'un infarctus insulaire: le patient ne peut plus faire un trouble du rythme avec mort subite. Effectivement, aucun des 41 patients de l'étude qui avait fait un infarctus dans la zone insulaire droite ou gauche n'a présenté de mort subite pendant les 5 ans de suivi alors que le taux atteignait 9,5 % chez ceux qui avaient des lésions cérébrales bilatérales mais qui respectaient cette région de l'insula. Nous sommes bien dans le 100% de cohérence grâce à cette étude (coupe frontale d'un hémisphère cérébral passant par les noyaux gris et l'insula - schéma ci-après). (Photo DR)

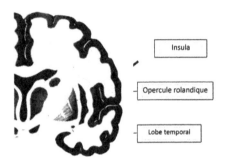

Je vois dans cet infarctus insulaire la destruction de la zone qui était susceptible de déclencher la « crise cardiaque », notamment chez les sujets qui ont eu un fort conflit de perte du territoire (conflit lié à la perte du partenaire du couple ou perte de travail notamment). Ce conflit est très récemment souvent résolu, ou dépassé, quand la crise cardiaque survient.

Le second résultat constaté était tout aussi inattendu. Dans cette série, la latéralité des sujets avait été prise en compte. Les gauchers ou les ambidextres (risque 1,06) avaient un risque de mort subite nettement inférieur à celui des droitiers (risque 1,53). Dans des études encore plus récentes, les auteurs ont confirmé que les accidents vasculaires cérébraux touchant la région insulaire étaient susceptibles, à la phase aiguë, d'entraîner des troubles du rythme cardiaque et des décès. Par des stimulations cérébrales pré opératoires de l'insula, on a également pu montrer qu'à droite, on provoque une augmentation du tonus sympathique et à gauche une augmentation du tonus parasympathique du cœur.

~ 18 ~
Maladies dégénératives du cerveau

Les maladies dégénératives du système nerveux ne sont pas des maladies du vieillissement. Chacune d'elle est marquée par une perte des neurones d'une topographie singulière, accompagnée de processus histopathologiques spécifiques. Nous allons amplement développer les différents chapitres de cette partie du livre consacré aux maladies dégénératives du cerveau car ils concernent mon domaine, celui du neurologue. Malgré des dizaines et des dizaines d'années de recherche, ce secteur reste encore l'un des plus mystérieux pour les chercheurs.

Mais avant d'étudier les maladies dégénératives du cerveau, il est important de constater qu'il existe plusieurs modes de fonctionnement du cerveau stratégique (en particulier selon les caractères) qui semblent reliés à plusieurs types de maladies dégénératives du cerveau. Il est donc nécessaire de revenir jusqu'à l'empreinte de naissance car c'est en elle que s'enracinent les caractères et donc les accords mais aussi les conflits, incompréhensions et les désaccords des êtres humains. Par exemple, par la naissance, nous sommes conditionnés à devenir explorateur solitaire du monde nouveau, en liberté, ou, au contraire, à devenir chercheur au sein de l'équipe soudée d'un laboratoire.

Outre les informations fournies par les gènes des générations précédentes, le cerveau humain garde la mémoire de tout ce que l'être humain vit. Pour le cerveau, il adapte sa structuration, ses connexions et son fonctionnement à sa propre histoire (construction et destruction). Toute nouvelle expérience de vie va laisser une empreinte (positive, négative ou neutre) à laquelle le sujet adapte sa stratégie. Ainsi se forme un caractère, une personnalité, indépendamment du génome qui n'a pas la possibilité de programmer l'ensemble des interconnexions nécessaires entre les neurones pour créer un caractère tant celles-ci sont nombreuses (200.000 à 300.000 connexions par neurone, neurones qui sont par milliards). Nous sommes structurés pour vivre au passé compensé tout le jour et toute la nuit, depuis notre conception. L'homme recherche les satisfactions et il a une peur essentielle, celle de manquer, notamment de reconnaissance. Sa stratégie s'organise autour de cet axe du plaisir et de la satisfaction mais de façon très différente selon la première expérience de séparation et d'autonomie physique qu'est la naissance.

Le premier événement important de notre vie, c'est le passage du bébé d'un monde aquatique symbiotique à 2 (mère et enfant) à un monde aérien où il est tout seul. La naissance, c'est essentiellement la séparation physique de la mère. Nous avons tous mémorisé de façon indélébile l'impact de cet événement et toute notre vie, nous nous comporterons devant la nouveauté en fonction du ressenti de ce moment de la naissance, ressenti qui nous a été transmis par notre maman, car le nouveau-né n'aura un début d'autonomie psychique et émotionnelle que bien des mois plus tard. Si le ressenti de la naissance a été positif, le sujet recherchera la nouveauté avec avidité, pour ne pas manquer de cette satisfaction. Au contraire, si le ressenti a été négatif, le sujet fuira la nouveauté (et donc toutes les premières fois). Contraint d'affronter une nouveauté, inconsciemment, nous compensons symboliquement à chaque fois pour effacer la souffrance liée à la naissance. Dans les deux cas, dans notre comportement d'avidité ou de fuite devant la nouveauté, nous avons tous un jour d'âge mental!

L'accouchement, la naissance, c'est avant tout un traumatisme extrêmement important pour le nourrisson. La stabilité ou l'instabilité de l'état psycho émotionnel de la maman conditionne la souffrance ou l'apaisement de l'enfant dès la naissance, donnant une empreinte majeure et définitive. Ce traumatisme de la séparation de la naissance pourra donc, selon les cas, être parfaitement métabolisé, laissant une empreinte positive de joie, de plaisir ou au contraire rester une plaie béante à tout jamais. L'empreinte du moment de naissance est donc un élément capital du début de la vie qui va scinder la population des nouveau-nés en deux grandes catégories du développement psychique.

Schématiquement, il y a d'un côté les enfants qui ont une empreinte de naissance positive, une bonne expérience de la séparation maternelle. Ils resteront toute leur vie dans cette dynamique de la singularisation, de la séparation positive, du plaisir personnel, de l'attrait de la nouveauté. Ce nouveau-né a engrangé à tout jamais dans ses souvenirs le couple séparation et plaisir (de la mère). Ces enfants ont été appelés par le poète des «*cigales*». Je ne crois pas utile de changer ce terme poétique par un autre pour faire plus scientifique. La cigale privilégie la singularité et son plaisir. «*Je fais pour moi*» car se retrouver seul à la naissance séparé de la maman a été une expérience de véritable plaisir (joie de la maman qui est aussi celle du bébé). La cigale chante aux beaux jours, indépendante, seule en haut de son arbre, sans se soucier du lendemain. Quand il fait froid, elle s'en va ailleurs chercher son plaisir, de l'autre côté de la Méditerranée, là où il fait encore bon vivre et là où la vie est facile car il y a des provisions toutes disponibles.

À l'inverse, les enfants qui ont une empreinte de naissance négative « *regrettent* » d'avoir quitté le sein maternel. Ils ont engrangé l'axiome: la séparation donne la souffrance. Ensemble, maman et moi dans son sein, nous étions mieux: plus de sécurité, plus de chaleur, plus de confort. Ces enfants ont été appelés par le poète des fourmis. Toute leur vie, ils vont privilégier la vie ensemble et le retour à la fourmilière, privilégiant la protection et le rapport à l'autre. «*Je fais pour les autres, avec les autres et je suis avec*». L'inquiétude pour le futur est permanente. L'histoire est source de satisfaction.

Cette caractérologie cigale/fourmi est pour moi fondamentale. Elle n'est habituellement pas reprise dans les diverses classifications des caractères. Elle n'est pas utilisée en psychologie ou en psychopathologie, sciences qui semblent considérer qu'il n'y a qu'un seul développement « *normal* » de l'enfant, d'une part, et des anomalies de développement, d'autre part. De ce point de vue, nous sommes tous de grands anormaux. Pour Dostoïevski, cette double catégorie d'individus apparue avec la naissance est reconnue mais avec une autre dynamique. L'auteur parle des « *ordinaires* » (les fourmis) et des « *extraordinaires* » (les « *hyper cigales* »), ces derniers étant fondamentalement des explorateurs qui dérangent la fourmilière. Cette différence radicale de comportement a également été décrite dans l'évangile dit de l'enfant prodigue. Le fils aîné reste à la maison du père, dans la fourmilière, ne s'autorisant même pas à prélever un animal dans le troupeau familial pour faire la fête avec ses amis. Il se culpabilise et se défend en se fiant à son jugement propre. Le cadet, la cigale, part seul en terre inconnue où il gaspille sa part d'héritage dans les plaisirs. Il n'a pas de culpabilité. Mais il lui a fallu au départ l'assentiment de son père qui a accepté de lui donner sa part d'héritage.

Dans le monde scientifique, il faut distinguer schématiquement les chercheurs qui travaillent en équipe dans un laboratoire (fourmilière) et les explorateurs qui voyagent solitaires (un Henri Laborit, un Erick Stern, un Michel Moirot ...dans le domaine de la médecine). On repère tout de suite la différence entre ces deux caractères avec les comportements stéréotypés de part et d'autre. Tout ce qui est complètement nouveau (et a priori désagréable comme l'a été la naissance) fait peur aux fourmis: c'est le cas de la maladie. Les fourmis doivent maîtriser les dangers potentiels du lendemain: il faut prévenir en faisant des provisions pour l'hiver ou en combattant les ennemis. Les « *fourmis* » cherchent le consensus, la maîtrise, l'organisation du groupe social ou politique comme l'équipe de chercheurs. Elles sont à l'origine de l'allopathie contre les maladies, de l'asepsie et des vaccins contre les microbes. Devant le danger, il faut adopter le principe de précaution.

La maîtrise sera une obsession de toute leur vie et le fondement de toutes leurs croyances. De là, à ce que des chercheurs essaient d'imposer leurs idées scientifiques même biaisées et leurs méthodes scientifiques, il n'y a qu'un pas. Le corps doit maîtriser la nouveauté microbienne, l'infection qui va venir ; d'où, par exemple, l'idée d'un vaccin préventif ou encore le recours aux antibiotiques. Le corps doit contrôler le renouvellement des cellules d'où l'idée que la tumeur est un ennemi juré qu'il faut détruire et combattre avec la chirurgie, les rayons, la chimiothérapie. Et comme il importe de maîtriser à tout prix, les fourmis tentent d'imposer leurs croyances à tous de façon véritablement tyrannique: vaccinations obligatoires, asepsie rigoureuse, nourriture dite saine, biologie normale, lutte contre la pollution. Les fourmis tentent d'occuper tous les postes de commandement pour maîtriser la vie sociale: postes politiques, religieux, scientifiques. Elles font la loi et la morale. Tout ça pour un « *premier mauvais souvenir* » de la naissance, le plus souvent totalement enfoui dans l'inconscient.

Et pourtant, il n'y a pas à s'étonner des pétales blancs qui volent dans la campagne au mois de mai. Les prés sont remplis de boutons d'or et de pissenlits fleuris. Les pommiers portent du gui ou du lichen. Leurs feuilles jaunissent à la fin de l'été. Puis elles tombent. On appelle cela des phénomènes liés à la biodiversité. Pourquoi décrire des mauvaises herbes, des plantes parasites puisqu'elles ont leur utilité. Nous vivons grâce à des microbes, heureusement beaucoup plus nombreux que les cellules de notre corps. Ils sont indispensables à la vie humaine: mais pour les chercheurs, qui les découvrent, c'est forcément un danger à détruire ou tout au moins à maîtriser. Bien sûr, je fais une grossière caricature dans un but pédagogique.

Après ce bref exposé, on comprend mieux pourquoi le caractère symbolique de la maladie n'a pas encore été découvert par les équipes de chercheurs et pourquoi les partisans du symbolisme (le sens de la maladie) sont des individus isolés (ou regroupés en petite secte), dangereux aux yeux des fourmis. Dans un monde dirigé par les fourmis qui seules savent organiser une fourmilière, nous comprenons pourquoi tout est fait pour favoriser l'industrie pharmaceutique (qui permet normalement de lutter contre), pourquoi les facteurs de risque eux-mêmes sont devenus des monstres à éliminer, pourquoi les statistiques rassurent en donnant un semblant d'outil de maîtrise.

Nous allons voir maintenant que les maladies dégénératives de notre système nerveux central ont un terrain de prédilection qui permet de décrire un portrait-robot des candidats à telle ou telle affection dégénérative du système nerveux central.

~ 19 ~
Le portrait-robot
dans la démence:
« *Oublier quand la séparation*
est devenue intolérable »

C'est l'heure de vérité. Les maladies dégénératives du cerveau sont-elles aussi des maladies psychosomatiques et donc des compensations symboliques inconscientes « *banales* » gérées par le cerveau stratégique ? J'entends déjà les récriminations. « *La maladie d'Alzheimer a-t-elle un sens ?* » En voilà une question pour un médecin ! Une question que, semble-t-il, le malade et sa famille n'ont pas le droit de poser, surtout pas au neurologue. Existe-t-il une raison précise pour qu'une personne âgée se mette à perdre la mémoire ? Une raison pour qu'ensuite, elle perde progressivement ses autres facultés intellectuelles (langage, gestes, reconnaissance de son environnement...) jusqu'à devenir un jour grabataire en attendant la mort ? En sciences, on n'a que du savoir quantifiable et des mécanismes. Le sens est exclu. Les interrogations, les pourquoi sont strictement réservés aux jeunes enfants. « *Dis, papy, pourquoi mamy raconte-t-elle toujours la même chose ?* ».

Les connaissances sur le cerveau varient rapidement. Voici 50 ans, en cours de cytologie et d'histologie, on enseignait aux étudiants que, très tôt, les neurones du cerveau ne se divisaient plus et que, dès le début de l'âge adulte, on commençait à perdre chaque jour quelques dizaines de milliers de neurones. **La décadence assurée ! Ce dogme erroné avait été institué suite aux publications de Santiago Ramon Y Cajal, scientifique de renom ayant reçu entre autre le prix Nobel de médecine en 1906.** Depuis, nous savons que nous pouvons perdre ou gagner des neurones selon les circonstances, et qu'il existe une grande plasticité du système nerveux, au point d'utiliser des circuits neuronaux existants pour compenser la perte d'autres circuits lésés.

Stimulé, le système nerveux s'étoffe. Les neurones formés à partir de cellules souches peuvent migrer aux endroits cruciaux. Les études expérimentales chez les souris (qui ont un besoin essentiel de l'odorat pour vivre et survivre) montre une migration quotidienne de milliers de cellules vers le bulbe olfactif tandis que d'autres neurones migrent vers l'hippocampe, la structure de la mémoire. À l'inverse, lorsque l'exercice des stratégies est inhibé, le cerveau peut perdre rapidement ses neurones. Le phénomène de destruction neuronale liée à l'inutilisation du cerveau a été décrit par Henri Laborit, un chercheur indépendant possédant son propre laboratoire financé grâce à la découverte du premier neuroleptique sédatif, la chlorpromazine (Largactil). Il a décrit ce phénomène comme une conséquence inéluctable de ce qu'il a appelé « *l'inhibition de l'action* ». Chez l'animal de laboratoire, privé de ses possibilités de répartie (fuite, évitement, agression...) lors de situations conflictuelles difficilement supportables, l'expérience aboutit à la destruction accélérée de cellules cérébrales.[26]

Sur le plan biologique, ces situations expérimentales de stress entraîneraient une libération de radicaux libres par certaines cellules du cerveau. Ils sont toxiques pour les autres cellules du voisinage. Ils peuvent donc entraîner une destruction des cellules nerveuses environnantes, ce qui provoque un vieillissement prématuré et accéléré du tissu cérébral. Expérimentalement, des jeunes rats placés un certain temps en situation « *d'inhibition de l'action* », présentent des lésions cérébrales de vieillissement équivalentes à celles observées sur le cerveau des rats âgés. C'est donc bien une sorte de maladie dégénérative en rapport avec des traumatismes psychiques expérimentaux qui a été réalisée chez l'animal. Il est donc important de déterminer si, chez l'homme, les maladies dégénératives du cerveau (Alzheimer, Parkinson, maladie de Charcot ou SLA) ou certaines formes progressives de scléroses sont également des compensations symboliques en rapport avec des traumatismes psychiques, et en particulier des situations réelles d'inhibition de l'action. Peut-on espérer un jour entraver ce processus de dégénérescence par l'aveu ?

On sait que chez le parkinsonien et le dément, l'une des manifestations les plus précoces, c'est la perte de l'olfaction (et la perte de l'odeur de la pizza pour les italiens !). Le flair est chez l'homme un sens essentiel pour sa stratégie face à un danger qu'il ne voit pas

---

26 L'histoire d'H. Laborit est à l'origine du film « *Mon oncle d'Amérique* ».

et qu'il n'entend pas, avant l'entrée en contact: l'odeur de la fumée, l'odeur d'une fuite de gaz, par exemple. C'est déjà à ce stade d'anosmie ou d'hyposmie qu'il faudrait intervenir. Il y a 50 ans, les maladies dégénératives étaient décrites comme un processus de mort neuronale quasi linéaire au fil du temps, débutant chez le jeune adulte, mais longtemps compensé par l'hyperactivité des neurones « *restants* ». On estimait que les signes cliniques liés à cette dégénérescence n'apparaissait qu'après la mort de 70% des cellules concernées et que le processus se poursuivait inexorablement jusqu'au décès du patient. Aujourd'hui, on ne connaît toujours pas la cause de ces maladies et il ne suffit pas d'avoir les gènes d'une démence familiale pour développer une démence, même si ce cas de figure est exceptionnel.

Un diagnostic de certitude impossible avant la mort ? La seconde difficulté réside dans l'impossibilité de faire le diagnostic de ces maladies dégénératives du cerveau avec une totale certitude avant l'autopsie. Si les signes cliniques d'une démence régressent, il est impossible d'affirmer qu'il s'agit d'une maladie d'Alzheimer qui régresse puisque l'examen microscopique du cerveau « *post-mortem* » n'a pas été pratiqué. Il en est de même pour la maladie de Parkinson. Je me souviens de la publication d'une maladie de Parkinson au début du traitement par la L-dopa. Au fil des années, le patient avait reçu des doses progressives de ce médicament pour atteindre 6 grammes par jour, ce qui était cohérent avec la théorie de l'aggravation progressive et inéluctable de sa maladie. Ce patient est décédé accidentellement sur la route. Son autopsie a montré qu'il n'avait pas de lésions de maladie de Parkinson ! Il n'avait pas besoin de son traitement dont il était devenu dépendant (addiction). Une solution sera peut-être trouvée avec l'étude du système nerveux de l'intestin qui présente des lésions identiques et plus précoces que celles du cerveau et qui sont plus accessibles à l'examen microscopique.

Pour ajouter encore de la perplexité au diagnostic de ces affections dégénératives, je signale que plusieurs cas de cerveaux « *typiques de maladie d'Alzheimer* » ont été publiés chez des personnes qui n'avaient aucun signe de démence au moment de leur décès. Cerveau de dément sans démence, cerveau sans démence pour une démence familiale, et nous examinerons plus loin une démence qui régresse...

Maintenant que nous avons établi empiriquement l'existence d'un cerveau stratégique, de son rôle dans l'apparition et la disparition de la maladie en général, la question « *théorique* » du déclenchement d'une maladie dégénérative du cerveau « *grâce à ce cerveau* » ne se pose guère. En revanche, la question se pose d'une éventuelle régression de la dégénérescence si le cerveau stratégique se dégrade en même temps. Existe-t-il un point de non-retour ? Je n'ai pas de réponse à donner puisque des dizaines d'années d'observation seront nécessaires avant de pouvoir répondre alors que la médecine des mauvais souvenirs (psychosomatique) vient juste de naître. Mais ces maladies dégénératives du cerveau posent d'autres énigmes déjà en partie résolues grâce à l'approche empirique au cas par cas que nous avons décrite: rôle du terrain psychique familial et personnel, événements déclenchant les signes cliniques, effets des stratégies comportementales et effets de la confidence. Ce sont ces résultats que nous allons présenter maintenant: toutes les maladies dégénératives ont, semble-t-il, un sens en termes de compensation symbolique. Le cerveau est symboliquement l'organe des projets personnels. Comme dans toute inhibition de l'action, on observe la dégénérescence d'une partie du système nerveux correspondant aux projets devenus irréalisables. La maladie d'Alzheimer vient effacer symboliquement la possibilité de revivre les mauvais souvenirs de séparation. Le dément profond est là présent, incapable de séparation. La maladie de Parkinson survient après des échecs de stratégie ayant provoqué des séparations: la destruction des structures dopaminergiques vient symboliquement rendre impossible les initiatives potentiellement dangereuses pour la cohésion du groupe (familial, politique ou spirituel). La sclérose latérale amyotrophique empêche symboliquement la déception de ne pas avoir réalisé jusqu'au bout une stratégie personnelle ambitieuse, notamment parce qu'elle est devenue irréalisable ou que le sujet ayant réalisé tout son programme avec succès, se trouve démuni de projets pour pouvoir continuer indéfiniment à se valoriser.

Au terme de cet exposé qui, répétons-le, se fonde sur une expérience personnelle et une approche purement clinique au cas par cas, je souhaiterai que le lecteur soit capable de répondre pour lui-même à cette angoissante et redoutable question: « *Suis-je ou non un candidat à la maladie d'Alzheimer, même si la démence n'est pas forcément et toujours le processus aussi rapidement inexorable et terrifiant que l'on prétend ?* » ; « *Suis-je candidat à la maladie de Parkinson, à la Sclérose La-*

233

térale Amyotrophique (SLA), voire à la Sclérose en Plaques (SEP) ? ».
Pour parvenir à ce résultat, il faudra se poser la question de la personnalité pré-morbide (du futur malade) et tenter d'établir un portrait-robot du *« pré- »* malade (pré-dément, pré-Parkinson, pré-SLA, pré-SEP) digne d'un *« profiler »* en criminologie. Car s'il existe bien un profil pré-morbide du malade, s'il est vraiment possible de faire une prévention de ces maladies dégénératives notamment par un travail psychique spécifique, c'est au moins à l'âge de 20-30 ans qu'il faut s'y atteler.

Vu les prévisions désastreuses des épidémiologistes de la démence pour les années à venir, il y a une extrême urgence. Ce questionnement sera aussi l'occasion d'aborder d'une façon plus générale le lien entre maladie et personnalité, indépendamment des facteurs génétiques innés qui sont toujours présents, mais plus ou moins pesants dans la balance, pour provoquer l'émergence d'un symptôme.

Monsieur Johann, cas unique de maladie d'Alzheimer. Il faut rendre à César ce qui est à César. C'est bien le docteur Aloïs Alzheimer lui-même qui dans sa monographie initiale nous met sur la piste d'une éventuelle composante « psychosomatique » dans le tableau démentiel pré-sénile qu'il rapporte. Dans le récit d'Alzheimer, **j'ai remarqué que 2 séparations de couple étaient suivies de 2 démences pré-séniles.** C'est bien le 100% que je recherche. Ainsi, on peut commencer une enquête pour découvrir ensuite d'autres traits commun aux malades. C'est ainsi que je retrace pas à pas le profil pré morbide correspondant à telle ou telle maladie.

C'est ce que nous allons faire maintenant pour Mr Johann qui a été admis dans le service de psychiatrie clinique du Dr Alzheimer, le 12 novembre 1907. Chez cet homme réputé sobre, la maladie s'était manifestée par l'apparition d'une apathie avec un comportement de repli silencieux, associée à des troubles mnésiques (perte de mémoire) et apraxiques (perte de gestes élémentaires). Il n'était plus capable d'effectuer ses achats et de se nourrir. Il ne se lavait plus ; 2 ans auparavant, il avait vécu **une séparation terrible** en perdant sa femme. Un œil exercé peut reconnaître chez ce malade une *« cigale »*, trait de personnalité lié à l'empreinte de naissance positive. C'est un homme qui ne prend pas d'initiative dans la relation. Comme le fils prodigue, il attend de l'autorité du père sa part d'héritage, pour faire ce dont il a envie. Ainsi, le sujet répond toujours volontiers aux sollicitations (à l'hôpital, il s'agit d'un « *parent* » symbolique) et fait volontiers les épreuves proposées par les soignants. Il ne s'occupe pas de ses repas, mais, en revanche, il se jette goulûment sur la nourriture. Détail insignifiant ou au contraire subtil, Johann ne récite que la première moitié de la prière du Notre Père qu'il avait apprise pourtant par cœur, enfant. Il ne va pas plus loin. Il a oublié la seconde partie.

Oublié ? N'est-ce pas plutôt qu'il n'a pas « *jugé bon* » de la retenir ? Regardons de plus près ce trouble de mémoire sélectif, stable, en reprenant le texte de la prière du Notre Père dans sa version française actuelle. « *Notre Père - Qui es aux cieux - Que ton nom soit sanctifié - Que ton règne vienne Que ta volonté soit faite sur la terre comme au ciel* ». Ce premier paragraphe se limite à la reconnaissance du Père tout puissant distant, dont la rencontre est inaccessible à l'homme. Or pour une personnalité cigale, le rôle du parent (donc du père) est important pour sa prise de décision puisqu'elle se place spontanément dans la position de l'enfant dans la relation parent/enfant (cf. analyse transactionnelle). L'enfant prodigue a besoin de l'héritage du père pour quitter la famille, séparation qu'il a déjà expérimentée et à laquelle il aspire depuis la naissance. La cigale aime bien également une certaine distance, du haut de sa branche, même si cette branche est toute proche de la fourmilière. Le premier paragraphe du Notre Père, c'est donc bien le paragraphe qui convient parfaitement à la stratégie d'une cigale. Ce texte, il ne doit pas l'oublier.

Sur le plan sémantique, la seconde partie du *Notre Père* est complètement différente. C'est celle qui comporte des demandes du sujet pour lui-même au jour le jour et qui demande le respect des règles, la bonne harmonie entre tous. Elle ne convient donc pas aux cigales, sujets qui ont pour stratégie psychique essentielle de se débrouiller seuls (volonté propre que j'appelle l'orgueil et qu'il faut différencier de la vanité ou de la vantardise). « *Donne-nous aujourd'hui notre pain de ce jour, - Pardonne-nous nos offenses comme nous pardonnons aussi à ceux qui nous ont offensés - Et ne nous soumets pas à la tentation, - Mais délivre-nous du mal* ».

Toute cette seconde partie de la prière du *Notre Père* est « *seulement* » bonne pour les fourmis. Johann ne l'a peut-être pas oubliée par hasard. Là où Aloïs Alzheimer rapporte un trouble de mémoire a priori banal, pour une prière apprise dans l'enfance, nous pouvons voir, après cette seconde lecture, un oubli sélectif tout à fait cohérent avec le type de personnalité qu'il affecte. La perte de mémoire permet ici d'éliminer le vernis « *fourmi* » imposé par l'éducation. La mémoire du sujet semble donc plutôt trop bien fonctionner sur le plan de la relation sociale, sélectionnant ses oublis de façon précise par rapport à sa stratégie infantile. Le malheur du dément, c'est qu'il semble trouver trop de souvenirs encombrants imposés par les fourmis dans sa jeunesse et qu'il les élague trop largement de sa mémoire avec une certaine indifférence.

Autre exemple, le chant: lorsqu'on lui demande de chanter la chanson « *Nous sommes assis si joyeusement ensemble* », il faut toujours lui redonner le texte. Les paroles sont des mots qui ne l'intéressent pas semble-t-il. Il les a toujours oublié alors que l'air, il le chante de mémoire, assez juste, à chaque fois. C'est bien un des aspects du fonctionnement non-verbal décrit pour la cigale. L'air de la chanson est beaucoup plus important que le texte des paroles. La parole est oubliée, celle des mots menteurs entendus notamment après la naissance. Le nourrisson s'est rapidement rendu compte qu'il n'était plus aussi souvent « *le plus beau du monde* » source de joie sans mesure, surtout si un petit frère ou une petite sœur a rapidement pris cette place. En revanche, la voix et la mélodie sont retenues car elles disent l'essentiel avec, également, les sentiments reflétés par le visage. Le ton d'un « *je t'aime, tu sais* » ne suffit-il pas à faire comprendre le mépris voir la haine qui est vouée à l'autre ou, au contraire, la passion exprimée pourtant avec des mots strictement identiques ?

Ces brèves données de l'observation clinique de Johann fournis par Alzheimer sont autant d'indices qui peuvent orienter moins vers un déficit mnésique et intellectuel spécifique dans la démence que vers l'émergence radicale d'une stratégie archaïque « *enfantine* » et d'une façon de penser qui reste très structurée malgré les apparences. Il ne s'agirait donc pas d'un « *démoiement* » mais plutôt d'une désocialisation, d'une restauration de la stratégie initiale de l'enfant.

Ce tempérament d'orgueil, fondé sur une relation privilégiant le niveau de communication non-verbal est aussi l'un des premiers maillons de personnalité décrit par différents auteurs. La psychologue Claudine Montani[27], auteur d'un livre sur la maladie d'Alzheimer, décrit un portrait-robot avec des traits communs aux déments.

---

27 C. Montani, La maladie d'Alzheimer *Quand la Psyché* s'égare, L'Harmattan, Paris 1995.

Elle y inclut une mémoire intuitive, une influence des détails perceptifs dont le sujet ne peut se distancer, la notion de devoir (parole donnée, parole respectée) qui cohabite avec une impudeur totale, le fait de vivre exclusivement comme un enfant où tout est ramené, raccroché à l'expérience propre, ce qui est là encore la caractéristique d'une cigale. La psychologue signale que le bonhomme dessiné par le malade dément reste ouvert sur le monde environnant, sans limite avec lui, peut-être pour s'y vider mais plutôt pour y puiser des informations et développer sa stratégie individualiste propre.

À entendre le portrait-robot du dément fait par le docteur Louis Ploton[28], on retrouve un mode de communication « *intuitif, analogique, non discriminatif, en un mot global* ». Ce sont bien les traits d'une cigale telle que je l'ai décrite. Cette sensibilité à l'intériorité de la personne rencontrée, on la retrouve aussi dans une étude d'Allen et Brosgole. Les malades déments sont incapables de décoder la charge émotionnelle contenue dans les mots d'une phrase s'il n'y a pas une inflexion vocale émotionnelle associée à ces mots. Les malades déments paraissent donc plus sensibles à la mélodie de la voix (registre non verbal) qu'au message lui-même (registre verbal). La mélodie est plus fiable, plus authentique. Les mots ne disent rien, ils ne font que du bruit.

Dans une monographie, le psychiatre Louis Ploton mettait les médecins en garde contre leur tendance à ne voir aucune signification à la démence: « *il appartient aux cliniciens... d'attirer l'attention des chercheurs sur un certain nombre de biais du raisonnement scientifique et aussi d'attirer leur attention sur des phénomènes que n'explique absolument pas le modèle de la mort neuronale. En effet, comment expliquer le maintien d'une forme de pertinence comportementale, mais aussi et surtout, l'existence de retours paradoxaux de mémoire et de rémissions spontanées de durée variable ?* »

Montani précise qu'à un stade avancé, le dément ne renonce pas à communiquer. Il conserve de grandes capacités transférentielles comme s'il avait une acuité accrue aux activités inconscientes d'autrui. C'est pour moi le portrait-robot d'une personne à laquelle les toutes premières expériences survenues après la naissance ont donné une forte pulsion de vie. En vieillissant, cette personne a sans doute

28 L. Ploton, "*Rôle du psychiatre dans la prise en charge des déments*", Alzheimer, Déc1998, Vol. I-2, p.9.

moins peur de mourir (une séparation différente, une expérience nouvelle qui peut être intéressante en soi) que peur de ne plus pouvoir profiter de la vie. En cela, le terme de « *thanatose* » (du mot grec thanatos, la mort) proposé par Jean Maisondieu[29] me gêne un peu.

La démence de Johann a évolué rapidement et l'évolution du tableau clinique mérite encore un détour. L'observation signale en effet un comportement de cramponnement à la période où il reste immobilisé. Avec un peu d'imagination, c'est le besoin de proximité qui pourrait expliquer ce comportement observé à un stade ultime chez le malade dément institutionnalisé. C'est le comportement du jeune enfant qui souffre de la distance prise par sa mère. Il se rassure avec un « *doudou* » ou une « *papate* » qui est souvent un bout de tissu qu'il manipule en suçant son pouce. Chez le dément institutionnalisé, les vêtements, les draps, sont les seuls objets « *transitionnels* » dont il dispose pour créer du lien là où il vit. Ils permettent de maintenir un contact symbolique dans un environnement étranger, à l'hôpital ou en maison de retraite.

Démence et langage ou Quand la fourmi raconte, la cigale chante. Mr Johann connaît l'air de la chanson, mais pas les paroles. À partir d'un article américain du JAMA[30], nous allons conforter l'existence dans une population de deux groupes très différents pour l'utilisation du langage, deux groupes correspondant aux cigales, susceptibles de faire une maladie d'Alzheimer, et aux fourmis susceptibles de faire une maladie de Parkinson. Ma traduction du titre de l'article: « *Capacité linguistique, fonction cognitive chez le sujet jeune et maladie d'Alzheimer chez le sujet âgé. Résultats de l'étude d'une congrégation religieuse.*» Les auteurs américains se sont attachés à rechercher l'éventuelle existence de liens entre les caractéristiques du langage écrit de sujets jeunes (20 à 30 ans), leur fonctionnement cognitif, d'une part, et l'incidence de la maladie d'Alzheimer chez les mêmes sujets devenus âgés, d'autre part.

Cette étude a porté sur les membres d'une seule communauté religieuse de sœurs spécialisées dans l'enseignement, ce qui offre

---

29 J. Maisondieu, psychiatre, a écrit plusieurs versions de *La maladie d'Alzheimer, le Crépuscule de la raison*.
30 D. A. Snowdon et al, "*Linguistic ability in early life and cognitive function and Alzheimer Disease in late life. Findings from the nun study.*" JAMA, February 21, 1996- Vol.275.N° 7.

une assez bonne garantie de l'homogénéité de l'échantillon de population choisi mais qui empêche de généraliser les résultats à l'ensemble de la population américaine.

Le vieillissement cérébral normal provoque une altération de la mémoire et des capacités intellectuelles mais il respecte l'identité du sujet. Des études anciennes paraissaient démontrer l'existence de corrélations entre des facteurs socioculturels et le risque de démence. Il semblait, par exemple, qu'un faible niveau social, qu'un faible niveau d'éducation et qu'une santé défaillante pouvaient être considérés comme des facteurs de risque plus élevés de faire une démence de type Alzheimer. Effectivement, certains facteurs sociaux sont susceptibles d'accélérer les signes de vieillissement cérébral: la nutrition déficiente, la consommation d'alcool, la perte éventuelle d'activité professionnelle ou de loisir, la culture générale médiocre et non entretenue.

Une autre hypothèse avait été formulée: être intellectuel protégerait de la démence. La survenue d'une démence serait plus fréquente chez les sujets qui épuisent plus tôt leurs réserves « *intellectuelles* » initiales. Selon cette théorie, plus les réserves cognitives sont grandes chez le sujet jeune (grâce au niveau d'éducation et au niveau d'études), moins le sujet est à risque de faire une démence précoce. Dans le même type de raisonnement, on peut voir dans les capacités de langage du sujet un marqueur de son niveau d'éducation. Chez les sujets peu instruits, il faut donc s'attendre à une altération plus précoce du langage. Les études du langage des malades atteints de maladie d'Alzheimer ont montré qu'il existe effectivement une différence avec les sujets « *normaux* » du même âge. Le « *déclin* » du langage des déments porte particulièrement sur les possibilités grammaticales et sur une diminution de la densité des idées exprimées dans chacune des phrases. Tout l'intérêt de l'étude de Snowdon est d'avoir évalué ces possibilités langagières bien avant l'apparition de la démence, chez des sujets âgés de 20 à 30 ans. Cette étude rétrospective a été réalisée à partir des archives d'une communauté religieuse comportant, pour chaque sœur, une courte note autobiographique manuscrite rédigée au moment où la religieuse avait été admise définitivement dans la communauté.

L'enquête initiale réalisée entre 1991 et 1993, porte sur un groupe homogène de 93 sœurs. Elles avaient toutes rédigé leur manuscrit autobiographique de 200-300 mots, après avoir effectué 4 ans de noviciat et avant de prononcer leurs vœux. L'étude des manuscrits a porté sur 2 variables du langage: d'une part, la complexité grammaticale notée sur une échelle de 0 à 7 et, d'autre part, la densité des idées exprimées cotée sur une échelle de 0 à 10. Parallèlement, l'état cognitif de chaque religieuse a été évalué, en moyenne 45 ans après la rédaction de sa note autobiographique, sur le test anglais MMSE pour *Mini Mental State Examination* (noté sur une échelle de 30 à 0) et sur 6 autres tests neuropsychologiques.

Les résultats de cette étude du langage écrit des novices sont passionnants. Ils révèlent en effet l'existence de 2 groupes bien distincts parmi l'échantillon des sœurs. Les deux groupes se séparent de façon assez radicale, sans zone intermédiaire de transition et sans répartition selon une courbe de Gauss. Pour illustrer cette répartition bimodale du langage écrit, je reprends deux exemples qui sont cités dans l'article. Une première religieuse, au langage « *pauvre* », parle dans son récit de ses frères décédés précocement: « *Deux des garçons sont morts* ». Selon le barème utilisé, pour cette courte phrase, elle obtient la note 0/7 à l'indice de complexité grammaticale (un sujet, un verbe, mais pas de complément). Elle obtient la note de 3.3/10 pour la densité des idées (« *deux morts* » en 6 mots (dans la version anglaise) soit un ratio de 3,3 idées pour 10 mots). Une autre religieuse décrit sa première communion avec un langage beaucoup plus « riche »: « *le plus beau jour de ma vie a sans doute été le jour de ma première communion qui a eu lieu le 19 juin 1920 alors que j'avais tout juste 8 ans et 4 ans plus tard, au même mois, j'ai été confirmée par l'évêque D. D. McGavick* ». Pour cette longue phrase, elle obtient une note de 7/7 pour la complexité grammaticale et la note de 8.6/10 pour la densité des idées. Chacun pourra se reporter à ses propres cahiers d'école primaire ou d'adolescent au collège pour se faire une idée de la richesse de son langage et d'en déduire ou non une éventuelle augmentation du risque de démence.

Un détail de cette étude est tout à fait capital: 47 sœurs sur 93 étaient vivantes et encore capables d'écrire en 1995. Elles ont refait une notice autobiographique à ce moment-là. Les nouvelles notes obtenues étaient parfaitement en accord avec les premières notes. Il **n'y a donc pas eu d'évolution sensible dans la façon d'écrire pendant les 60 années écoulées entre les deux notices autobiographiques, même à la faveur d'un processus démentiel débu-**

tant pour certaines d'entre elles. Ces deux façons très différentes d'utiliser le langage écrit paraissent donc parfaitement stables au cours du temps.

La démence a été définie cliniquement sur les résultats des tests psychométriques, en comparant les performances des sœurs à des tables de performances de sujets âgés non déments déjà établies. L'examen neuropathologique du cerveau (examen macroscopique du cerveau formolé et examen au microscope après colorations) a été fait pour un certain nombre de sujets décédés. L'examen microscopique a particulièrement étudié les lésions de dégénérescence neurofibrillaire décrites par Aloïs Alzheimer, surtout au niveau du néocortex (une partie de la substance grise superficielle du cerveau). L'abondance de ces lésions de dégénérescence neurofibrillaire a été corrélée avec la sévérité de la démence, mesurée cliniquement. Dans tous les cas de démence étudiés, il s'y associait de nombreuses plaques séniles qui sont l'autre marqueur histopathologique de la maladie d'Alzheimer.

Les résultats globaux de cette étude ont montré qu'il y avait une assez bonne corrélation entre la complexité grammaticale du langage écrit et la densité des idées qui y étaient exprimées. De même, il existait une corrélation entre la densité des idées et le nombre d'années d'études. Concrètement, sur les 93 sœurs étudiées, 34 avaient un score bas pour la densité des idées exprimées et 32 pour la complexité grammaticale. En revanche, il n'y avait pas de différence entre les sœurs enseignantes et les autres sœurs qui avaient des fonctions plus ordinaires dans la communauté (tâches ménagères), conformément à leur bagage scolaire. Parmi les sœurs décédées, 14 ont subi un examen anatomopathologique détaillé de leur cerveau: 5 avaient une maladie d'Alzheimer. Toutes les 5, avaient obtenu un score de densité d'idées très bas. À l'inverse, parmi les 9 sœurs décédées qui n'avaient pas de stigmates de maladie d'Alzheimer à l'autopsie, aucune n'avait obtenu un score bas de densité d'idées.

Pour pallier le faible échantillon de cas autopsiés dans la cohorte initiale, l'étude neuropathologique du cerveau a englobé 11 autres sœurs décédées dans la communauté pendant l'étude (soit un total de 25 cerveaux examinés). Ces 11 religieuses avaient également rédigé un manuscrit autobiographique avant leur profession reli-

241

gieuse. En revanche, aucune d'entre elles n'avait été testée par un bilan neuropsychologique standard puisqu'elles ne faisaient pas partie du groupe initialement étudié. Dans 5 cas sur 11, l'examen du cerveau a révélé des lésions cérébrales d'une maladie d'Alzheimer à l'autopsie. Un faible score pour la densité des idées était noté chez 80% des sœurs décédées avec ces lésions cérébrales de maladie d'Alzheimer, contre seulement 33% chez celles qui n'avaient pas développé des lésions cérébrales de maladie d'Alzheimer au moment de leur décès.

En additionnant les résultats des deux échantillons étudiés en post-mortem (25 cas), on arrive au résultat total de 10 cas de maladie d'Alzheimer prouvés par l'autopsie. Dans 90% de ces 10 cas, on retrouvait un score bas de densité d'idées pour la note autobiographique rédigée pendant la 3e décade, contre seulement 10 % chez celles qui n'avaient pas de maladie d'Alzheimer à l'examen histologique du cerveau. En revanche, les chiffres n'étaient respectivement que de 80 % et 67 % l'indice de complexité grammaticale ce qui n'est pas une différence « *significative* ».

L'étude de Snowdon permet également de réfuter l'hypothèse d'un seuil de démence atteint par perte progressive de neurones: à l'autopsie, il n'y avait pas de lésions de maladie d'Alzheimer sur le cerveau des sœurs qui avaient la plus forte réserve langagière, **un peu comme dans une loi du tout ou rien**. L'idée d'un continuum dans la quantité des lésions en fonction de l'âge atteint et des réserves cognitives disparues semble donc battue en brèche. Ces résultats sont à rapprocher de ceux d'une étude canadienne reposant également sur l'examen histologique des cerveaux. Cette publication démontre qu'un haut niveau d'éducation n'est pas vraiment un facteur de protection contre la maladie d'Alzheimer.

Dans l'étude, un cas était très intrigant. L'examen microscopique du cerveau avait montré des lésions typiques de dégénérescence neurofibrillaire et des plaques séniles comme dans une maladie d'Alzheimer typique. Mais de son vivant, cette sœur n'avait manifesté aucun signe de démence. Dans ce cas précis, on explique l'absence de signes de maladie d'Alzheimer par la topographie des lésions de dégénérescence neurofibrillaire dans le cerveau. Leur localisation n'était pas la même que dans les autres cas authentiques de maladie d'Alzheimer. D'autres auteurs ont décrit ailleurs des cas où le sujet avait un cerveau considéré comme histologiquement typique d'une maladie d'Alzheimer, sans qu'il n'ait présenté le moindre signe de démence pendant sa vie. Il n'est donc pas possible de superposer formellement déficit cognitif et lésions histologiques du cerveau. C'est un point important à souligner. C'est la topographie des lésions dans le cerveau qui détermine les manifestations cliniques observées du vivant du malade.

Finalement, les auteurs retiennent deux explications classiques possibles pour expliquer leurs résultats. Soit il existe précocement des lésions cérébrales de maladie d'Alzheimer qui sont responsables d'un « *trouble précoce du langage écrit* », mais c'est une hypothèse invraisemblable, soit de faibles capacités langagières chez le jeune peuvent « *favoriser* » l'apparition ultérieure de lésions cérébrales de maladie d'Alzheimer. Par quel mécanisme ? En contrepartie, ce travail permet de conclure, sans équivoque, que de faibles capacités langagières chez un sujet jeune sont un marqueur puissant du risque de développer ultérieurement une maladie d'Alzheimer clinique et de trouver des lésions cérébrales étendues, spécifiques de maladie d'Alzheimer, à l'autopsie.

Je voudrais cependant souligner un point très important. La très forte cohérence observée dans l'étude de Snowdon entre la survenue d'une démence au cours de la vieillesse et les faibles capacités langagières dans la jeunesse, n'apparaît qu'a posteriori comme un marqueur prédictif de la maladie. Car ce sont seulement 5 sœurs parmi les 34 (à peine 15 %) qui avaient dans leur jeunesse un score faible de « *densité des idées* » qui ont présenté une démence clinique avec des lésions cérébrales de maladie d'Alzheimer à l'autopsie. Je remarque enfin et surtout que cette étude ne comporte pas l'étude de ce que j'appelle la proximité familiale, nous y reviendrons.

Pour terminer, je propose de relire les résultats de cette étude et de les confronter aux propositions que j'ai faites préalablement sur le développement d'une stratégie cognitive personnelle, mise en place chez le petit enfant, en fonction notamment de son empreinte de naissance. On peut opposer deux grands types de stratégie. Pour les enfants qui ont une empreinte de naissance positive (les « *cigales* »), on observe le « *choix* » préférentiel d'un mode de relation non-verbal aboutissant ultérieurement à une relative pauvreté du langage. Parmi ces sujets, seuls ceux qui vivent dans la proximité familiale, seraient clairement « *des candidats à la maladie d'Alzheimer* ». À l'inverse, une empreinte de naissance négative (les «*fourmis*») détermine chez d'autres enfants le choix d'un mode de relation verbale étoffé. Cette stratégie provoque une richesse langagière qui peut donner l'impression de « *protéger* » le sujet de la maladie d'Alzheimer.

L'étude de Snowdon vient conforter le concept de deux grands types de structure psychique fondamentalement opposées chez l'homme. L'adoption d'une stratégie langagière définitive ne serait sous-tendue ou plutôt induite ni par la génétique ni par le hasard mais essentiellement par l'empreinte de naissance. Elle dépendrait essentiellement de l'histoire du sujet et de ses ressentis primitifs (qui sont en fait les émotions positives ou négatives éprouvées par la maman, émotions que le bébé a partagées au moment de sa naissance). Cette vision est bien différente de la position classique des neuropsychologues qui considèrent la plupart du temps que de faibles capacités de langage correspondent à un déficit par rapport à une norme sensée être identique pour tout le monde. Avec le même raisonnement, on peut dire que les sujets à peau blanche ont un déficit de pigmentation par rapport aux sujets à peau noire qui seraient la norme. Dans l'étude des religieuses américaines que nous venons d'explorer, l'absence de dégradation des performances de langage écrit chez le même sujet, à 60 années d'intervalle, **va contre l'hypothèse d'un processus dégénératif précoce, progressif**, déjà assez évolué pour conditionner la pauvreté du langage du sujet jeune.

Le langage écrit n'est qu'une des multiples facettes des capacités cognitives d'un sujet. La stratégie infantile ne sera pas sans transparaître dans d'autres domaines, lors de la passation d'autres tests utilisés par les neuropsychologues, avec l'attribution de bonnes ou de mauvaises notes. Nous allons le voir avec la reconnaissance des émotions. Mais quoiqu'il en soit, lorsqu'un sujet se situe au bas d'une échelle de notation arbitraire, cela ne permet pas de conclure forcément à un déclin cognitif, à une perte. Seule l'évolution des performances suivie dans le temps permet d'apprécier leurs variations sans préjugé. Prenons une métaphore. Un sportif peut être bon en endurance à la course à pied et un autre en vélo. Le premier aura une mauvaise note au vélo et le second une mauvaise note à la course à pied.

Mais ils sont tous les deux endurants à leur manière et bien performants, sans déficit.

Pendant que je réalisais ce travail, le hasard a voulu que je retrouve deux lettres écrites pendant « *des grandes vacances* » vers l'âge de 8-10 ans, l'une par celle qui allait devenir mon épouse et l'autre par moi. Elles étaient destinées à des personnes âgées de la famille, l'une à une grand-mère et l'autre au couple d'un grand oncle et d'une grande tante. C'était un devoir de vacances imposé, facile à accepter pour une fourmi et une véritable pénitence pour une cigale. Le contraste est déjà saisissant entre les deux modes de rédaction qui transparaissent dans ces lettres alors qu'à cet âge, la richesse de langage ne laisse pas supposer la possibilité de telles différences (nous avons vu précédemment que, théoriquement, cette richesse serait surtout liée à la poursuite des études, à un niveau supérieur). Aux détails succulents de description et de concision de ma lointaine future épouse, j'opposais déjà du haut de mes 8 ans la banalité et le délayage nonchalant d'une cigale: "*Je vais bien et j'espère que vous allez bien. Bons baisers*". Quelle pauvreté ! Autant dire que pour moi, le langage écrit avait déjà un goût très fade voire un goût de « *presque inutile* ». Une formalité agaçante. Et pourtant, au fond, « *aller bien* », n'est-ce pas l'essentiel ?

Démence et reconnaissance des émotions. « *L'homme ne vit pas que de mots mais aussi d'actions, il éprouve également des sentiments. Important, le langage verbal n'est qu'un code plus ou moins rigide. Sous couvert de nous guider, il nous façonne à notre insu. Il nous modèle et pourtant l'essentiel de notre vie échappe à sa prise. Les gestes et les mimiques en disent plus long sur nos désirs et nos sentiments que les discours les plus précis. Les propos sont parfois menteurs mais les comportements qui les accompagnent trahissent alors le plus souvent les intentions secrètes* ». J'emprunte un passage du livre de Jean Maisondieu, *Le crépuscule de la raison*, aux éditions du Centurion (1989), pour faire la transition entre le langage écrit et la reconnaissance des émotions, un autre outil de la communication. Il me paraissait important d'étudier ces comportements, notamment les mimiques, qui associés aux mots ou isolément, permettent une communication non verbale beaucoup plus secrète, plus intime, mais aussi plus authentique. C'est ce type de communication qui convient aux cigales et donc, possiblement aux éventuels futurs déments. La littérature médicale est pleine d'enseignement sur ce sujet.

Je m'appuie essentiellement sur un article d'Isabelle Lavenu[31] intitulé *La perception des émotions dans la maladie d'Alzheimer.* L'article ne fait pas uniquement référence à la maladie d'Alzheimer (Démence de Type Alzheimer). Il cite également les Démences Fronto-Temporales et même la chorée de Huntington. L'étude a été réalisée à partir d'une batterie de diapositives montrant les visages de 14 hommes et de 14 femmes exprimant 7 émotions: joie, colère, tristesse, surprise, mépris, dégoût et peur. Pour les malades et les sujets témoins, il s'agissait de reconnaître ces émotions en utilisant le nom des émotions pré inscrit sur un carton. Chez les malades atteints de maladie d'Alzheimer, on observe les résultats suivants. La désignation est bonne en première intention. Elle chuterait ensuite lors d'un second test, mais uniquement pour 3 items: le dégoût, le mépris et la peur. Selon l'auteur, cette dégradation des performances lors du second test serait le fait d'une fatigue non spécifique. Mais, on ne voit pas pour quelle raison cette fatigabilité affecterait seulement la reconnaissance du dégoût, du mépris et de la peur.

L'auteur exclut à priori une fatigabilité « sémantique » liée au nom de l'émotion. Néanmoins, les erreurs concernent uniquement des émotions à tonalité fortement négative sous-tendant une répulsion. Il faut une autre explication. A priori, ces 3 émotions font prévoir un comportement d'évitement (fuite, retrait, recul ou rejet). Ces émotions signifiant spontanément une mise à distance, elles n'ont pas besoin d'être identifiées de façon spécifique par la cigale: elles satisfont sa stratégie d'individualisation. Elles ne représentent pas un danger potentiel de rencontre. La peur est généralement associée à la fuite et à l'évitement du danger, le dégoût, le « *beurk* » est associé à une répudiation implicite « *Va-t'en, tu me dégoûtes* » ou à une invitation à l'évitement. Enfin, le mépris est tout naturellement associé à l'inutilité de la relation. Dans une autre étude de Brogsole et collaborateurs, la colère et la tristesse étaient elles-mêmes moins bien reconnues par le dément que la joie. La joie, c'est un signal de danger extrême pour la cigale. C'est effectivement l'émotion fondamentale qui pousse à entrer en communication, à se rapprocher de l'autre à tout prix pour lui faire partager une expérience heureuse, même pour un sujet très introverti. Il est donc important de ne pas rater cette information et, de préférence, très tôt, sur la silhouette plutôt que sur le visage. Au lieu de voir une baisse des perfor-

---

31 Paru dans Alzheimer Actualités - Novembre 1998, N° 137. Toutes les citations d'auteurs faites ci-après sont référencées à la fin de cet article.

mances du dément lors de la répétition du test de reconnaissance des émotions faciales, on pourrait au contraire déceler l'occasion d'un renforcement et d'un affinement d'une stratégie de cigale.

Mélodie sans mots. Pour tenter d'illustrer une dernière fois l'existence et l'importance de cette personnalité pré morbide qui se manifeste par la construction précoce d'une stratégie cognitive singulière dans la relation, voici une observation faite sur une démente peu avant sa mort. Le processus démentiel durait chez elle depuis au moins une douzaine d'années. L'aidant ne m'avait laissé aucune place dans la relation. Au stade de sa maladie, les mots et leur sens n'existaient plus depuis longtemps. Mais la malade avait conservé, pratiquement intacts, ses outils primitifs, c'est-à-dire la prosodie et la mimique, outils fabriqués depuis son plus jeune âge. Cette femme grabataire n'était plus capable d'effectuer seule des gestes essentiels de la vie courante, comme celui de tendre la main pour dire bonjour, pour boire ou pour manger. Son mari veillait sur elle à longueur de temps pour tous les soins de nourriture, d'habillement, de toilette... Elle n'avait plus de langage oral et elle paraissait ne rien comprendre à ce qu'on lui disait.

C'était sans doute l'une de ses dernières consultations à mon cabinet où elle avait pu se rendre avec son mari en ambulance. Il avait fallu la porter sur une chaise à roulettes pour gravir l'escalier du hall et la mener à la salle d'attente. Le hasard avait fait qu'avant elle, dans la salle d'attente, était arrivée la représentante d'un laboratoire pharmaceutique chargée de faire la promotion de médicaments utilisés soit dans la maladie de Parkinson, soit dans la maladie d'Alzheimer. En voyant la malade sur sa chaise roulante, la visiteuse médicale avait pensé initialement qu'elle avait affaire à une malade parkinsonienne recroquevillée. Elle avait aussitôt interpellé le mari et une longue discussion sur les maladies dégénératives du cerveau s'était engagée entre eux, sur un ton très libre. La représentante était elle-même très sensibilisée à la maladie d'Alzheimer puisque son beau-père était atteint d'une démence. C'était sans doute aussi la première fois, depuis très longtemps, que le couple voyait un étranger d'allure jeune et agréable, s'intéresser spontanément à eux, sans aucune répulsion pour la malade et même avec une grande chaleur humaine, pour la plus grande joie du mari qui pouvait enfin confier son fardeau à une autre personne qu'à un soignant. Mais mon irruption dans la salle d'attente vint interrompre la conversation. Après le passage de la visiteuse médicale, ce fut le tour de cette femme démente. Quelle ne fut pas ma surprise de la voir prendre spontanément la parole en entrant dans le cabinet de consultation pour me dire : « *A-a-a-on a-a-a-a, o-a-a ...* » avec une forte émotion dans la voix et une animation étonnante du visage. Et elle continua ainsi à babiller: « *a-a-on a-a-a-a, o-a-a...*». Cet étrange monologue que je n'osais pas interrompre a duré plusieurs minutes, montre en main ! Malgré son handicap, puisque le score de son *Mini Mental State Examination* était à 0 sur 30 depuis très longtemps, cette personne démente me montrait, au travers des mimiques et des intonations, qu'elle avait pu suivre à sa façon la conversation qui s'était installée dans la salle d'attente, entre son mari et la visiteuse médicale. Elle me la racontait maintenant à sa façon sans aucune fausse pudeur, utilisant la communication non-verbale comme un jeu de jeune enfant qui invente du charabia, mais avec une totale conviction. Cela lui paraissait tellement important de dire ce qui venait de se passer. Elle avait ressenti une joie intense et elle voulait la partager...

Une maladie de la proximité familiale. Les facteurs familiaux innés, c'est-à-dire les facteurs génétiques semblent avoir un rôle mineur dans la survenue d'une maladie d'Alzheimer. C'est ce qui faisait écrire à Christian Derouesné: « *Nous ignorons encore tout de sa (ses) cause(s)* ». Les rares formes de démence familiale ont en général un début plus précoce, avant 65 ans. La présence d'un autre facteur de risque génétique est également identifiée depuis longtemps. Il s'agit des allèles de l'Apo lipoprotéine E (Apo E). La présence de 2 allèles Apo E 4 augmente considérablement le risque de survenue de la maladie d'Alzheimer chez le porteur. Mais tout cela est relatif: beaucoup de déments n'ont pas ce marqueur génétique et inversement beaucoup de porteurs de 2 allèles Apo E 4 ne feront pas de démence (60 % des sujets, environ, resteront indemnes). De plus, le lien du marqueur génétique avec la maladie reste obscur.

Le facteur de risque le plus important de la maladie d'Alzheimer reste évidemment celui de l'âge. Plus la personne vieillit, plus elle risque de faire une démence. Dans l'étude Paquid réalisée en France, la prévalence de la maladie d'Alzheimer passait de 0,6 % chez l'homme et de 0,7 % chez la femme entre 65 et 69 ans à 8,8 % et 14,2% entre 85 et 89 ans. Environ 1 personne sur 5 deviendrait démente à 90 ans. Mais les centenaires ne sont pas tous déments. Le facteur de risque le plus important me paraît être essentiellement d'ordre psychique. Dans mon expérience, les familles dans lesquelles vont se développer des cas de maladie d'Alzheimer (et de Parkinson) sont formées de personnes qui vivent leurs relations dans une très grande proximité. Il s'agit d'une agglomération familiale, qui fait que ce qu'un membre de la famille vit concerne l'autre directement et de très près, même s'ils sont très éloignés géographiquement.

Cette proximité familiale « *crève les yeux* ». Elle permettait à ma secrétaire ou à mon épouse qui répondaient au téléphone d'évoquer le diagnostic de la maladie d'Alzheimer avec une quasi-certitude, bien avant ma propre consultation. Il ne s'agit pas d'un comportement compassionnel réactionnel, lié à la maladie. Bien sûr, la famille se doit d'être présente auprès du malade du fait de la maladie. La consultation est le plus souvent provoquée à l'initiative de l'entourage du malade car lui, il oublie qu'il oublie et il ne demande pas à voir le neurologue. Il s'agit d'un comportement relationnel du bloc familial qui préexiste de longue date et qui est transmis aux membres de la fratrie dès le plus jeune âge. Une telle promiscuité, c'est le berceau possible de la démence (chez les cigales).

À l'inverse, si un malade vient me consulter pour des troubles de la mémoire et que le (ou les) membre(s) de la famille reste(nt) à l'attendre dans la salle, sans insister pour accompagner le malade pendant l'examen, c'est qu'il n'a pas Alzheimer. Je suis absolument formel. Mais à l'hôpital, il y a trop d'intervenants pour bien observer la structure familiale. En revanche, j'ai été frappé dès le début de mon exercice libéral par la similitude du comportement familial pour chaque nouveau cas d'Alzheimer. À un degré moindre, on retrouve cette proximité familiale chez les familles de parkinsoniens. La plupart du temps, le lien étroit entre le malade et l'aidant est d'une solidité à toute épreuve. L'aidant essaie de tenir le coup le plus longtemps possible auprès du malade, jusqu'à l'extrême limite de ses forces. Pour exemple, je donne ce début de lettre qui m'a été adressée par la fille d'une malade démente: « *Docteur, il s'agit de **notre** première consultation, et vos coordonnées m'ont été transmises...* ». Autre exemple, je reçois un appel téléphonique du Canada. La femme qui était au bout du fil voulait parler immédiatement au neurologue pour lui demander les résultats du scanner cérébral réalisé pour sa maman la semaine précédente. Il faut dire que cette maman ne manquait pas de malice. Dans sa grande démence, elle avait réussi à convaincre la secrétaire du radiologue d'annuler un premier rendez-vous de scanner cérébral, sous prétexte qu'elle avait pu subir cet examen avant le rendez-vous fixé, dans le département voisin où habitait l'une de ses filles, ce qui paraissait plausible. Ce coup de téléphone, c'était au moins le 10e d'un des membres de la famille de cette femme en l'espace d'une dizaine de jours. Hier, c'était l'un des fils qui avait téléphoné et qui était venu chercher une ordonnance pour sa maman au milieu de la consultation. Les semaines précédentes, c'étaient deux autres sœurs qui s'étaient manifestées par téléphone, chacune à plusieurs reprises.

Tant d'agitation autour de la confirmation du diagnostic de démence qui paraît évident à tous les enfants qui communiquent entre eux de façon rapprochée et qui exigent le même fonctionnement de la part du médecin. Cela ne se rencontre pas avec une telle acuité dans aucune autre affection neurologique touchant un adulte âgé, au moins dans notre culture occidentale. Dans le cas précédent, je n'avais reçu la maman malade que pendant la demi-heure ou l'heure de consultation initiale et il est vraisemblable que je ne la reverrai plus jamais si je ne l'exige pas. Un médecin généraliste, s'il accepte, devra renouveler le traitement régulièrement et faire des certificats au rythme des demandes des enfants.

Personnellement, il me paraît important que la famille d'un dément prenne conscience de ce mode de fonctionnement qui lui est si particulier et si naturel. Car, fondamentalement, malgré son besoin de proximité, le dément aime bien se singulariser dans ce clan familial. Quand cela est possible, il paraît parfois souhaitable d'espacer les contacts familiaux en donnant à une tierce personne affectivement neutre le rôle d'aide de la personne démente.

▶ Patiente, veuve est accueillie par l'un de ses enfants parce qu'elle présentait un tableau clinique associant une démence et une petite hypertonie extra-pyramidale. La belle-fille qui s'occupait de la vie quotidienne de cette personne avait conservé la juste distance qui permettait à sa belle-mère de garder son indépendance dans la maison. Les moyens financiers aidant, elle employait une personne à temps partiel pour stimuler la malade et l'aider à accomplir l'ensemble des tâches de la vie courante personnelle, de la toilette par exemple, mais aussi de la vie familiale comme la lessive et la vaisselle. Pour rien au monde, cette belle-fille qui accompagnait la malade à chaque consultation, n'aurait fait « *pour* » ni « *à la place* » de sa belle-mère. Pendant les 5 années où je l'ai suivie, la maladie ne s'est pas aggravée. Son fils ne s'est pas manifesté. Une exception.

Apparition de la démence: le rappel d'un souvenir de séparation. Cette notion de proximité semble permettre de cerner les circonstances d'apparition des symptômes démentiels. La décompensation vers la démence s'observe en général lorsque le sujet âgé est confronté au réveil de ses souvenirs d'expériences familiales de séparation: un deuil, une tentative d'autolyse, une dispute familiale, la perte d'un territoire familial (la grande maison de famille qu'il a fallu vendre), l'espoir d'un rapprochement familial déçu. Toutes ces circonstances viennent contrarier les projets familiaux du sujet pour son 3e ou 4e âge et entravent la poursuite de la réussite de sa stratégie de proximité familiale jusqu'à la fin de sa vie.

▶ La dernière malade démente que j'ai vue en consultation illustre parfaitement le troupeau familial et la séparation. Cette femme célibataire vivait sa retraite en compagnie de ses deux sœurs, elles-mêmes célibataires, dans la maison familiale. Les premiers troubles de mémoire sont apparus avec la maladie et le déclin progressif vers la mort d'une sœur atteinte d'un cancer. Cette séparation prochaine avait ravivé le souvenir du décès des parents.

▶ Comme je travaillais en Normandie, j'ai pu observer des démences apparaissant après le réveil d'une séparation ancienne, lors de la commémoration des anniversaires du débarquement. Pour le 50e anniversaire, en 1994, un fermier de la région a reçu la visite inattendue d'un ancien commis de la ferme qui était présent au moment de la Libération. Ce dernier a pu relater avec tous les détails douloureux la façon dont la maman du fermier avait été blessée par les bombardements et la façon dont elle était morte dans une pénible agonie ; 6 mois plus tard, l'humeur du fermier se transforma. L'hypothèse d'une dépression réactionnelle fut émise devant l'installation d'une apathie, de pleurs et de gémissements dans lesquels l'homme appelait « *maman* ». Sa femme, une dame de fer, l'a accompagné jusqu'au bout de la démence, sans jamais remettre en question sa proximité, sans réellement permettre au médecin de s'approcher de son mari.

▶ Pour les fêtes du 60e anniversaire du Débarquement, j'ai pu observer deux autres cas similaires. Pour l'une des femmes de plus de 80 ans, la célébration de cet anniversaire avait été l'occasion de retourner pour la première fois sur le lieu où son mari et un de ses tout jeunes enfants avaient été tués par un bombardement, alors qu'ils s'étaient mis à l'abri dans un fossé.

▶ Ces cas semblent nous montrer que le conflit déclenchant de la démence n'est pas la séparation elle-même mais sa commémoration, parfois de façon très tardive, à l'âge où le sujet est amené à faire le bilan de sa vie familiale. C'est, semble-t-il, le même mécanisme qui a joué pour madame T. À la mort de son mari, une de ses filles avait jugé bon de lui offrir un petit chien pour lui servir de compagnon. Et pendant près de 14 années, ce fidèle compagnon avait bien rempli son rôle sur le plan affectif. Ce n'est que quelques mois après la mort de son chien que cette femme a réellement repris conscience de l'absence douloureuse de son mari et qu'elle a commencé à perdre la mémoire.

Bien sûr, comme toujours, il faut nuancer ces propos. Un conflit entraînant un traumatisme psychique important n'est pas univoque et il faut discerner à travers les événements, ce qui a été mal vécu par la personne avant l'apparition de son symptôme. La séparation peut être liée à la disparition ou à la distance prise par un membre de la famille. Mais dans d'autres cas, c'est l'aspect excessif de la proximité qui est la cause du traumatisme.

▶ C'est aussi l'histoire de madame G. qui venait d'atteindre ses 90 ans sans encombre. Cette femme vivait sous le même toit que sa fille et ses petits-enfants. Elle avait encore une jolie voix et prenait plaisir à chanter une œuvre de son répertoire. Mais avec ses chants et ses histoires, toujours les mêmes, l'agacement familial commença à se manifester notamment chez le petit-fils qui considérait que la grand-mère radotait. Après quelques mois de cette dégradation du climat familial, on vit apparaître les premiers signes de maladie d'Alzheimer chez la grand-mère. J'ai profité de ces circonstances familiales et de l'arrivée de la démence pour proposer à sa fille d'essayer de trouver rapidement une maison médicalisée qui pourrait l'accepter. Couper avec la famille délétère, cela me paraissait une bonne solution pour sa maladie. Une place fut rapidement trouvée dans un établissement très proche de la maison familiale, ce qui permit à sa fille de la visiter. Très vite, l'aïeule s'habitua à son nouveau milieu. Elle voyait sa fille presque tous les jours et ne côtoyait plus l'enfant désobligeant. Elle charma les pensionnaires de la maison avec ses chansons et fût bien accueillie dans ce milieu où la moitié des pensionnaires n'avaient pas assez de mémoire pour lui reprocher de chanter toujours la même chose ; 4 ans plus tard, elle s'est éteinte, toujours épanouie, sans aucune progression notable de sa démence.

Une démence apparemment typique qui régresse ? Attirer l'attention des chercheurs au risque d'une colère de scientifique ? J'ai pris ce risque en soumettant une observation exemplaire de démence qui doit pousser « *l'Alzheimerologue* » à réfléchir sur ses prétentions à toujours faire un diagnostic clinique précoce avec certitude. Pour le moment, rappelons-le, le diagnostic de certitude de la maladie d'Alzheimer ne peut se faire **qu'après le décès du malade**, sur l'étude microscopique de son cerveau. Cette observation va être un peu plus détaillée du fait de son évolution inhabituelle. Elle a débuté en milieu hospitalier spécialisé où le diagnostic de démence a été établi. Ce diagnostic a été ensuite confirmé par deux experts hospitaliers de la démence.

▶ Madame D., 69 ans, est une femme simple, issue de la campagne qui n'a pas obtenu le certificat d'études primaires lors de ses études, a élevé 3 enfants, une fille et deux garçons, n'a jamais exercé de profession et a toujours vécu en milieu rural. Elle vient de sortir d'un hôpital. Dans ses antécédents, on note qu'elle était traitée pour une insuffisance coronarienne depuis quelques années. Elle a subi une hystérectomie à l'âge de 46 ans et s'est fait poser une prothèse à la hanche droite 15 ans plus tard. Elle n'a pas d'antécédents psychiatriques notables avant un épisode dépressif survenu 9 ans auparavant, après le départ d'un fils loin de sa maison. La mise en route d'un traitement antidépresseur avait provoqué à cette époque un état confusionnel transitoire. La mauvaise tolérance d'un traitement à activité anticholinergique en phase pré démentielle est une notion classique pour les neurologues. L'examen neurologique et l'électroencéphalogramme faits au décours de cet épisode confusionnel, après l'interruption du traitement antidépresseur, étaient normaux. Depuis, la malade consultait néanmoins régulièrement son médecin généraliste pour des manifestations fonctionnelles qui semblaient surtout être d'origine anxieuse. L'histoire de la maladie récente a pu être retracée grâce à son mari. Progressivement, au fil des années (depuis au moins 2 ans, semble-t-il), madame D. a présenté un déclin intellectuel rapide avec des troubles de la mémoire et une réduction de son activité (domestique, sociale) que le mari était obligé de compenser par sa participation aux tâches ménagères. Elle avait été vue par un psychiatre qui malgré l'absence de tableau de dépression caractérisée avait proposé un nouvel essai de traitement par un antidépresseur (tricyclique) et des benzodiazépines. Ce traitement avait été bien supporté sans récidive de la confusion mentale mais il n'avait pas modifié le tableau clinique.

Quelques mois plus tard, la patiente avait été hospitalisée en service de neurologie car son état ne lui permettait plus de rester seule à son domicile, son mari ayant lui-même été hospitalisé à la suite d'un accident de voiture. L'examen clinique confirmait un état démentiel avec un score de 16 sur 30 au *Mini Mental State Examination*. La note obtenue était compatible avec un stade de démence relativement modérée. Son bilan ne montrait pas d'anomalies importantes en dehors d'une certaine atrophie cérébrale diffuse sur le scanner, banale à cet âge. La malade fut adressée avec son mari en maison de rééducation. Là, elle avait vu son état se dégrader rapidement avec apparition d'une confusion mentale et de troubles du comportement. Elle manifestait une certaine agressivité vis-à-vis du personnel et de son mari.

Ces troubles avaient nécessité une nouvelle hospitalisation en service de neurologie. Sous traitement neuroleptique, le comportement s'était rapidement amélioré et la malade fût autorisée à retourner quelques temps après à son domicile, en même temps que le mari convalescent de sa fracture de hanche. La lettre de sortie pour le médecin traitant signalait que les tests psychométriques confirmaient un état démentiel difficilement compatible avec la vie seule. Au terme de ce début d'observation, le diagnostic clinique de démence ne semblait faire aucun doute, encore qu'on puisse discuter de sa nature exacte et hésiter entre une maladie d'Alzheimer avec manifestations psychiatriques et une démence à corps de Lévy où les troubles psychiatriques précoces semblent plus fréquents. Il faut noter que les allèles Apo-E n'avaient pas été étudiés chez elle alors qu'ils sont considérés comme des marqueurs génétiques potentiels dans la maladie d'Alzheimer.

Le sujet venait tout juste d'échapper au placement dans une maison spécialisée pour personnes dépendantes quand son mari me l'amena en consultation sur les conseils d'un voisin. Le contact difficile du fait d'une inhibition anxieuse et des troubles de mémoire ne permirent pas de reconstituer son histoire infantile ni de bien préciser la mise en place d'un tempérament « *cigale* ». Néanmoins, le portrait des personnes qu'elle fréquentait régulièrement avec plaisir ne laissait aucun doute sur sa stratégie relationnelle. En revanche, il était évident, même dans son état, qu'il n'y avait manifestement que sa famille qui comptait à ses yeux, ce qui traduisait cette proximité que j'ai déjà décrite. Enfin, elle paraissait plutôt intimidée, plus méfiante que véritablement anxieuse. Aidé par le mari, j'ai pu reconstituer un certain nombre de conflits de séparation importants qui avaient précédé l'apparition de cet état démentiel. Madame D. n'avait pas supporté le départ de son fils pour la capitale. Elle n'avait pas non plus digéré que sa fille se mette en concubinage et qu'elle ait deux enfants sans être mariée. Un autre drame était survenu 2 ou 3 ans plus tard: le médecin généraliste qu'elle voyait régulièrement, plus pour se confier que pour soigner un mauvais état de santé, était décédé accidentellement, poignardé à la sortie de son cabinet. Parmi ses amis, il y avait aussi B., un garçon rustre et solitaire qui vivait dans une fermette abandonnée et qui venait lui faire son jardin. Celui-ci lui avait confié qu'il serait sans doute obligé de partir bientôt, car le propriétaire désirait récupérer le bâtiment de ferme abandonné où il vivait. De mois en mois, j'ai pu reprendre et réécouter ces différents conflits de séparation de sa propre bouche. **Progressivement, au fur et à mesure qu'elle se confiait et en supprimant les restes de la « *camisole* » chimique des médicaments, je l'ai vue reprendre goût à la vie, reprendre des activités, apprécier les discussions.** Au bout d'un certain temps, nous nous étions apprivoisés: je représentais pour elle un lien fort, un confident, ce qui peu à peu l'aida à atténuer le souvenir d'autres séparations.

De façon progressive, à mon grand étonnement, elle a quitté totalement sa démence. Au bout de 2 années, environ, son état comportemental était stable et satisfaisant. **Les troubles cognitifs avaient totalement disparu et son MMSE oscillait maintenant entre 27 et 30 sur 30** selon la bienveillance de l'examinateur qui tolère ou non qu'elle s'aide de ses doigts pour le calcul mental, puisqu'elle qui n'avait jamais su vraiment compter qu'en « *anciens francs* ». Rappelons qu'initialement, 6 ans auparavant, le MMSE était coté à 16/30.

Cette observation me paraît être un juste exemple de ce qu'on peut appeler un comportement démentiel: le cerveau fonctionne comme chez un dément authentique, mais la réversibilité totale du symptôme montre qu'on n'est pas dans le cadre d'une démence de type Alzheimer classique avec lésions cérébrales sévères et irréversibles. Le terrain paraît identique sur le plan de la personnalité:

grande proximité familiale, empreinte de naissance positive. Les circonstances de déclenchement des symptômes sont également les mêmes (séparations affectives), mais l'évolution clinique montre qu'il s'agit d'une pathologie cérébrale fonctionnelle réversible (plutôt qu'une atteinte organique régressive).

Chez la plupart des malades atteints de maladie d'Alzheimer, il paraît vraisemblable qu'une partie du comportement démentiel soit réversible. Ainsi s'expliquerait l'effet placebo constaté dans les études des traitements symptomatiques des troubles de la mémoire. Il me semble d'ailleurs qu'au fil des années pendant lesquelles les familles (et les médecins) ont pris conscience de la limite de ces traitements, cet effet placebo se soit amenuisé en même temps que l'espoir d'une amélioration.

J'ai continué à suivre en consultation madame D. pendant plusieurs années. Elle a relativement bien supporté le décès de son mari survenu 3 ans après notre première rencontre et le décès de son ami B. survenu quelques mois après son expulsion par les gendarmes. Seul le traitement de son insuffisance coronarienne avait été poursuivi. « *Malheureusement* », elle connut une grande joie qui venait clore un conflit familial vieux de nombreuses années: sa fille, mère de 2 enfants, s'était enfin mariée. Peu après la fin de ce conflit « *indigeste pour elle* », on lui diagnostiqua un cancer de l'antre de l'estomac... Une question me tourmente encore. Si elle avait été placée en milieu institutionnel plutôt que de retourner chez elle sous la protection de son mari, que serait devenue madame D. ?

Autres démences fluctuantes. Une dizaine d'observations recueillies en milieu libéral m'ont montré que la clinique ne permettait pas toujours d'établir un pronostic fiable en matière de démence. L'évolution est parfois surprenante pour une maladie qui est sensée s'aggraver progressivement.

Certains malades étiquetés « *maladie d'Alzheimer* » par des confrères neurologues, psychiatres, internistes, et « *bilantés* » par un psychologue habitué à ce travail d'évaluation neuropsychologique se sont stabilisés pendant de longues périodes.

Certains, au lieu de s'aggraver, ont pu en 1 à 3 ans gagner des points au fameux MMSE. Ces cas paraissaient être cliniquement des démences authentiques, différentes des dépressions pseudo-démentielles. Ils suscitent et justifient la réflexion sur les facteurs environnementaux de la démence, et notamment, pour moi, ceux qui sont d'ordre psychoaffectif. À l'inverse, des aggravations brutales et de nature également fonctionnelle donc réversibles, peuvent être observées au cours de l'évolution d'une démence authentique.

► Je cite l'expérience d'une malade que je suivais depuis plus de 2 ans pour démence modérée (MMSE à 20 sur 30). Je n'avais pas pu résister à la pression du médecin traitant et de la famille qui avait désiré un suivi et un traitement en milieu hospitalier spécialisé. Le travail fait pendant plus de 2 ans à mon cabinet avait « *semble-t-il* » permis de stabiliser la malade (elle avait récupéré et maintenu un gain de 3 points au MMSE). La rupture de la relation imposée par la famille et par le médecin traitant n'avait pas été bénéfique. La malade s'était rapidement détériorée: elle avait perdu 12 points sur 30 en moins d'un an, ce qui est une aggravation beaucoup trop rapide pour paraître organique (c'est-à-dire directement liée à une accélération brutale des lésions cérébrales de maladie d'Alzheimer). Effectivement. Je l'ai reprise en charge une année plus tard. La patiente s'est progressivement hissée à son niveau antérieur, avec une meilleure autonomie dans le milieu familial. Elle avait même repris quelques temps après, la conduite automobile sans accompagnateur pour faire les courses au village voisin.

► Autre situation stupéfiante que celle de cette femme ancienne directrice administrative d'une entreprise familiale dont les troubles démentiels remontaient, selon le mari, à environ 3 ans avec un MMSE initial à 15 sur 30. De patiente, elle devint au bout de quelques mois l'accompagnante de son mari, le temps d'une consultation. Celui-ci présentait alors des plaintes mnésiques dans un contexte anxio-dépressif vraisemblablement réactionnel à la maladie de sa femme. Il était obligé de tout faire à la maison et avait du mal à faire face. C'est avec ironie que l'épouse regardait son mari passer les épreuves. Elle énumérait sans hésiter: « *cigare, fleur...* », étonnée que son mari éprouve de la difficulté à retrouver ces mots que je lui avais demandé de retenir 2 minutes auparavant. Étonné aussi le neurologue qui, les mois précédents, n'avait jamais pu observer un bon rappel différé chez elle, même en proposant des indices de facilitation. Le sujet avait nettement moins de mémoire lorsqu'elle était patiente en situation d'examen. En repartant de mon cabinet, elle a tout de même oublié ses lunettes, peut-être seulement pour signifier inconsciemment le plaisir procuré par cette consultation et l'envie de se revoir.

Ne peut-on pas relever dans certains cas de démence une corrélation entre le comportement et la perte neuronale ? Il est ainsi fréquemment observé que la symptomatologie évolue par phases pour ne pas dire par lubies. Pendant quelques semaines, une malade sera incapable de reconnaître son mari et elle lui demandera ce qu'il fait chez elle, puis elle prétendra qu'elle ne vit plus dans sa maison avant de retrouver ses capacités de reconnaissance des lieux et des personnes. Ailleurs, c'est un manque du mot qui prendra le devant de la scène pendant quelques mois pour ne plus reparaître pendant de nombreux mois ou années. À ces fluctuations spontanées de la démence elle-même, dont les causes sont difficiles à déterminer pour un neurologue, viennent souvent s'ajouter d'autres phénomènes intercurrents qui peuvent également aggraver la démence. Parfois, c'est la mauvaise tolérance d'un épisode infectieux ou l'administration d'un médicament qui détériore la situation, quand il ne s'agit pas d'un épisode dépressif authentique.

▶ Un malade avait présenté les premiers signes de détérioration cognitive, peu après avoir pris sa retraite. Néanmoins, ses performances restaient assez satisfaisantes au fil des mois, dans la zone d'une démence très légère. Je lui avais conseillé d'envisager un suivi pour un soutien psychologique au moment où sa femme prendrait elle-même sa retraite. Car pour moi, il s'agissait d'une maîtresse femme. Je ne la voyais pas laisser assez d'indépendance à son mari, le jour venu où elle n'aurait rien d'autre à faire. Effectivement, peu après le départ à la retraite de sa femme, le malade a présenté des troubles psychiques sur un mode dépressif mais également avec quelques idées délirantes. Le psychiatre le fit hospitaliser pour renforcer le traitement antidépresseur en cours. Quelques mois plus tard, ce psychiatre m'a renvoyé le malade pour faire le bilan de sa démence qui s'était considérablement aggravée sous antidépresseur. L'écoute de la souffrance du malade littéralement « *étouffé par sa femme* », le sevrage médicamenteux progressif ont permis un retour à l'état cognitif antérieur, sans récidive du tableau psychiatrique.

Qu'elles se fassent dans le sens d'une aggravation brutale ou d'une amélioration, ces fluctuations rapides des symptômes au cours de la démence sont bien sûr en faveur d'un processus fonctionnel surajouté, peut-être ou sûrement indépendant de la démence « *organique* ». Tout au long de l'évolution de la maladie, il convient d'essayer d'en saisir le sens pour savoir résoudre un problème nouveau ou favoriser la stabilisation du symptôme, par une écoute attentive. Deux exemples vont être donnés pour illustrer ces propositions.

▶ Apparition d'une incontinence urinaire qui ne relève pas d'une atteinte organique de l'appareil urinaire (problème prostatique ou vésical). L'entretien permet de situer l'apparition du trouble urinaire au moment où le malade avait fait un voyage. Il a perdu ses repères géographiques. Il faut souligner que, chez l'homme, l'urination est symboliquement très chargée de sens, liée au marquage du territoire comme chez l'animal. Un déplacement hors du territoire, l'absence de l'épouse, suffisent à déclencher ce symptôme qui doit pouvoir régresser dès que le malade dément retrouve un territoire bien à lui. Pour cela, il faut en parler avec le malade.

▶ Autre cas surprenant est celui de ce patient qui, en quelques semaines, a gagné 10 points à son score de MMSE sous traitement anti-cholinestérasique. Même si les médicaments ont une certaine activité sur la démence, il ne paraît pas raisonnable d'imputer cette amélioration spectaculaire, au seul remède. Effectivement, l'interrogatoire de son épouse permet de trouver une autre explication à cette amélioration sensible. Depuis quelques semaines, plutôt que de surveiller et de rectifier les oublis de son mari, cette femme s'était mise dans la tête de ne pas s'en offusquer. Elle avait pris le parti de le considérer comme un tout jeune enfant. Comme tel, son mari avait le droit à l'erreur dans ses apprentissages. D'une attitude antagoniste et parfois agressive, supportant mal les déficiences de son époux, cette femme était passée à une attitude positive encourageant toutes les initiatives de l'époux quel qu'en soit le résultat. Elle riait de ses bêtises comme elle l'aurait fait pour son enfant maladroit. Ce changement des rapports dans le couple avait sans doute permis la levée d'une grande inhibition chez le mari. Le résultat de cette nouvelle stratégie sur sa démence était manifeste. Il faut donc convenir que l'amélioration spontanée de certains symptômes cliniques de maladie dégénérative impose d'imaginer d'autres mécanismes que celui de la destruction cellulaire progressive et implacable.

▶ Mais j'aimerais aussi rapporter une aggravation véritablement expérimentale du comportement d'une malade démente. Elle se passe dans un établissement hospitalier de la région parisienne spécialisé pour l'accueil des malades déments. Après 40 ans de recherche, le médecin chef part bientôt à la retraite. Le psychologue du service interprète les phantasmes des malades au travers de leurs symptômes. Il maintient tant bien que mal le moral des troupes soignantes. Quant à madame L., une ancienne aide-soignante hospitalisée depuis quelques années dans le service pour sa démence, elle passe son temps à « *emmerder*» les autres. Elle joue continuellement avec ses excréments et elle se souille comme elle souille sa chambre et ses murs.

Continuellement ? « *Non !* »

Effectivement, lorsque madame L. passe sa journée dans le foyer, par exemple pour y appliquer des recettes de cuisine, elle reste propre toute la journée. Elle oublie ses « *fantasmes sodomiques* ». Elle ne joue plus avec ses fèces. Elle ne régresse plus à l'état infantile. Un jour, un aide-soignant du service la met à l'épreuve : il pense que ses troubles comportementaux ont un sens très banal, la souffrance de ne pas être reconnue. Ce qui n'est pas forcément pour plaire aux experts du service, le médecin et le psychologue. Pourtant, c'est une idée simple. Madame L. qui a perdu son identité d'aide-soignante en passant à l'autre bord hospitalier, celui des malades, tente peut-être de la retrouver en marquant son territoire avec ses excréments, comme un animal. Lorsqu'elle se retrouve du côté atelier cuisine pour préparer le repas et faire manger les malades, elle redevient un peu une aide-soignante. Elle en oublie qu'elle est, elle-même, une malade parmi d'autres malades. Elle a, pour un temps, retrouvé une singularité, une identité personnelle, la sienne. Elle n'a plus besoin de compenser symboliquement son manque. Ce qui expliquerait qu'elle soit toujours propre au foyer. L'expérience imaginée par cet aide-soignant est simple. Si la patiente souffre bien d'un problème de reconnaissance et d'identité, il est possible de le vérifier expérimentalement en réactivant son conflit d'identité lorsqu'elle arrive au foyer occupationnel. L'occasion ne se fait pas attendre. Le jour suivant, elle arrive au foyer et se présente à lui comme « *aide-soignante* ». Elle a cette idée bien ancré dans sa tête et ce n'est pas sa mémoire qui va la trahir sur ce point-là ! L'aide-soignant lui réplique: « *Madame, ici vous êtes une malade. L'aide-soignant, c'est moi !* ». Le résultat ne se fait pas attendre. À cette nouvelle perte d'identité, elle réplique immédiatement par le jeu des excréments dans le foyer occupationnel jusque-là préservé. CQFD !

Ce serait peut-être dérangeant de prendre le risque de changer les habitudes de traitement, d'inventer des expériences de vie (comme le rapporte Jean Maisondieu) et de mettre par exemple sur la porte de la chambre d'hôpital de cette dame une plaque indiquant: « *Madame L. Aide-soignante* ».

▶ À l'inverse, j'ai eu l'expérience d'une malade confuse surprenante par ses capacités mnésiques. Je l'avais rencontrée pendant une dizaine de minutes à l'hôpital où elle était soignée pour un état d'agitation et de confusion mentale au cours d'une démence. Sa voisine de chambre s'était mise à rire en me voyant essayer de prendre contact avec cette « *folle* ». Mais le contact s'était bien passé, dans le calme. J'avais aidé cette dame à retrouver les prières de son enfance. Quelle ne fut pas ma stupeur: deux ans plus tard, lors d'une nouvelle visite, c'est elle qui m'a reconnu et qui m'a parlé de notre précédente rencontre. Drôle de démence, drôle de confusion mentale permettant une parenthèse dans les troubles de mémoire !

Des soignants seraient peut-être étonnés des réponses de « *leur* » dément ou même de son conjoint, s'ils allaient jusqu'à oser demander: « *Pourquoi faites-vous cette maladie ?* », « *qu'est-ce qui vous empêche aujourd'hui d'aller mieux ?* ». S'intéresser au pourquoi du symptôme et essayer de faire régresser ces compensations symboliques, c'est une expérience fascinante à tenter puisque les études scientifiques montrent qu'à l'heure actuelle, il n'y a pas encore de traitement efficace pour enrayer définitivement la progression de la maladie d'Alzheimer. Mais, à la décharge des médecins, les spécialistes de la démence se posent rarement la question du sens d'un nouveau symptôme. C'est la maladie qui s'aggrave. Je souligne à nouveau l'importance qu'il y a à faire exprimer au malade dément toutes ses souffrances de séparation. Faire évoluer le comportement démentiel, c'est peut-être écouter, symptôme après symptôme, la souffrance renfermée par le malade, notamment chaque fois qu'il paraît s'aggraver. L'adage est peut-être vrai: « *Tout ce qui a été cristallisé dans l'inconscient ne se dissout jamais, si on ne le met pas en mots*».

Je reprends ici un exemple extrait du livre *Vivre avec l'Alzheimer*. Cet ouvrage propose de rencontrer « *l'Alzheimer* » (sic) à partir du témoignage de 6 malades présentant une détérioration déjà notable ayant abouti au diagnostic clinique de la maladie. Ce livre est rédigé par une travailleuse sociale en milieu médical spécialisé pour la démence. Elle est employée à l'*Alzheimer Disease Research Center de l'Université de Californie* à San Diego. Dans ce livre, on a un catalogue des tableaux cliniques et des manifestations attribuées à la maladie d'Alzheimer. Cette extrême diversité des symptômes n'est, bien sûr, jamais mise en corrélation avec les événements pénibles vécus par le sujet. Les symptômes sont présentés comme une fatalité dépendant du génie évolutif propre de la maladie.

▶ Robert, ingénieur brillant, ancien de la NASA, a dû quitter son métier avant ses 55 ans à cause d'une détérioration rapide de ses facultés intellectuelles. Dans son histoire, on a un symptôme qui survient fréquemment au cours de la maladie, la prosopagnosie. Cela désigne l'inaptitude à reconnaître les visages familiers (du grec *prosop - a - gnosie*). Ce symptôme est particulièrement troublant pour l'entourage familial notamment pour le conjoint qui s'entend dire pour la première fois: « *Mais, monsieur (ou madame), que faites-vous chez moi !* » par celui qu'il côtoie quotidiennement, souvent depuis plusieurs dizaines d'années. Ce symptôme de la prosopagnosie est raconté de façon détaillée, notamment dans la façon du malade de le vivre et de l'accueillir. Essayons d'aller plus loin avec les éléments biographiques donnés dans le livre. Le sujet ne conduit plus sa voiture depuis des années. C'est son fils qui le ramène de l'aéroport. Il faudra tout le trajet jusqu'à son domicile pour qu'il prenne conscience que la personne qui conduit sa voiture est son fils. Cet épisode survient, par hasard, au moment où Erika, la femme de Robert, s'absente quelques jours pour s'isoler et reprendre un peu d'énergie dans un autre cadre. Elle a retenu une chambre dans une auberge de campagne et c'est pour cela, qu'elle a demandé à leur fils de venir pendant son absence. Robert n'a plus l'autonomie nécessaire pour vivre seul depuis longtemps. Comme dans bien d'autres passages de ce livre, aucun lien n'est fait entre un événement, le départ d'Erika, sa femme, et le déclenchement du symptôme chez son mari, la non reconnaissance du visage du fils.

Pour un neurologue, la prosopagnosie témoigne d'un dysfonctionnement de la région du « *carrefour* » de l'hémisphère cérébral droit. Point final. Pour le médecin que je suis devenu, c'est cette même région cérébrale du cerveau stratégique qui sert de relais pour les conflits « *de limites de territoire* ». Elle se met notamment à « *ruminer* » et à faire des « *bugs* » lorsque l'homme constate chez lui (ou dans sa voiture) l'intrusion d'une personne qui n'y vit pas de façon habituelle. Cela le dérange. C'est bien l'événement qui est raconté par Lisa Snyder. Le fils de Robert vient vivre dans le nid familial pendant l'absence de sa femme. Voilà bien à mon sens un événement qui risque de déclencher une prosopagnosie chez un malade déjà très perturbé. Ce nouveau symptôme ne traduit pas forcément une aggravation de sa maladie d'Alzheimer mais peut-être simplement la compensation symbolique des perturbations de l'organisation de la vie quotidienne du malade. Il perd sa femme, un « *intrus* » la remplace.

Comme toute pathologie, la démence s'inscrit naturellement dans un environnement et dans un contexte psychosocial singulier, dans l'histoire d'une personne et d'une famille. La démarche « *d'écoute* » proposée dans ce livre tente de repérer et de désamorcer un maximum de conflits psychoaffectifs qui ont pu précéder ou succéder à l'apparition des symptômes organiques ou fonctionnels de démence. L'expérience clinique me conduit à formuler l'hypothèse qu'il existe peut-être tout un continuum chez les sujets présentant des symptômes de démence. Chez certains, les facteurs biologiques, notamment les facteurs génétiques seraient prédominants, conduisant à la constitution rapide de multiples lésions cérébrales a priori irréversibles et aboutissant rapidement au tableau de démence sévère. À l'autre bout de l'échelle, se situeraient des patients ayant une plus faible « *capacité* » à faire des lésions cérébrales. Chez ces personnes, les facteurs psychoaffectifs auraient au début un rôle prédominant dans la persistance et l'aggravation de la symptomatologie. Les bugs du cerveau stratégique pourraient se manifester chez ces personnes par des troubles mnésiques isolés (l'« *oubli bénin* ») au moins pendant quelque temps. En l'absence de facteurs de discrimination très pertinents, entre les démences fonctionnelles au moins partiellement réversibles et les démences organiques très évolutives, l'approche par l'écoute et la relation d'aide paraît être justifiée chez tous les malades. Répétons-le: qu'il y soit organique ou fonctionnel, le symptôme masque toujours une souffrance prisonnière à écouter et à soulager.

Une dernière remarque mérite d'être faite: la fragilité qui fait naître un conflit personnel (par intolérance à la frustration et au deuil) s'inscrit en général dans la fragilité du groupe familial et même du groupe social. Cette fragilité peut donc être aussi « *travaillée* » à un niveau collectif, notamment au sein de la famille. Cette aide relationnelle et ce travail peut intéresser « *l'aidant* » du dément, qu'il s'agisse du conjoint ou d'un enfant du malade.

Recréer du lien ? Les histoires de malades déments m'ont convaincu que la démence pouvait se combattre en évoquant les « *mauvaises séparations* » vécues avant la démence et en recréant du lien.

▶ Lorsque A. m'a été amenée par ses deux sœurs, elle était déjà dans un triste état intellectuel. Célibataire, elle avait vécu à Paris comme secrétaire notariale et allait fréquemment en province pour voir sa famille. Mais quelques années après sa retraite, son état s'était dégradé. Sans mémoire, elle était incapable de gérer son quotidien et ses affaires, ce qui avait fait le bonheur de certaines personnes, peu scrupuleuses. Lors de cette première consultation, le tableau était celui d'une démence franche, sans aucune possibilité de mémorisation: l'oubli à mesure. La présence de ses sœurs à chaque entretien confirmait, s'il en était besoin, le diagnostic de maladie de la proximité familiale. **Comme la démence était apparue avec la désocialisation de cette femme, au moment de la retraite,** nous avons cherché une place dans un établissement de petite taille à caractère familial, où elle aurait le droit de fumer (important pour elle). Peu à peu, elle se ré-sociabilisa et sa mémoire fit des progrès. Elle était à nouveau capable de jouer aux cartes, de participer aux activités ménagères (mettre la table, participer à l'entretien des locaux, aller faire des courses au village). Elle a pu mener cette vie relativement autonome, sans soucis, pendant de nombreuses années avant de mourir d'un cancer.

▶ L'histoire de madame P. commence avec la vente de sa propriété en Champagne. À plus de 70 ans, la vaste demeure et le domaine étaient devenus trop lourds à gérer. Pourtant, 4 générations s'y sont succédé. Le cœur brisé, monsieur et madame P. ont donc déménagé pour vivre dans une petite ville normande, à 50 km de la maison de leur fils. Ils ont acheté deux pavillons contigus: un pour eux et le second pour permettre à la famille de leur fils d'y vivre pendant les week-ends et les vacances. Mais 2 ans plus tard, ce second pavillon n'avait toujours pas servi. Parallèlement, madame P. s'enfonça dans la démence et laissa son mari s'occuper du travail ménager. Au fil des mois, le déclin se poursuivait. C'est alors qu'avec monsieur P. nous avons envisagé l'éventualité d'un nouveau déménagement, pour rompre avec ce contexte familial délétère. À la question de savoir s'il avait encore des amis quelque part en France, il me répondit qu'effectivement, son couple avait gardé de bons liens avec plusieurs couples vivant sur les bords de la Loire. **Il fallut quelques temps pour réaliser les opérations immobi-**

lières nécessaires à l'installation de monsieur et madame P. à proximité d'Angers. Un an plus tard, monsieur P. m'annonçait qu'il avait « *retrouvé* » sa femme. « *L'amour est aveugle* ». Bien sûr les changements du conjoint sont souvent mal appréciés par l'autre membre du couple. Il existe souvent une grande tolérance par rapport au déclin cognitif mais certainement pas à ce point. Mais peut-être ne s'agissait-il que d'une dépression atypique ?

Ces histoires de stabilisation ou de régression des symptômes de démence posent la question du diagnostic clinique de la démence d'Alzheimer. Lorsqu'il y a amélioration d'un tableau clinique, doit-on remettre en doute le diagnostic puisque le processus de déclin se stabilise ou même l'état clinique s'améliore. À ce jour, seule l'autopsie permet de répondre à la question du diagnostic et de dire avec certitude s'il existe ou non un Alzheimer. La question qui me paraît essentielle, c'est celle de la souffrance non évacuée qui sous-tend chaque symptôme, et cela pour tout malade quel qu'il soit. Le médecin doit s'attacher à comprendre et à écouter la progression d'une pathologie, plutôt que de considérer l'aggravation comme inéluctable.

~ 20 ~
La maladie de Parkinson :
« Une stratégie malheureuse »

La science n'explique toujours pas la survenue de la « *paralysie agitante* » décrite pour la première fois par Sir James Parkinson au XIXe siècle. Écoutons Étienne Hirsch, chercheur à l'Inserm: « *La maladie de Parkinson est la seconde cause de handicap fonctionnel chez le sujet âgé après les accidents vasculaires cérébraux. Elle est caractérisée par une dégénérescence des neurones dopaminergiques de la substantia nigra dont l'origine n'est pas connue sauf dans quelques formes d'origine génétique. Ceci explique pourquoi il n'existe pas actuellement de médicaments efficaces pour ralentir la progression de la mort neuronale* ». Encore faut-il souligner que la cause directe de l'apparition des anomalies génétiques dans une famille donnée n'est pas connue. Il y a donc encore un abus de langage: **ce qui est connu dans les formes génétiques de maladie de Parkinson, ce sont les mécanismes mais pas l'origine de la mutation.**

Épidémie d'aggravations chez « mes » parkinsoniens. Les lésions lentement progressives des maladies dégénératives du cerveau (Alzheimer, Parkinson, SLA, ...) n'expliquent pas tout le tableau clinique observé. C'est à partir de 1996 que j'ai eu la certitude qu'il y avait un fil conducteur psychique qui menait à ces maladies dites « *dégénératives* » expliquant la possibilité d'une amélioration du tableau clinique par effet placebo. Mais je n'ai sans doute pas encore assez la foi pour croire à la guérison de ces maladies bien que la presse ait fait mention de la guérison miraculeuse d'une maladie de Parkinson chez une religieuse en juin 2005. « *Tout ce que je peux vous dire, c'est que j'étais malade et que maintenant je suis guérie* ». À l'inverse, j'ai pu vérifier que des conditions « *psychologiques néfastes* », en particulier dans la relation du malade avec le neurologue, pouvaient aggraver considérablement l'état de patients atteints d'une maladie de

Parkinson idiopathique. Selon un confrère neurologue français, spécialiste de renommée mondiale de cette maladie, ma façon de soigner les malades parkinsoniens et de leur proposer une psychothérapie des mauvais souvenirs, en plus des médicaments usuels, n'avait rien à voir avec leur bon état clinique. Son explication était simple: si les syndromes parkinsoniens que je soignais étaient bénins, c'était parce que je ne recevais en consultation que des malades atteints d'une maladie de Parkinson bénigne. Je ne sais trop comment j'arrivais à faire le tri. Sans doute, les malades les plus gravement atteints (devant parfois bénéficier d'une hospitalisation) allaient-ils directement en consultation vers un service de neurologie de l'hôpital ?

Néanmoins, je doute de la réalité de cette explication et je vais expliquer pourquoi. À la fin de l'année 2004 et au début de l'année 2005, j'ai été confronté à une véritable épidémie brutale d'aggravations cliniques considérables chez la plupart de « mes vieux » malades parkinsoniens ; 3 patients bien valides m'ont « abandonné » et je les ai vus revenir quelques mois plus tard en brancard, grabataires, ayant perdu toute autonomie. Au fil des semaines, j'ai pu constater que cette épidémie s'étendait toujours. J'ai mis du temps avant de comprendre ce qui se passait. J'ai enfin pu mettre en place ma « cellule de crise » pour l'écoute spécifique de la tourmente que traversaient les malades et pour tenter de ramener le calme dans leur vie. Au mois de juin 2004, j'avais effectivement changé brutalement de domicile et au mois d'octobre suivant, j'avais quitté la maison bourgeoise dans laquelle je consultais depuis 19 ans. Voilà le drame qui avait traumatisé les malades parkinsoniens. Ils avaient créé des liens avec leur médecin dans un lieu précis. Le changement de local professionnel s'était produit de façon inattendue, très rapidement en 4 mois, trop rapidement pour ces malades hypersensibles à la séparation. Je n'avais pas pu les prévenir à l'avance et les préparer à cet événement. Cet imprévu, ce changement brutal dans la relation malade - neurologue, avait donc frappé la plupart des patients parkinsoniens que je suivais depuis longtemps mais que je ne voyais qu'une fois tous les 6 mois ou tous les ans, voire moins. D'habitude si attentif à leurs expériences de ruptures, je n'avais pas pu les avertir de ce bouleversement brutal dans nos rapports. Ce changement avait été ressenti de plusieurs façons. Il représentait pour certains un déclin et une véritable rupture de relation, moins chaleureuse, très mal supportée « Mais vous étiez si bien dans votre *grande maison* » ; pour d'autres, encore, c'était le signe avant-coureur d'une coupure prochaine pour la retraite « *vous allez bientôt nous abandonner* ». Pour d'autres enfin, c'était même déjà ma mort qu'ils entrevoyaient, tant j'avais été fatigué pendant cette période, avec un amaigrissement rapide d'une vingtaine de kilos. Avec 2 déménagements en 4 mois, 16 heures de travail par jour, j'avais une véritable mine de « *déterré* ». Le notaire responsable des transactions immobilières s'était même inquiété. Le jour de la signature des actes, il avait demandé à mon épouse si je n'étais pas gravement malade. Ce déménagement imprévu avait donc été un stress brutal pour moi mais aussi pour ces malades, fidèles clients depuis des années. Il a fallu que je me mette à interroger systématiquement « *tous les vieux parkinsoniens* » venant en consultation pour qu'ils puissent exprimer les émotions ressenties à cause de ce brutal changement des conditions de notre relation et pour vérifier que leurs symptômes extrapyramidaux se stabilisaient après cette confidence. Car, il faut d'emblée savoir que, comme la maladie d'Alzheimer, la maladie de Parkinson est avant tout une maladie intimement liée à un besoin de proximité et de stabilité dans la relation entre les personnes. Le plus souvent, les symptômes apparaissent ou s'aggravent lorsque cette proximité (familiale notamment) fait défaut ou se rompt. Ce sont les ruptures de relation, les prises de distance qui non seulement déclenchent la pathologie mais qui, éventuellement, l'aggravent brutalement.

Conflit programmant, conflit déclenchant ? L'exemple de cette aggravation collective me permet de mettre en doute le modèle de dégénérescence lentement progressive ayant débuté des dizaines d'années auparavant qu'on m'a proposé au début de mes études. Alors, il est temps de se poser la question: la maladie de Parkinson obéit-elle au schéma de la compensation symbolique que nous avons utilisé jusqu'à présent ? Outre le terrain pré-morbide que nous avons mis en évidence pour la démence, existe-t-il un rail de la maladie avec les phases de conditionnement et de déclenchement des symptômes que nous avons décrites précédemment ? Il est vrai que l'existence d'un traitement efficace pour cette maladie avait fait de moi un fervent partisan de l'allopathie. J'avais presque occulté les souffrances non exprimées du malade. Nous avons vu que la démence rend difficile une anamnèse serrée, notamment pour les conflits infantiles que, souvent, seul le malade connaît. Dans la maladie de Parkinson, malgré l'âge de la personne, il est fréquemment possible de faire le lien entre le sens du symptôme et un événement ponctuel programmant.

▶ Par exemple, un sujet de 60 ans qui consulte pour un tremblement du chef (de la tête) apparu depuis quelques années. Le symptôme est symboliquement une hésitation à tenir tête fermement. Je vais rechercher un traumatisme psychique inverse programmant le symptôme dans la petite enfance: le moment où l'enfant n'a pas hésité à tenir tête, avec des conséquences malheureuses pour lui. Je ne suis donc pas étonné de l'entendre me décrire une scène dramatique vécue vers 11-12 ans. Un soir, lors du repas familial, il a osé essayer de tenir tête à son père autoritaire. Celui-ci l'a immédiatement empoigné par les cheveux et lui a collé la tête sur la table, juste à côté d'un « *immense couteau* ». Frayeur ! Le jeune garçon avait cru sa dernière heure arrivée. De quoi lui couper définitivement toute envie de tenir tête. Peu d'entre vous ont vécu un tel stress. Pas étonnant que vous n'ayez pas de tremblement du chef, n'est-ce pas ?

▶ Lorsque je recherche, chez une ex-enseignante atteinte d'un syndrome parkinsonien, un épisode infantile marquant où elle n'a pas été récompensée de sa stratégie, elle retrouve tout de suite la trace d'un épisode scolaire avec une « *mauvaise enseignante* ». Jeune fille, cette malade était relativement paresseuse. Néanmoins, un jour, elle a profité d'une maladie infectieuse qui la retenait à la maison, pour montrer un peu de bonne volonté et s'est appliquée à faire un devoir. Pour une fois, ce changement de stratégie semblait devoir lui apporter les félicitations de la maîtresse. Bien qu'absente au cours, elle avait travaillé très sérieusement. Quelle ne fut pas sa déconvenue d'obtenir un zéro pointé pour son travail parfait qui méritait un 20 sur 20. La maîtresse n'a jamais voulu admettre que la fillette avait accompli son travail chez elle seule. Pour obtenir un tel résultat, elle avait forcément triché et demandé de l'aide, sans doute à ses parents. Pour comble de malheur, ceux-ci ne l'avaient pas soutenue afin de combattre cette injustice. Quelle blessure d'amour propre ! Pour une fois qu'elle avait décidé de mettre tout son cœur et toute son énergie dans son travail d'école, elle avait été humiliée alors qu'elle méritait une récompense. Par la suite, toute sa vie professionnelle, cette femme a essayé d'être une enseignante accueillante et parfaitement juste.

▶ Le déclenchement (déclenchant) se manifeste par l'apparition brutale des symptômes après un traumatisme de séparation. L'histoire de madame P. est celle d'un syndrome parkinsonien brutal. Elle a été opérée en urgence en raison d'un syndrome abdominal aigu avec une occlusion intestinale basse. L'intervention chirurgicale a montré qu'elle avait fait une inflammation du gros intestin (côlon) dont une partie a dû être retirée par le chirurgien. Plus précisément, il s'agissait d'une diverticulite du côlon sigmoïde. Tout s'est parfaitement déroulé après l'opération. Quelques jours plus tard, je suis appelé en consultation à la clinique de la ville car elle se plaint d'un tremblement de repos du pied gauche apparu le lendemain de son intervention abdominale. Sous le lampadaire de la médecine moderne qui s'intéresse à la maladie et non à l'homme qui devient malade, la patiente débute, selon toute vraisemblance, une authentique maladie de Parkinson. D'un cas de sigmoïdite diverticulaire, elle devient maintenant un cas de Parkinson. Elle n'a pas pris de médicaments et notamment pas de neuroleptiques qui pourraient donner ce symptôme. Le stress de l'hospitalisation et de l'intervention chirurgicale explique probablement l'apparition du tremblement du pied à ce moment de son existence. En effet, les symptômes parkinsoniens sont en général nettement aggravés par les émotions, les stress. Mais le début du processus cérébral dégénératif avec destruction accélérée des cellules de la substance noire de son cerveau qui touche madame P. est censé avoir commencé bien des années auparavant: 10 ans ? 20 ans ? Peut-être plus... Si le tremblement n'est devenu visible que maintenant, c'est simplement parce que plus des deux tiers de ces fameuses cellules du locus niger sont déjà détruites et hors service. Avant, les « *cellules épargnées* » arrivaient à compenser l'inaction des cellules manquantes et elles empêchaient le désordre neurologique par une hyperactivité compensatrice. Maintenant, et sans doute à cause de l'anesthésie générale, elles ne le pouvaient plus. Ce sont les explications officielles comme celles qu'on donne pour la maladie d'Alzheimer.

Ces explications sont très insuffisantes.

Cet éclairage de la médecine moderne laisse, en effet, bien des questions en suspens. Par exemple, pourquoi cette dégénérescence cellulaire spécifique touche-t-elle le locus niger chez cette personne et pourquoi ne fait-elle pas une SLA (une Sclérose Latérale Amyotrophique) ou une maladie d'Alzheimer comme ses voisins proches soumis depuis toujours au même environnement pollué ? Pourquoi la maladie se manifeste-t-elle par un tremblement du pied gauche plutôt que par une hypertonie ou par une atteinte au niveau de la main droite ? Pourquoi à ce moment de sa vie plutôt qu'à un autre moment ?

La science ne répond pas aux pourquoi. Elle se réfère au caractère « *multifactoriel* » de l'affection pour cacher son ignorance. En caricaturant, c'est un peu comme si un garagiste, profitant de votre ignorance, vous expliquait que le défaut de carburation de votre véhicule était lié à la panne des injecteurs de GPL mais aussi à la panne des bougies de préchauffage du moteur diesel, et en même temps au défaut de la bobine d'allumage de la bougie de votre moteur essence... le tout ensemble « *multifactoriel* ». La science balbutie des comment, elle décrit des mécanismes biologiques. Le pourquoi, la cause profonde d'une maladie, reste un mystère. Car contrairement à une opinion très répandue, même la découverte d'un gène dans telle ou telle maladie ne répond pas non plus au pourquoi de cette anomalie génétique qui « *provoque* » la maladie, à un moment donné dans l'arbre familial.

Sous l'éclairage du réverbère de la médecine moderne, l'apparition d'une infection d'un diverticule du sigmoïde a également son explication scientifique. Elle est due à un germe microbien, une bactérie dite « *pathogène* » (mot grec signifiant « *à l'origine d'une maladie* », sans plus) dont la multiplication a sans doute été favorisée par la stase de matières fécales dans un diverticule du côlon, chez une personne qui ne suivait pas de régime « *sans résidus* » et qui, peut-être, a eu en plus une baisse momentanée de ses défenses immunitaires.

Je viens de donner la version officielle, les possibles explications actuelles produites par des experts médicaux pour expliquer les symptômes produits par madame P. au moment de son hospitalisation. Un proverbe chinois dit que l'expérience est la lanterne qui éclaire le chemin parcouru. Les experts sont donc parfaitement savants et « *à jour* » sur ce trajet déjà éclairé. Mais leurs connaissances dans leur spécialité se limitent, dans le temps, au passé et au présent. Les experts connaissent les maladies mais ils ignorent pourquoi l'homme ou la femme deviendra ou devient malade, « *un beau jour* ».

▶ Voyons maintenant pas à pas le raisonnement de décryptage des symptômes de madame P. Tout d'abord, il convient de cerner le moment du conflit psychique déclenchant. Son histoire m'évoque avant tout un épisode de souffrance psychique survenu de façon brutale, 6 mois avant l'apparition des symptômes pour lesquels elle est hospitalisée à la clinique. Nous avons vu que ce délai de 6 mois après « *un imprévu* » est extrêmement fixe, pour bien des maladies. Pourquoi n'en serait-il pas de même pour une maladie de Parkinson ? La fatigue du matin, les réveils nocturnes, les manifestations inflammatoires ou infectieuses sont pour moi des indices infaillibles. Deuxième point, la localisation et la nature des symptômes parkinsoniens à son pied gauche permettent de franchir une autre étape. **Sur le plan symbolique, si on « *tremble à l'idée de* », c'est parce qu'on est incapable de passer à l'acte sans hésitation et sans appréhension.** Grâce au symptôme du pied gauche, madame P. elle est redevenue « *comme si* » elle n'avait jamais été capable de prendre une initiative brutale malencontreuse dans la relation. C'est donc en forçant la relation, il y a 6 mois, que cette femme a tout gâché. Sa sigmoïdite diverticulaire mérite également d'être regardée d'un autre œil. Dans l'obscurité de l'inconscient, je recherche son sens symbolique. L'atteinte du côlon me dit une blessure de l'identité: ne pas être assez reconnue, ne pas être assez considérée. Les diverticules du sigmoïde me disent une nuance de cette déception: l'effort violent (muscles lisses du côlon) fait pour changer cette situation de mépris ou d'indifférence est resté vain. Par compensation symbolique, les muscles lisses du sigmoïde (muscles qui ont produit cet effort symbolique inutile) s'atrophient, ce qui entraîne des hernies au travers de la paroi colique (ces hernies sont appelées des diverticules). Cet échec impardonnable, c'est un épisode blessant sur lequel il faut tourner une page. C'est le rôle symbolique d'une inflammation ou d'une infection fébrile de marquer ce tournant après un épisode de froid entre deux personnes. Je n'ai pas attendu très longtemps sa confidence. Effectivement, elle souffrait depuis longtemps du manque de reconnaissance et d'affection de sa fille. Elle n'avait qu'elle comme enfant. Elle estimait qu'elle ne la voyait pas assez souvent (le besoin de proximité du futur parkinsonien déjà mentionné). Sa fille avait beau lui dire qu'elle devait s'occuper de ses enfants et aider son mari artisan, rien n'y faisait. Sûre de son emprise sur sa fille et certaine de gagner la bataille engagée avec elle, madame P. eut un jour l'audace de lui dire brutalement: « *Maintenant, tu choisis entre ton mari et moi* ». Et depuis cette mise en

272

demeure incroyable (et donc inavouable), sa fille avait naturellement choisi sa proximité à elle, avec son mari et ses enfants. Elle n'était pas revenue voir sa mère jusqu'à cette hospitalisation à la clinique, pile 6 mois après l'altercation.

▶ Dans certains cas, on peut retrouver les deux événements, programmant et déclenchant. Françoise s'évade de l'ambiance délétère de sa famille à 18 ans. Sa sœur aînée, schizophrène, rend l'atmosphère impossible. Peu après, sa sœur se suicide (conflit programmant). À 27 ans, Françoise se sépare de son mari et se retrouve seule. C'est au moment de cette nouvelle séparation qu'elle déclenche un syndrome parkinsonien ayant tous les caractères d'une maladie de Parkinson précoce (conflit déclenchant). Avant de développer ce chapitre de la maladie de Parkinson, j'ai déjà donné de nombreuses orientations sur la façon de voir la maladie de Parkinson en tant que processus symbolique de compensation. Nous savons que cette maladie touche les « *fourmis* », dans les familles où il y a une ambiance naturelle de proximité psychique. Nous avons vu que le vécu psychoaffectif des malades est susceptible de déclencher (et d'aggraver) la symptomatologie parkinsonienne. Maintenant, il convient d'envisager les singularités de cette maladie dégénérative par rapport à la maladie d'Alzheimer. Car si les 2 maladies touchent habituellement le sujet d'âge mûr, au moment où il fait le bilan de sa vie par rapport à ses projets familiaux, si la séparation affective est au cœur du déclenchement des symptômes dans les 2 cas, ces données ont des répercussions pathologiques très différentes selon les sujets.

Une maladie dégénérative particulière.
1) Le Parkinson est « aussi » une maladie de la proximité. La proximité dans les familles n'est pas vécue de la même façon par les cigales et par les fourmis. Ces dernières sont beaucoup plus passives. Elles évitent surtout de prendre certaines initiatives susceptibles de mettre de la distance au sein de la fourmilière. Tout doit aller vers un consensus, une harmonie dans l'action et le comportement doit le manifester. Nous retrouvons ici le problème du tabagisme mais cette fois-ci en sens inverse. **Selon les médecins, il faudrait fumer pour ne pas avoir la maladie de Parkinson !** Et aujourd'hui, de nombreux neurologues pensent que la nicotine protège le cerveau. Effectivement, rares sont les parkinsoniens qui fument ou qui ont fumé. Il est également indiscutable que la nico-

tine a une action sur le système nerveux, qu'elle peut stimuler et améliorer les parkinsoniens et même, semble-t-il, les malades déments. Mais cette façon de voir le tabagisme ne me convient pas. D'ailleurs, je ne crois pas à une flambée de maladies de Parkinson dans les années à venir, liée à l'interdiction de fumer dans les lieux publics, privant les fumeurs actifs et passifs de l'effet protecteur du tabac.

Ma question: est-ce bien le tabac qui protège le système nerveux central ? Dans le tabagisme, je vois moins le besoin de nicotine que, pour certains, le besoin de se créer un espace fumeur, c'est-à-dire un espace symbolique personnel qui tient les autres à une certaine distance. Cela ne se fait pas de cracher sa fumée au nez d'une personne ou de laisser sa cigarette fumer dans la figure d'un interlocuteur. C'est même une provocation. Si les futurs parkinsoniens ne fument pas, c'est à mon avis parce qu'ils ont besoin de la proximité des autres, ils ont besoin de les inclure dans leur espace, besoin d'être proches de leur interlocuteur. Il n'est pas concevable de fumer pour gêner quelqu'un et le tenir à distance quand on veut de la proximité. Si c'est ce besoin de proximité qui détourne le futur parkinsonien du tabac, c'est vraisemblable que ce n'est pas la nicotine qui protège de la maladie de Parkinson.

D'ailleurs, dans mon expérience, c'est ce même besoin de proximité qui pousse certaines personnes à fumer par convivialité, plus que par goût. Certaines d'entre elles feront une authentique maladie de Parkinson malgré leur tabagisme « *soi-disant protecteur* ». Là encore, la nicotine protégerait certains et n'en protégerait pas d'autres, c'est vraiment le mystère des explications scientifiques.

▶ Je ne suis pas étonné d'apprendre que cette femme qui me consulte pour une maladie de Parkinson indiscutable, était une adepte assidue de la cigarette, durant sa vie active d'assistante sociale dans des milieux défavorisés. Pour elle, « *offrir une clope* », c'était sa façon privilégiée et quasiment indispensable pour se faire proche et pour entrer en relation avec un « *paumé* » du quartier. Cela ne l'a pas empêchée de faire la maladie « *dont elle devait être protégée* ».

Le malade parkinsonien vit proche de sa famille. Lorsqu'il consulte, lorsqu'il vient lier une relation avec le médecin neurologue, personne dans son entourage ne le croit capable de rompre cette proximité. On lui fait confiance. Selon les cas et selon les habitudes du couple, le malade vient seul ou accompagné de son conjoint. Mais, si la femme accompagne son mari parkinsonien, elle va prendre la chaise que j'ai mise en retrait pour l'accompagnant et la placer à côté de celle que j'ai destinée à son mari devant mon bureau. Elle ne m'en demande pas l'autorisation. C'est inconcevable pour elle de vivre la consultation en retrait. Je l'ai vérifié des centaines de fois. Mais rappelons-le encore une fois: trop de proximité imposée au malade par son conjoint peut aussi créer de la séparation. La femme « *casse-pieds* » qui suit son mari parkinsonien à la trace, toujours sur son dos et qui lui rappelle impérativement les heures de prise du traitement, peut créer une séparation affective difficile à supporter pour le malade. Souvent lorsqu'elle prend la parole, elle est dans un espace fusionnel: « *On... On n'a pas supporté ce médicament* ». Cette présentation en consultation est donc assez différente de celle d'un malade dément dont la famille fait toujours pression pour l'accompagner...et obtenir directement des informations de la part du médecin, en aparté. Le malade dément (cigale) a trop tendance à tout garder pour lui.

2) **Le Parkinson est une maladie « visible ».** À l'inverse de la démence qui ne se constate qu'au cours de la conversation entamée et poursuivie avec le malade, la maladie de Parkinson est une maladie visible de l'extérieur pour le public, souvent dès son début. Le diagnostic se fait en regardant quelqu'un dans le métro ou à la télévision. Le tremblement caractéristique, le faciès figé, la marche ralentie et le bras qui ne balance pas, révèlent à qui veut l'observer le mal dont la personne est atteinte. C'est ce que j'appelle la « *publicité* » du symptôme. Or, la fourmi a horreur d'être perchée en haut de la branche de l'arbre, livrée au regard de tous. Elle vit cachée sur le sol ou même sous la terre de sa fourmilière, une, noyée parmi des dizaines et des centaines d'autres, impossible à suivre du regard pendant un long temps par un observateur lointain. La visibilité du symptôme parkinsonien est en elle-même un cercle vicieux qui entretient le symptôme et qui contraint souvent le malade à éviter des rencontres qu'il affectionnait pourtant.

Heureusement, Internet a mis en service des programmes de jeux d'argent que l'on peut pratiquer chez soi à l'abri des regards. Car le jeu est un bon stimulant du système dopaminergique et les joueurs se recrutent volontiers chez les parkinsoniens traités ou non. Mais autrefois, il était quasi inenvisageable de se rendre à la salle de jeu du casino, d'y étaler sa lenteur ou son tremblement au regard des autres. Toute l'excitation du jeu disparaissait immédiatement.

L'efficacité du traitement médicamenteux diminue cette gêne du parkinsonien face au regard de l'autre et elle augmenterait son désir de jeu. Yves Dauvilliers a commenté un article de la littérature concernant l'impulsivité des malades parkinsoniens et le rôle des traitements par agonistes dopaminergiques. « *Le jeu pathologique en rapport avec la prise d'agonistes dopaminergiques avec un comportement pathologique est rapporté dans moins de 5% des cas* ».

3) Un déséquilibre avant tout biochimique

L'amnésie hippocampique qui caractérise et définit cliniquement la maladie d'Alzheimer dès le début serait directement liée à la destruction des neurones. Dans la maladie de Parkinson, les symptômes moteurs extra-pyramidaux ne sont pas liés directement à la destruction des cellules de la substance noire mais à un déficit biochimique quantitatif qui déséquilibre la balance entre deux neuromédiateurs, l'acétylcholine et la dopamine, dans des structures cérébrales qu'on appelle les noyaux gris centraux. Les médicaments neuroleptiques agissent à ce niveau et ils sont susceptibles d'entraîner des syndromes parkinsoniens iatrogènes. Il est possible de rééquilibrer cette balance biochimique des noyaux gris et de compenser le déficit relatif en dopamine avec des médicaments d'au moins 3 façons. La première manière consiste à diminuer l'activité de l'acétylcholine. Les médicaments utilisés sont dans ce cas des anticholinergiques. Ils sont anciens et d'efficacité moyenne dans la maladie de Parkinson. Ils ont longtemps été utilisés chez les malades psychiatriques en association avec les neuroleptiques pour en minimiser leurs effets secondaires extra-pyramidaux. Seconde possibilité: il s'agit d'augmenter la production de la dopamine dans le cerveau en administrant le précurseur de cette substance, la dopa. C'est la Dopa thérapie, une véritable révolution dans l'histoire de la neurologie. Enfin, il est possible de stimuler directement les récepteurs dopaminergiques des noyaux gris centraux en administrant des agonistes dopaminergiques ou en stimulant électriquement certaines zones du cerveau. Cette notion de déséquilibre biochimique est importante car elle implique la possibilité allopathique d'une correction directe par les traitements mais également des variations spontanées importantes sous l'influence des facteurs environnementaux, notamment les facteurs psychiques.

Dès le début de ce chapitre, j'ai raconté qu'il était possible de « *créer* » une aggravation de la symptomatologie parkinsonienne en augmentant la crainte de la séparation chez les malades (séparation du neurologue). Cette épidémie d'aggravations en 2004 m'a démontré que je ne soignais pas que des « *parkinsons bénins* » comme me l'avait affirmé le professeur. Cela m'a redonné confiance pour poursuivre mon approche thérapeutique en associant médicament et psychothérapie ciblée sur les souffrances liées à la séparation. Il me paraît plus important d'écouter un malade qui n'a pas supporté un déménagement ou qui ne supporte plus la surveillance constante de son épouse, lorsque ses troubles de la marche s'aggravent. Comme par hasard, cette aggravation ne se manifeste que dans son nouvel appartement. L'augmentation des doses de médicaments ou le bidouillage des horaires de prise ne sont généralement pas aussi efficaces que l'écoute de la souffrance provoquée par le déménagement. Jusqu'où peuvent aller ces fluctuations de symptomatologie parkinsonienne en fonction des variations des conditions psychologiques ? La réponse est importante: dans mon expérience, cette variation peut aller jusqu'à la disparition quasi totale des symptômes parkinsoniens, même si cette disparition n'est pas une guérison définitive de la maladie mais seulement une rémission transitoire des symptômes. Deux expériences m'ont particulièrement marqué.

▶ La première, c'est la disparition totale des symptômes parkinsoniens chez un homme d'environ 70 ans pendant une semaine, au moment de la rencontre avec sa petite fille qui faisait sa première communion. Il a pu abandonner tout son traitement pendant tout ce temps.

▶ Plus récemment, j'ai eu une nouvelle expérience avec un cultivateur atteint d'une maladie de Parkinson depuis plus d'une quinzaine d'années. Il est parti pour la première fois avec sa femme faire un séjour à la neige en compagnie du couple d'un fils et de leurs enfants. Arrivé à la montagne, cet homme a présenté un tableau impressionnant de dyskinésies liées au surdosage médicamenteux, gesticulant comme un pantin désarticulé à longueur de temps. Là encore, il a fallu interrompre pendant plusieurs jours le traitement en cours, pour que les signes de surdosage s'estompent. Une semaine plus tard, le retour à son domicile lui a permis de retrouver son « *comportement parkinsonien* », justifiant la reprise du traitement.

4) Du traitement symptomatique à la « *toxicomanie* ». Il n'existe pas de traitement véritablement efficace pour corriger les troubles de mémoire du dément. En revanche, chez le parkinsonien, il est possible de proposer un traitement médicamenteux symptomatique, relativement efficace sur les troubles moteurs du Parkinson. Cette différence est fondamentale.

▶ Voici 30 ans dans les couloirs de la clinique des maladies du système nerveux à la Salpêtrière, une patiente italienne ne pouvait s'empêcher de crier sa joie à qui voulait l'entendre. Elle venait se faire soigner pour un syndrome parkinsonien réputé peu sensible à la dopa. Nous avions l'habitude, à cette époque, de faire des tests pharmacologiques chez les malades en leur administrant le matin à jeun une bonne dose de Dopa après les avoir prémédiqués pour éviter les nausées et les vomissements. Cette femme si volubile venait de recevoir, à jeun, en une seule fois, 500 milligrammes de dopa. Elle s'était trouvée débloquée en un instant, ce qu'elle n'avait pas connu depuis des mois. Mais sa joie tenait également et peut-être surtout, à l'effet psycho stimulant de la Dopa qui agit un peu comme une drogue du plaisir sous toute ses formes.

On a rapidement oublié qu'au début du traitement de la maladie de Parkinson par la dopa, ce produit fabriqué en Suisse était importé illégalement en France en contrebande pour améliorer les performances sexuelles et le plaisir des hommes du 3e âge. Le « *dope-âge* », venait au secours du désir faiblissant et de l'impuissance au moins relative des hommes vieillissants. Cette euphorie et cette impulsivité n'est pas spécifique de la dopa. Chez les malades parkinsoniens, la mise en place d'une stimulation sous-thalamique (par électrode intracérébrale) est susceptible de provoquer une impulsivité qui peut devenir gênante tout comme le traitement dopaminergique.

▶ J'ai également le souvenir d'un patient traité par la Dopa qui, « *débloqué sous traitement* », ne pouvait s'empêcher « *d'agresser* » le personnel de l'hôpital par des propositions sexuelles, quel qu'en soit le sexe. Cette euphorie et cette excitation créées par la Dopa et le déblocage du corps sont souvent devenus rapidement gênants dans le traitement du malade. Pour le malade devenu « *Dopa dépendant* » au fil des années, il était souvent plus important de retrouver ce « *shoot* » du matin avec une dose starter de dopa.

Ces quelques minutes de plaisir intense valaient mieux qu'une amélioration moyenne ou médiocre de la motricité sur l'ensemble de la journée, mais sans euphorie notable.

Quand le premier agoniste dopaminergique est apparu, il fut très difficile de faire admettre aux malades d'abandonner ces petits moments de satisfaction intense de la première dose de Dopa de la journée pour retrouver une meilleure motricité tout au long de la journée. Il fallait user beaucoup de salive et de persuasion pour combattre cette véritable toxicomanie. C'est pourquoi, dès son apparition, en 1989 je crois, j'ai opté pour la Dopa à longue durée d'action (forme dite L. P. ou à Libération Prolongée) chez tous les nouveaux malades mis en traitement pour leur éviter de devenir des toxicomanes. J'étais un « *pionnier* » et je le suis encore car dans la littérature scientifique, les deux formes galéniques de la Dopa ne sont en général pas distinguées. À dose modérée, la forme LP ne provoque pas cet état d'euphorie intense qui, par la suite, est recherchée pour elle-même de préférence à une bonne motricité de toute la journée. Il y a beaucoup moins cette accoutumance avec la forme LP de la dopa, du moins si le malade est scrupuleux et s'il ne tombe pas dans l'automédication infernale.

5) Une prise en charge spécifique de la maladie de Parkinson.

▶ J'ai pris en charge madame J. en 2003, soit 7 ans après le début de sa maladie de Parkinson. Mon premier travail fut de rechercher une séparation affective traumatisante peu avant l'apparition de ses symptômes. Nous avons vu que la séparation était le facteur psychique déclenchant des symptômes de la maladie. Cette femme était chauffeur de taxi en région parisienne. Elle aimait tellement son métier qu'elle n'avait pas voulu prendre sa retraite en même temps que son mari pour aller vivre en province. Mauvaise stratégie d'action puisqu'elle apprit quelque mois plus tard que son mari avait osé la tromper. Depuis, elle hésite symboliquement: elle tremble à l'idée de conduire et elle n'insiste plus pour faire (membre supérieur gauche) le taxi en région parisienne. C'est ce que sa symptomatologie parkinsonienne exprime, essentiellement sous forme d'un tremblement de repos intense du membre supérieur gauche ; 7 ans après le début de la maladie, son traitement quotidien comportait: 15 mg de Parlodel, 800 mg de Dopa sous forme LP associés à 325 mg de Dopa ordinaire et à un somnifère. La lune de miel avait peu duré. Avec ces posologies la malade présentait d'importantes fluctuations motrices diurnes associant blocages de la marche et des gesticulations de milieu de dose. Il fallait donc envisager un sevrage progressif en médicaments pour éviter les signes de surdosage et lui permettre de retrouver un quotidien plus stable et plus agréable. L'accompagnement psychothérapique de fond a porté sur ses ruptures familiales difficiles à vivre: éloignement des frères et sœurs après l'arrêt de la profession, mort du père, infidélité tardive du mari ; 5 ans plus tard (soit après 12 ans de maladie), le traitement initial a été allégé de plus des deux tiers: arrêt des benzodiazépines utilisées pour le sommeil, arrêt de la bromocriptine (Parlodel), arrêt de la dopa ordinaire, maintien d'une dose de Dopa L.P. limitée à 300 mg par jour et associée à 5 mg de sélégiline. Madame J. va bien ne conservant qu'un discret tremblement mais elle plaisante à chaque consultation en me disant qu'elle n'est pas encore guérie de sa maladie de Parkinson. De toute façon, vous l'avez compris, il s'agit d'un Parkinson bénin.

Dopamine et stratégie.

1) **Avoir le flair.** La maladie de Parkinson touche les zones pigmentées du cerveau mais aussi très fréquemment elle s'accompagne de troubles de l'olfaction, dès le début de la maladie. Sur le plan physiologique, il faut savoir que les glomérules olfactifs se développent sous l'influence de la dopamine. En quelque sorte, il faut avoir un « *bon flair* » pour choisir la bonne stratégie, la stratégie gagnante. Ce n'est donc pas étonnant de constater une baisse de l'olfaction chez le parkinsonien lorsque l'activité dopaminergique diminue. Mais il existe vraisemblablement une destruction active de l'olfaction que l'on retrouve dans d'autres maladies dégénératives qui n'impliquent pas la baisse de dopamine. C'est notamment le cas dans la démence de type Alzheimer et dans la SLA. Le flair est sans doute essentiel pour la conduite d'un projet quel qu'il soit. De là à penser que le plaisir de la subtilité des différentes pizzas est une partie essentielle de la convivialité des italiens, il n'y a qu'un pas que les scientifiques italiens ont franchi puisqu'ils ont vérifié cette anosmie sélective pour la pizza chez leurs patients, dès le début de la maladie. En Italie, l'événement traumatique déclenchant la maladie de Parkinson a toutes les chances de s'être produit autour d'une pizza.

2) Réussir. Le pigment noir qui fait la caractéristique de la substantia nigra, c'est symboliquement et biologiquement le projet d'action, la stratégie, l'impulsivité, la tactique... Il faut être performant dans le but d'obtenir une récompense (c'est le principe du jeu). Pour cela, il faut beaucoup de dopamine. Souvenons-nous de madame P. La maladie de Parkinson survient chez un sujet qui se reproche une initiative perdante, une stratégie qui a été néfaste pour le groupe familial et qui a provoqué une séparation. La malade n'a pas été récompensée de son initiative. Elle n'y a rien gagné. Il convient donc (pour son inconscient) de devenir symboliquement incapable de choisir une stratégie (qui peut mener à l'échec), pour compenser a posteriori l'échec subi. Mais c'est toujours a posteriori que le symptôme apparaît et il a ses désagréments propres. Devenir parkinsonien, ce n'est pas anodin. Et à priori, c'est pour toujours. Mieux vaut prendre du temps et consacrer quelques minutes à exprimer sa souffrance à un confident.

Dans la maladie de Parkinson, la balance qui a trop penché vers une stratégie non récompensée dépendant du système dopaminergique, va se rééquilibrer en donnant plus de poids à l'activité cholinergique des noyaux gris centraux. De même, les psychiatres rétablissent la balance dopaminergique en prescrivant des neuroleptiques aux « *fous* » qui ont trop d'idées hors normes et trop de passages à l'acte par hyperdopaminergie. Ces neuroleptiques viennent réduire l'activité dopaminergique au point de donner parfois un syndrome parkinsonien clinique. Des expériences ont confirmé le rôle du système dopaminergique dans les stratégies. Chez l'animal de laboratoire, on a montré que la dopamine était bien le neuromédiateur indispensable pour l'apprentissage d'une stratégie, dans le but de gagner rapidement une récompense. Les animaux chez lesquels on réduit l'activité dopaminergique (de façon chimique ou par des lésions cérébrales) ont une chute des performances.

Les études faites chez les malades parkinsoniens traités par stimulation intracérébrale ont confirmé que le noyau sous-thalamique jouait un rôle crucial dans la capacité à moduler le temps associé à une prise de décision. Le noyau sous thalamique permet de différer l'action qui découle de la prise de décision. Dans une étude plus récente, la comparaison d'un groupe de parkinsoniens et d'un groupe de sujets témoins a montré que la stimulation sous thalamique des parkinsoniens favorisait l'apprentissage des situations à renforcement positif (par exemple, le gain dans un jeu). En revanche, cette stimulation sous thalamique n'est pas totalement bénéfique. En favorisant un raccourcissement du temps de prise de décision et donc du temps de réaction dans les situations conflictuelles, elle entraîne souvent un défaut de pertinence dans les choix effectués. La stratégie adoptée n'est pas forcément la plus judicieuse. C'est bien le but symbolique de la maladie de Parkinson: elle sert à empêcher une stratégie qui ne s'est pas révélée judicieuse parce qu'elle a créé de la séparation.

3) Une décision malencontreuse. Le début clinique de la maladie de Parkinson semble lié à un échec patent de stratégie. C'est l'exemple que j'ai choisi pour le préambule de ce chapitre. La maladie de madame P. survient 6 mois après l'échec de son coup de poker avec sa fille. Les cas de figures de prises de décisions qui aboutissent à une séparation familiale sont multiples. Mais en règle générale, ces conflits sont faciles à retrouver chez les malades qui débutent un syndrome parkinsonien. J'ai déjà donné quelques exemples, en voici d'autres.

▶ Un agriculteur avait l'habitude de prendre tous les matins son café chez son papa. Une fois, au bout de 20 ans de cette pratique, il n'est pas allé prendre son café matinal avec son père. Celui-ci est mort dans la journée.

▶ Un commerçant à la retraite s'autorise enfin un voyage à l'étranger. Alors qu'il se détend sous les Tropiques, sa maman décède et elle est enterrée pendant son absence.

▶ La patiente n'accepte plus de sexualité avec son époux. Elle prend son petit-fils dans son lit pour la nuit... Peu après, on découvre un cancer du rectum à son mari. La maladie de Parkinson débute après l'annonce du diagnostic de cancer. Il peut mourir de son cancer survenu après la mise en place d'une stratégie d'éloignement par sa femme.

▶ Le sujet est une bouillonnante militante politique. Elle est évincée brutalement de la liste électorale des prochaines élections municipales, et cela après de nombreuses années de bons et loyaux services. Elle déclenche la maladie.

Cette stratégie non gagnante est retrouvée dans les mois précédents, chaque fois qu'il y a maladie de Parkinson clinique. Or tout le monde a dans sa vie fait l'expérience d'une stratégie perdante sans pour autant en faire une maladie de Parkinson. C'est peut-être bien parce qu'il faut être une fourmi vivant dans une ambiance de proximité familiale et être arrivé à la fin de la vie active pour faire une telle maladie. Le futur parkinsonien a pour projet principal une vie familiale harmonieuse, comme un long fleuve tranquille, surtout pour sa vieillesse. J'ai dit que le tempérament « *fourmi* » pouvait prédisposer le sujet à faire ultérieurement une maladie de Parkinson. Mais une cigale qui a reçu pendant de très nombreuses années un traitement neuroleptique pour une psychose délirante ou du lithium pour une psychose maniaco-dépressive a été mise sous une camisole chimique qui la maintient biochimiquement en état d'hypodopaminergie, la transformant en « *fourmi* ». Il ne faut pas s'étonner de voir de telles personnes faire d'authentiques syndromes parkinsoniens autonomes.

Autre problème pratique, il est fréquent de constater l'apparition d'un syndrome extra-pyramidal en fin d'évolution d'une maladie d'Alzheimer. Cette situation ne correspond pas à une maladie de Parkinson authentique mais au stade terminal de la maladie cérébrale. Les lésions de dégénérescence neurofibrillaire et les dépôts amyloïdes atteignent enfin les pôles frontaux du cerveau lorsque ces signes apparaissent. Ces lésions frontales contrarient l'action des fibres dopaminergiques reliant les noyaux gris centraux aux lobes frontaux. Inversement, il est fréquent d'observer une démence en fin d'évolution d'une maladie de Parkinson. Cette démence doit être différenciée d'un effet secondaire des médicaments dopaminergiques ou anticholinergiques administrés au parkinsonien. Cette démence spontanée du Parkinson est souvent dite « *douce* », faite de troubles confusionnels et de troubles de l'attention correspondant vraisemblablement à la dégénérescence des fibres nerveuses allant des noyaux gris au cortex.

~ 21 ~
Sclérose latérale amyotrophique:
« *Impossible de réussir, d'aller jusqu'au bout* »

La sclérose latérale amyotrophique (SLA) ou maladie de Charcot est une maladie du système nerveux qui conduit à une paralysie et à une atrophie progressive de tous les muscles du corps. À un stade ultime, le malade devient totalement paralysé. Il peut uniquement bouger les yeux. Une assistance est nécessaire pour maintenir sa respiration et pour assurer sa nutrition. Mais l'intelligence est intacte. Les lésions nerveuses touchent les voies de la motricité volontaire centrales (faisceaux pyramidaux) et surtout périphériques (motoneurones du tronc cérébral et de la moelle épinière). La durée moyenne d'évolution ne dépasse pas quelques années.

Une enquête italienne qui piétine. Depuis plus d'une quinzaine d'années, une véritable épidémie de SLA, « *incompréhensible* », a défrayé la chronique dans les milieux sportifs. La sclérose latérale amyotrophique, appelée aussi maladie de Charcot sera peut-être bientôt rebaptisée « *la maladie du footballeur italien* ». Pourquoi touche-t-elle singulièrement les footballeurs professionnels italiens, notamment ceux qui jouent au milieu du terrain ? Les médias ont largement diffusé en octobre 2008, l'histoire de Stefano Borgonovo, 44 ans, ancienne star de la Fiorentina et de l'AC Milan. Début septembre 2008, l'ancien joueur avait rendu public son état: paralysé, incapable de respirer sans l'aide d'une machine et ne pouvant communiquer que grâce aux mouvements de ses yeux. Un match de bienfaisance avait été organisé en son honneur le mercredi 15 octobre à Florence. Il est apparu sur les écrans de télévision en fauteuil roulant, sous assistance respiratoire. Le cas de Borgonovo a profondément ému et surtout il a mis une nouvelle fois en lumière une singularité: la SLA, pathologie rare sur l'ensemble de la population, touche en plus grande proportion les anciens footballeurs italiens. Borgonovo fait partie d'une liste de plusieurs dizaines de footballeurs italiens victimes de la SLA, à l'origine de la mort de 39 joueurs entre 1973 et 2008, selon le quotidien italien la *Gazzetta dello Sport*.

Dans une étude conduite par le Professeur Adriano Chio à Turin, sur un échantillon de 7.325 joueurs de football en activité entre 1970 et 2006, 8 cas de SLA ont été recensés, **un chiffre 6 fois supérieur à la moyenne de la population.** Une enquête judiciaire a même été ouverte. « *Les hypothèses sur lesquelles nous travaillons le plus sont le dopage, les traumatismes, ainsi que l'usage de substances toxiques pour l'entretien des pelouses des stades* », expliquait le procureur Raffaëlli Guariniello, qui enquêtait depuis 1998 sur cette pathologie dans le football italien. « *Nous avons étudié le cas des cyclistes et des joueurs de basket, mais nous n'avons identifié aucun cas de SLA. Aujourd'hui, on est en train de travailler sur les rugbymen, en vain pour l'instant. Il semblerait donc qu'il y ait un facteur spécifique au football et c'est ce que nous cherchons à comprendre* ». Bref, pour les experts scientifiques, cette sclérose du footballeur, c'est un mystère total... car ils ne connaissent ni la compensation symbolique inconsciente ni la symbolique du football.

Les avis sont partagés. Si tout le monde fait le même constat, il n'existe actuellement aucune preuve d'un lien direct entre la pratique professionnelle du football et la SLA. La prédisposition génétique, l'intense activité physique et le recours fréquent aux anti-inflammatoires constituent d'autres pistes d'études, au-delà des enquêtes évoquées par le procureur Guariniello. « *Je crois à une malformation génétique. Si je pouvais revenir en arrière, je rechausserais les crampons* », a expliqué Stefano Borgonovo à la Gazzetta dello Sport. Luciano, le frère de l'ancien capitaine de l'Avellino, Adriano Lombardi, décédé de la SLA en 2007, est du même avis: « *Le football n'a rien à voir avec ça* ». Il n'empêche que la SLA, maladie dégénérative très rare et mortelle, inquiète les anciens footballeurs italiens.
Restituons maintenant ces données dans le contexte de la compensation symbolique. En effet, l'hypothèse toxique liée au dopage ou aux produits d'entretien des pelouses ne tient guère: le dopage sévit dans les autres sports avec la même intensité que dans le football et les pelouses de football reçoivent vraisemblablement le même entretien que celles destinées au rugby. Les rugbymen sont d'ailleurs plus souvent à terre au contact direct de ces éventuels produits toxiques. L'intensité de l'effort, le recours aux anti-inflam-

matoires, l'hypothèse génétique ne sont pas non plus spécifiques du football. Il faut chercher ailleurs. Tout d'abord, noter d'emblée que le football tient une place singulière dans la culture italienne. Cette passion disproportionnée des Italiens pour le ballon rond constitue, à elle seule, une singularité pouvant expliquer le facteur géographique pour la manifestation d'un lien éventuel entre SLA et football. Pour un joueur italien, arriver à un certain niveau de popularité chez les tifosis représente une véritable revanche sur une histoire antérieure de dévalorisation, notamment une dévalorisation familiale.

Autre argument: sur le plan symbolique, le football a une spécificité propre. C'est avant tout un jeu de relations (symbolisées par les mouvements des membres inférieurs) harmonieuses collectives (symbolisées par les passes) où il est interdit de mettre les mains. Dans d'autres sports collectifs comme le basket ou le rugby, on utilise les membres supérieurs qui sont symboliques de l'habileté, de la puissance dans l'action, de l'efficacité dans le combat. Les autres sports qui utilisent essentiellement les membres inférieurs sont surtout des sports individuels (cyclisme, course à pied, athlétisme, ski ...). Le football est donc le sport phare symbolique susceptible de compenser un passé de défaite familiale dévalorisante (un groupe qui perd), en refaisant symboliquement une équipe reconnue, une équipe soudée qui gagne.

Faire briller le groupe en battant l'équipe adverse, et notamment distribuer le jeu de l'équipe au milieu du terrain, voilà bien pour un joueur de talent une compensation symbolique à la hauteur susceptible d'effacer, au moins momentanément, son ressenti d'une expérience familiale lamentable où la perte des liens sociaux est décevante et dévalorisante. La pratique du football a un sens symbolique tout comme le tabagisme et le bronzage. La traduction symbolique permet une nouvelle fois de proposer une lecture, de comprendre la motivation inconsciente du joueur de football qui joue avec brio en milieu de terrain et de comprendre pourquoi c'est lui qui risque le plus de faire une SLA. Il resterait à vérifier que, pour chaque joueur de football italien atteint de SLA, il y a bien eu, avant le déclenchement de la maladie, cette histoire de dévalorisation familiale pendant l'enfance, puis à l'âge adulte une histoire de stratégie compensatrice qui n'a pu être menée jusqu'au bout, conflit qui serait le cœur de cette pathologie. Une écoute compétente permettrait, peut-être, de lever ainsi le voile sur les raisons de cette « *véritable épidémie* » italienne. Mais cette proposition n'engage que moi. Et je n'ai pas les moyens de la réaliser ou de l'imposer.

Cependant on peut également imaginer un second schéma pour expliquer la survenue de la SLA chez les joueurs italiens qui ont une carrière réussie derrière eux. Mais au moment du déclin, au moment où il faut rentrer dans l'ombre, le spectre de la dévalorisation familiale refait surface. L'auréole se rétrécit avec le temps. Faute d'avoir un nouveau projet porteur de sens à pousser jusqu'au bout, la maladie s'installe pour compenser cette souffrance restée secrète qui se réveille à l'heure de la retraite. Le déclencheur de la maladie serait donc dans tous les cas la perte définitive d'une compensation, l'absence d'un projet valorisant. Devenir champion de football et après ?

▶ L'histoire de J. me semble correspondre à ce schéma d'un vide qui suit la réussite professionnelle. Jeune, il vit le drame familial de la séparation de ses parents. Son père menant une vie dissolue fait faillite. Il n'arrive pas à tenir ses obligations financières envers sa femme et ses enfants. Il décide à 16 ans de quitter l'école pour travailler comme manœuvre et aider à la survie financière de sa mère et de ses frères et sœurs. Grâce à lui, son frère aîné peut poursuivre des études. Et toute sa vie durant, il va mener de front une vie professionnelle et une vie artistique auxquelles il ajoute la passion des collections: d'orchidées, de timbres et de monnaies. En 2004, l'année de son départ en retraite, il trouve le besoin d'ajouter sur son agenda quelques pages blanches: « *2004 et après...* ». Il disparaît aux yeux de ses clients et quelques mois plus tard, il commence à ressentir une faiblesse du bras gauche. Il n'a plus de projet de réussite personnelle à mener jusqu'au bout. Tout comme les footballeurs devenus inactifs et délaissés par les tifosi. La lutte incessante contre la dévalorisation, les projets incessants ont empêché le malade de trouver l'essentiel et de s'épanouir sur le plan spirituel, un projet qui n'a pas de fin et qui ne connaît pas l'échec.

Récemment, j'ai lu qu'un malade atteint de SLA a accédé à cette dimension spirituelle lorsqu'il est arrivé au stade ultime des paralysies. Cloué sur son lit, assisté médicalement pour sa survie, il a fait un cheminement extraordinaire donnant un sens nouveau et profond à sa vie. Au lieu de décéder rapidement, comme la grande majorité des malades du fait de son état précaire, il a pu continuer à vivre plus de 15 ans, à donner un sens heureux à sa trajectoire au point de la partager dans un livre.

Ma lecture des scanners de malades atteints de SLA. Les données suivantes découlent essentiellement d'un travail mené entre 1999 et 2000 dans le service du professeur Vincent Meininger à la Salpêtrière de Paris, spécialisé dans la SLA. Cette étude a été réalisée avec Pierre Barbey, psychanalyste lacanien aujourd'hui décédé dont j'ai déjà parlé. Elle n'a pas été publiée. Elle a comporté, d'une part, des entretiens avec une douzaine de malades atteints de SLA et, d'autre part, la lecture de scanners cérébraux de 15 malades (6 scanners cérébraux provenaient de dossiers de malades décédés). Le scanner cérébral est aujourd'hui exceptionnellement pratiqué dans le cadre du bilan d'une SLA, le cerveau des patients paraissant toujours normal au radiologue, sur le plan macroscopique. Néanmoins, dans quelques cas où l'atteinte motrice centrale prédomine nettement d'un seul côté au début de la maladie (aspect pseudo hémiplégique), cet examen a pu être réalisé pour éliminer un autre diagnostic et notamment une pathologie cérébrale macroscopique (tumeur, accident vasculaire, inflammation...).

Comme nous l'avons vu au chapitre du cerveau stratégique, pour un œil très averti, des aspects particuliers, notamment en cible, sont visibles sur tous les clichés de scanner cérébral jugés « *normaux* » par le radiologue. Ces images paraissent en lien avec l'activité du cerveau stratégique (diffraction des rayons X, comme l'eau des nuages diffracte les rayons solaires pour former un arc en ciel). Chez les malades étudiés, nous avons obtenu un panel de localisations de ces images radiologiques en cibles, communes à tous les malades atteints de SLA, témoignant a priori de conflits psychiques communs aux malades. Un portrait psychologique « *pré morbide* » du patient qui sera atteint de SLA a ainsi pu être esquissé à partir de ces seules données radiologiques. Ces données ont ensuite été confortées par l'écoute de 12 malades.

Pour illustrer ces images en cibles, nous reproduisons ci-après la zone antérieure droite d'une coupe tomodensitométrique du cerveau passant par la région basse du lobe frontal droit. On peut y voir une image de lignes grossièrement concentriques de forme elliptique.

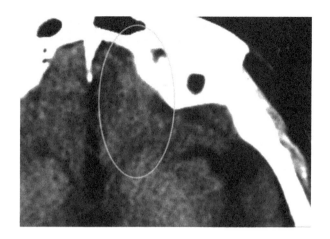

Cet aspect et cette localisation frontale droite peut correspondre à une « *peur de la maladie* » inquiétant le sujet. La résolution d'une telle peur (lorsque le malade est enfin rassuré) peut être suivie de l'apparition d'un lymphome (un cancer des ganglions). Cette image provient du scanner cérébral d'un malade atteint de SLA. Ce patient rassuré par la prise en charge effectuée dans un service du CHRU spécialisé dans la SLA, est décédé non pas de sa SLA mais bien d'un lymphome dont la survenue était « *prévisible* » sur son scanner cérébral. (Photo DR)

L'histoire naturelle de la SLA peut se résumer en quatre points :

1) L'expérience infantile « *familiale* ». Lors de notre étude à la Salpêtrière, nous avons été frappés par la répétition chez tous les malades d'événements fortement traumatisants sur le plan psychologique survenus pendant l'enfance (lorsque l'anamnèse familiale est connue avec précision). Le traumatisme psychologique infantile peut se résumer à une expérience de forte dévalorisation par rapport à des parents « *hors normes* », qui ne se sont pas montrés « *dignes* », « *à la hauteur* ». Cette expérience de dévalorisation est vécue avant l'âge adulte. Ainsi, la situation d'enfant « *naturel / bâtard* », la notion d'un parent ivrogne ou infidèle, le mépris ou le désaveu parental (mise à la porte par le père à la fin de l'adolescence dans deux cas) a été retrouvée dans les cas où cette anamnèse familiale a été obtenue de façon précise.

▶ Exemple : petite fille méprisée par son instituteur et humiliée en pleine classe du fait de sa tenue vestimentaire en haillons due à la pauvreté de ses parents.

L'écoute du malade identifie la persistance d'une énorme dévalorisation et d'un fort sentiment de culpabilité lié à la présence de ce parent « *indigne* », à cette histoire familiale dévalorisante. C'est sans doute par réaction à ce conflit infantile que le malade a été conduit à compenser, à se valoriser par une hyperactivité inhabituelle. Nous en donnerons quelques exemples plus loin. Ce besoin de réussite a amené l'adulte à se fixer un ou des challenges spécifiques. Cette stratégie singulière est toujours un véritable projet de compensation symbolique tel que nous l'avons exposé.

▶ Ainsi, un enfant, peu doué pour les études, méprisé par son père aviateur, fait le projet de réussir l'ascension de l'Everest (retrouver le père aviateur).

▶ La petite fille, gênée d'avoir de très vieux parents (plus de 50 ans de différence avec le père) fait le projet de les accompagner et de les accueillir chez elle pendant leur vieillesse (une jeune qui accueille des vieux).

▶ La petite fille aux parents infidèles fait le projet de terminer sa vie en compagnie de son mari jusqu'à la mort.

▶ Le petit garçon qui n'a pratiquement pas connu son père et qui l'a attendu en vain le jour de sa communion, fait le projet d'accueillir son père symbolique (son grand frère) pendant la retraite ; il lui aménage tout un étage de sa maison.

▶ Le petit garçon méprisé par les autres du fait de la pauvreté de sa famille fait le projet d'entraîner ses deux fils sur le plan sportif pour qu'ils deviennent des champions d'athlétisme célèbres.

▶ L'enfant bâtard, « *poussin de haie* » comme on dit en Normandie, fait le projet d'être un bon père symbolique pendant sa retraite en devenant maire dans son pays (une bonne mère pour ses administrés).

▶ Le jeune garçon qui a vu ses parents ruinés par les dettes décide qu'il paiera comptant sa future maison sans recourir au crédit bancaire.

2) **Le profil psychologique pré morbide.** Les malades atteints de SLA ont des profils psychologiques qui se ressemblent par certains aspects avec des traits communs réactionnels à cette expérience de dévalorisation pendant l'enfance dont notamment une tendance très nette à l'hyperactivité (professionnelle, sportive, loi-

sirs), un certain perfectionnisme dans l'action et une assez grande rigidité dans la relation. C'est lui qui décide comment il ira jusqu'au bout. Car il faut être « *jusqu'au-boutiste* » pour faire cette maladie. Le malade compte sur ses propres forces. La méfiance s'exprime volontiers dans ses propos: « *Je me méfie d'un nouveau discours* ». « *J'écoute et j'analyse* ». « *Il faut voir* ». Dans l'ennéagramme (typologie de 9 caractères de base déjà évoquée), le profil du No 1 correspondrait sans doute le mieux à ce type de personnalité qui se fixe ses propres règles et ses objectifs à atteindre, comptant essentiellement sur ses propres forces pour mener ses projets à bien jusqu'au bout. Y compris dans la façon de se soigner de sa SLA. Quelques exemples concrets peuvent illustrer le comportement hyperactif.

▶ Cadre qui, à l'âge de la retraite, accepte la prolongation de 3 ans de la période de travail proposée par son employeur, juste pour plaire à cet employeur (qui lui renvoie une image positive).

▶ Sujet assume la construction successive de 3 maisons individuelles pendant ses loisirs, en une vingtaine d'années.

▶ Sujet choisit la réalisation d'une activité sportive de haut niveau (alpinisme jusqu'à plus de 8.000 mètres).

▶ Sujet qui n'hésite pas à abattre un bœuf lorsque son frigidaire est vide.

▶ Cycliste randonneur passe son temps à retourner en arrière pour ramener les « *traînards* » en tête du groupe et en les poussant.

Telles sont les expériences dynamiques racontées du côté masculin. Côté féminin, il s'agit essentiellement de tentatives de « *séduction* », dans le sens de toujours plaire au partenaire (à l'employeur ou au conjoint). Les femmes font le projet d'être irréprochables sur le plan professionnel. Le profil professionnel est souvent celui d'un employé modèle qui veut le rester jusqu'au bout. Les projets de vie se sont faits avec une soif de réussite compensatrice (être reconnue) et un fort rythme d'activité.

3) Projet qui coule en cours de route. Souvent le futur malade a un projet original qui lui tient à cœur, une réalisation qu'il veut mener jusqu'au bout, mais qui « *capote* » en cours de route. Dans la plupart des cas, les SLA ont fait un pari insensé, un challenge qu'ils doivent réussir. J'en ai donné plusieurs exemples. Un grain de sable vient coincer les rouages du projet « *insensé* » qui met en péril ces personnes. Pas de stratégie de rechange et le sujet en aurait besoin pour continuer à se valoriser. Lorsque, pour une raison imprévue le projet précis doit être abandonné, la maladie s'installe rapidement pour, symboliquement, rendre le malade incapable d'avoir eu l'idée de concevoir et de mener de tels projets jusqu'au bout. Il ne peut donc pas en souffrir, mais a posteriori. La SLA, c'est l'impossibilité symbolique d'avoir des projets ambitieux. Ce projet qui est devenu irréalisable, qui ne peut être poursuivi doit être définitivement abandonné. Là encore, quelques exemples permettront d'illustrer ces propos.

▶ Dans un cas, un agriculteur projetait de transmettre son savoir faire et son exploitation à son fils au moment où accidentellement, il écrase son fils avec la remorque d'un tracteur. Après l'accident, le fils a constitué immédiatement une paraplégie dont il n'a récupéré que très partiellement au bout de 2 ans. Le projet du père doit être abandonné. Il n'aura plus à lui expliquer comment faire. La SLA du père commence par des troubles de la phonation.

▶ Deux amies avaient le projet, dans leur travail, de plaire à leur supérieur hiérarchique par leur dévouement et leur amabilité. S'installent alors des rapports violents et conflictuels vouant leur stratégie initiale à l'échec. Pour l'une, juste avant la retraite, pour l'autre à 30 ans.

▶ Sujet (déjà abordé) envisageait une ascension à 8.000 mètres. La séparation brutale et imprévue avec sa compagne fait échouer le projet, il se trouvait alors au pied de la montagne pour réaliser son expédition.

▶ Sujet projetait d'acheter sa maison sans crédit. Pour lui, il devient urgent d'habiter à distance de la belle-famille afin de sauver son couple... il est obligé d'acheter une maison à crédit.

▶ Patiente a souffert du grand âge de ses parents. Elle désirait les soutenir dans leur vieillesse en les accueillant chez elle... mais ils moururent trop tôt.

▶ Le maire voulait passer sa retraite à la tête de sa commune. Coup de poignard quand son adjoint le somme de lui céder sa place.

▶ Sujet avait aménagé un étage entier de sa maison pour que son grand frère vienne le voir régulièrement. Il vit un drame en apprenant que son frère a un cancer, et dont il meurt rapidement.

▶ Patiente avait souffert du désintérêt de ses parents pour sa réussite professionnelle. Par opposition, elle avait décidé de conseiller ses enfants et de les mener vers la réussite. Malheureusement, l'un d'eux est obligé de détruire la boutique qu'elle lui avait conseillé... d'acheter.

Son fils finit par se suicider. Elle déclare alors une maladie de Charcot qui la rend incapable de parler et, symboliquement, de donner des conseils à ses enfants.

4) Le sens des symptômes. Sur le plan symbolique, le système nerveux central s'occupe de former des projets (avec la tête) et le système nerveux périphérique est censé permettre leur finalisation jusqu'au bout. Les lésions de la SLA font donc « *comme si* » le sujet n'avait pas eu le projet d'aller jusqu'au bout du défi qu'il s'était lancé quand son projet tombe à l'eau ou quand il s'aperçoit qu'il est passé à côté du sens de la vie. La honte, c'est la perte d'une reconnaissance liée à un exploit, c'est l'orgueil de paraître alors que personne ne lui a rien demandé. La maladie débute au lieu du conflit: une atteinte du tronc cérébral quand il s'agit de la parole. Le plus souvent, il s'agit de transmettre un savoir à un enfant.

▶ Observation singulière avec une mère hyper possessive. Son fils devient « *avocat menteur* » pour éviter les vagues et échapper à la possessivité de sa mère (il est fils unique). De la même façon, il ment jusqu'au bout à son amie à propos de ses liaisons. Menaçant de le quitter et il est obligé d'avouer: il déclenche une SLA bulbaire dans la foulée, qui va le rendre incapable de mentir.

▶ Le maire détrôné, c'est la prise du stylo (à la main droite) pour signer qui est la première atteinte. Le stylo permet symboliquement d'être père, nous l'avons déjà vu.

▶ La femme veut aider ses vieux parents, le déficit débute au membre supérieur gauche (l'action qu'elle choisit).

Mais la maladie ne modifie pas le caractère du malade qui a maintenant encore envie de se débrouiller seul selon ses règles, jusqu'au bout de sa maladie. Par exemple, il est très difficile de lui faire envisager une relation psychothérapique. Ces malades se fient à eux-mêmes pour mener leur vie jusqu'au bout, pour tenter d'influencer le cours de la maladie (décidant la participation à un protocole de recherche sur la SLA, décidant la création d'une fondation pour financer la recherche sur la SLA). Bien que le pronostic de la maladie soit redoutable, le malade n'accepte pas un accompagnement dans la majorité des cas. On a même l'impression que les patients eux-mêmes sont soulagés de ne plus à avoir à courir en permanence à un rythme effréné vers cette valorisation. Répétons que le No 1 de l'ennéagramme est celui qui fixe les règles de sa propre vie et qui s'y conforme scrupuleusement pour bien faire. C'est au sein cette typologie 1 que se recruteraient préférentiellement les futurs malades de SLA. Néanmoins, chez un homme féminin, les traits pré-morbides sont beaucoup moins caricaturaux.

▶ Homme dont les parents se sont séparés très tôt: le père est resté avec les 5 enfants, et lui étant la nounou de ses 4 frères (devenus alcooliques). Il est toujours occupé mais féminin: il ne fait pas ce qu'il a décidé, on doit lui donner ce qu'il a à faire. La SLA débute après un conflit survenu au travail: son chef l'accuse d'avoir mal fait l'inventaire et dit qu'il aurait pu « *se faire virer* ». Il est mis sur la touche, et va de restructuration en restructuration alors qu'il voulait progresser, monter en grade. Pas d'augmentation de salaire. Après le début de sa maladie, son service (centre d'expédition) est supprimé et il n'a plus rien pour se raccrocher.

▶ Expérience où (grâce à mes certificats médicaux) le malade a pu continuer ses projets. Il a touché des sommes importantes grâce à un contrat d'assurance décès-invalidité qui lui ont permis de poursuivre sa stratégie. Je l'ai suivi pendant plus de 15 ans : sa maladie évolua peu. Avant de le perdre de vue, il était toujours capable de marcher et de poursuivre son projet (voyages en camping-car pour aller à « *sa* » résidence secondaire).

C'est la proposition d'un traitement par le riluzole aux malades atteints de SLA et la prise en charge minutieuse de leurs déficits moteurs qui ont permis de doubler rapidement le temps moyen de survie des patients. Pourtant, actuellement, il n'existe aucun médicament capable d'améliorer directement les paralysies de ces malades. L'influence des facteurs psychiques sur l'évolution clinique d'une maladie dégénérative (notamment effet placebo produisant une amélioration) mérite d'être testée avec opiniâtreté.

Pour insister sur les subtilités de la compensation symbolique inconsciente, je voudrais encore faire mention d'une mode Internet éphémère suscitée par la SLA: l'Ice Bucket Challenge. Initialement, il s'agissait de relever un défi en public sur les réseaux sociaux. Le challenge consiste à se verser sur la tête un baquet d'eau additionnée de glaçons. Cette pratique fut vite utilisée pour récolter des fonds pour la recherche contre cette maladie incurable, la SLA. Certains refusèrent sous prétexte que la recherche scientifique sacrifie des animaux ou qu'il s'agissait d'un gâchis d'eau potable et d'énergie. Mais bien acceptée, cette pratique a permis de tripler les dons pour la recherche sur la SLA en un an. Maintenant, si nous reprenons la symbolique inconsciente de cette pratique, il est indubitable qu'elle est véritablement géniale: le refroidissement de la tête, et donc du cerveau, ralentit le fonctionnement de l'organe des projets à réaliser. Il s'agit donc d'un traitement symbolique parfaitement adapté par rapport à la cause évoquée de cette maladie: une hyper-activité valorisante. Il faut également signaler que celui qui écoute les circonstances déclenchantes de cette maladie ne peut s'empêcher de faire le lien avec ce qu'il entend souvent dire par le malade en conflit: « *ça m'a glacé !* ».

~ 22 ~
Sclérose en plaques :
« *Un enfant sous tutelle* »

La sclérose en plaques (SEP) est une maladie chronique tou-chant le système nerveux central (cerveau, nerf optique, moelle). Les symptômes sont liés à une destruction de la myéline des fibres nerveuses, d'origine inflammatoire, par un mécanisme auto-immun, du moins au début de la maladie. La sclérose en plaques touche en-viron 80 000 personnes en France avec 2.000 nouveaux cas chaque année. Les deux tiers des nouveaux malades sont jeunes, ayant entre 20 et 40 ans.

Une maladie exclusivement féminine ? La prépondérance de la sclérose en plaques chez la femme jeune est retrouvée dans toutes les statistiques. Cette maladie touche en moyenne 2 femmes pour 1 homme. C'est l'inverse du sex-ratio de la maladie de Parkinson qui touche des sujets masculins plus âgés. Il n'y a pas d'explication offi-cielle à cette prédominance de sexe, pas plus qu'il n'y a d'explication pour la répartition géographique de la maladie (prépondérance de la SEP dans l'hémisphère Nord, loin des régions équatoriales). Nous allons voir que certaines données vont dans le sens d'une maladie quasi exclusivement féminine, les hommes atteints de SEP ayant certaines caractéristiques féminines sur le plan psychologique mais également, pour un grand nombre, sur le plan morphologique no-tamment au niveau des mains.

John Manning a découvert que les femmes ont l'index et l'annu-laire à peu près de la même longueur, alors que les hommes ont un index plus court que l'annulaire. Pour différencier les deux sexes, il a mesuré les longueurs de l'index et de l'annulaire. L'indice est obte-nu en divisant l'index par l'annulaire. Deux sortes de résultats: si le résultat du « *rapport index/annulaire* » tourne autour de 1, l'individu est de type féminin. Pour un homme, le rapport est plus bas ; il tourne autour de 0,96. Je n'ai découvert l'indice de Manning qu'en septembre 2008. Pourtant, j'étais intrigué depuis longtemps par la différence de développement de l'index chez l'homme ou chez la femme et j'avais constaté depuis longtemps que les « *mains féminines* » (index plus long que l'annulaire) étaient relativement fréquentes chez les patients hommes qui faisaient des maladies réputées féminines, comme les pathologies de la thyroïde ou la sclérose en plaques.

Bien que je n'aie pas noté systématiquement le morphotype des mains de tous les hommes atteints de SEP que j'ai rencontré depuis 40 ans que je fais de la neurologie, je pense qu'il s'agissait pratiquement toujours « *d'hommes féminins* » tels que je viens de les décrire avec des « *mains de la séparation* ». Cette longueur des doigts n'est pas qu'une anecdote. Ce qu'il faut retenir de cette discussion, c'est que cette féminité relative permet de comprendre les circonstances psychologiques de survenue de la SEP et qu'elle permet d'expliquer la symbolique des lésions du système nerveux central.

La sclérose en plaques : un projet personnel qui déplaît au « *parent* ». En 1997, le Dr Buljevac a montré l'origine psychosomatique probable de la SEP: au moins 75 % de ses malades ont vécu un fort traumatisme psychoaffectif 7 à 12 mois avant une poussée de la maladie. **Mais 15 ans après cette publication, il n'existe toujours pas de neurologue pour écouter cette souffrance psychoaffective des patients ayant déclenché une poussée de SEP.** La sclérose en plaques peut toucher tout le système nerveux central. Sur le plan symbolique, le système nerveux central représente l'organe des orientations de projets, sans que les modalités précises n'en soient encore bien définies. Par opposition, le système nerveux périphérique est symboliquement l'organe de l'exécution d'un projet défini. Chez le sujet jeune qui prend son autonomie et qui est plein d'idées pour réussir sa vie, la maladie apparaît quand il est empêché de poursuivre la stratégie qu'il envisageait par un parent réel ou par un parent symbolique (éventuellement par lui-même, par son conjoint...).

Dans certains cas, le sujet se culpabilise d'avoir transgressé l'interdit familial sous la pression d'une autre personne ou tout simplement, il fait comme il en a envie mais il a en lui le regard désapprobateur des parents dont il n'arrive pas à se détacher. La tutelle des parents est toujours présente dans l'évaluation de ses prises de décision. La décision définitive va varier selon l'importance du lien aux parents: de la tutelle stricte: j'obéis à mes parents et je renonce, à la curatelle: je fais comme cela mais je sais que mes parents ne vont pas apprécier.

Dans la phase auto-immune de la maladie évoluant par poussées, c'est l'oligodendrocyte à l'origine de la gaine de myéline qui est détruit. C'est la cellule qui, dans la réalité comme dans la symbolique, protège et accompagne l'axone des neurones comme un « *parent* » accompagne et protège son enfant. C'est extraordinaire de constater comme la logique symbolique est rigoureuse. Si, à l'inverse de la SEP, le sujet a besoin d'un soutien symbolique de la famille pour envisager un projet, comme maladie cérébrale, il peut faire une prolifération d'oligodendrocytes qu'on appelle un oligodendrogliome. Quand un projet est parfaitement défini, prêt à être réalisé, c'est le nerf périphérique qui en est le symbole. Le parent symbolique du neurone périphérique est la cellule de Schwann qui entoure l'axone. Si le sujet a besoin d'un soutien symbolique des parents, il peut faire une prolifération qu'on appelle un neurinome. Si le parent s'oppose à ce projet précis, la destruction symbolique pourra prendre la forme d'une polyradiculonévrite.

▶ Devant un interdit insupportable, mais aussi ressenti comme insurmontable, le sujet détruit le parent symbolique qui a posé l'interdiction. « *Ma fille, tu ne dois pas regarder ce garçon car tu ne peux pas l'épouser. Il n'est pas noble comme nous* ». Si la jeune fille ne peut pas dépasser cette interdiction maternelle ou paternelle, **elle va symboliquement détruire le parent qui l'empêche** de regarder le garçon (ou altérer sa vue pour se conformer symboliquement au désir de sa mère, ce qui donne le même résultat). Environ 8 mois après la surprise et la déception de l'interdiction maternelle, elle va développer une névrite optique gauche. Symboliquement, avec sa baisse d'acuité visuelle gauche, elle n'est plus capable de jeter son dévolu sur ce garçon (dans le langage populaire, on dit « *faire de l'œil* ») et donc de vivre ce conflit avec sa mère avec la souffrance qui l'accompagne. On a donc à la base de la poussée une forte dévalorisation de celui dont le projet n'est pas approuvé par un parent. **Dans cette relation infantilisante, le malade se soumet à la décision du parent réel ou symbolique ou transgresse avec une culpabilité insupportable.**

La maladie risque de devenir grave si l'interdit vient toucher une stratégie essentielle de réussite de la vie et notamment de la vie de couple entre adultes: l'interdiction par le conjoint de continuer une vie sexuelle épanouie, l'interdiction par le partenaire de faire l'enfant tant désiré...

▶ La paraplégie guette la femme qui voulait avoir à tout prix un 4e enfant que son mari refuse ou le sujet qui ne supporte plus l'absence de sexe imposée par sa femme, alors qu'il est encore en pleine force de l'âge.

S'il s'agit simplement d'une jalousie entre frère et sœur, par rapport aux parents, d'une difficulté de travail transitoire, le malade risque de faire une SEP dite « *bénigne* », donnant parfois lieu à des rebondissements. Il me paraît donc important d'essayer de bien cerner dès le départ de la maladie, c'est-à-dire dès la première poussée, la nature exacte du conflit infantilisant en cours pour le désamorcer à tout prix, si c'est possible, avant l'apparition de lésions multiples et irréversibles du système nerveux central. Car malheureusement, devant une première poussée de névrite optique, les neurologues n'ont pas de moyens cliniques ou para cliniques fiables pour établir un pronostic et dire s'il s'agit du début d'une authentique sclérose en plaques et comment elle évoluera dans les années à venir. Les critères cliniques du diagnostic de cette affection incluent la notion de répétition des poussées inflammatoires dans des lieux différents du système nerveux central. Seule l'écoute spécifique permettra de confirmer le diagnostic et de mieux cerner le risque évolutif de la maladie. Elle paraît donc capitale.

▶ Chez madame B., les manifestations cliniques vont se limiter à la répétition de poussées de névrite optique. Cliniquement, on ne peut pas lui attribuer l'étiquette de SEP car l'atteinte n'est pas multiloculaire (à plusieurs endroits du système nerveux). Mais les circonstances des poussées sont caricaturales. Effectivement, sa symptomatologie est liée au projet qui lui tient à cœur, qui est celui d'avoir et surtout de voir grandir une fille. La première poussée est déclenchée par une déclaration de son compagnon qui dit ne pas vouloir d'enfant. Puis le couple se déchire et le compagnon s'en va. Sans partenaire, il n'est plus possible d'avoir une fille: survient une seconde poussée de névrite optique. Quelque temps plus tard, elle rencontre un autre homme qui a déjà 2 enfants. Mais il est d'accord pour en avoir un 3e. À la naissance de leur fils, c'est la déception. Nouvelle poussée de névrite optique. Quelques mois plus tard, le compagnon déclare qu'il faut en rester à 3 enfants. Le projet d'avoir une petite fille doit être définitivement abandonné: 4e poussée de névrite optique. Une autre façon de voir la maladie, c'est de dire que le symptôme vient symboliquement mettre en conformité l'état du sujet par rapport au projet irréalisable. La femme se soumet, « *se rend incapable* » de voir la petite fille désirée, pour ne pas souffrir de ne pas voir. Le ressenti est l'obligation incontournable de se soumettre à la décision de l'homme...

Cette observation caricaturale permet de mettre en évidence un trait de caractère essentiel du profil pré-morbide que l'on trouve chez les patients qui font une SEP. Ils se soumettent de mauvais gré à la règle qui leur est dictée, sans oser outrepasser l'interdit. Le jeune adulte en pleine force de l'âge a dans sa tête une stratégie pour réussir sa vie sur le plan professionnel, sur le plan matériel, sur le plan psychique et surtout affectif. C'est essentiellement la survenue imprévue d'une interdiction de poursuivre ce chemin idéal (réaliser ses projets) qui semble le facteur déclenchant de la poussée de démyélinisation. **On a un délai fixe de 6 mois pour observer une réaction psychosomatique après un traumatisme psychique imprévu** ; 6 mois jour pour jour, lorsqu'il s'agit d'une manifestation clinique immédiate comme, par exemple, une crise d'épilepsie.

▶ Ainsi, chez ce patient qui a déclenché une crise généralisée au mois de février, il faudra plus d'une heure d'entretien pour retrouver l'imprévu survenu au mois d'août précédent: une collision de bateaux en mer dans laquelle son fils a failli avoir le bras arraché.

L'étude du Dr Buljevac montre que le délai d'apparition des symptômes de SEP est un peu plus long. Pour la survenue d'une poussée, il faut en effet 7 à 12 mois. On est en droit d'imaginer que le processus d'auto-immunisation qui va entraîner la démyélinisation du système nerveux central ne débute qu'après le délai écoulé de 6 mois. Il faut ensuite plusieurs semaines pour que les lésions du système nerveux se développent et qu'elles se manifestent cliniquement[32]. Un second élément doit être souligné sur le plan clinique. Les conflits liés à un imprévu provoquent un syndrome d'épuisement non spécifique d'une maladie. Ses manifestations sont essentiellement une sensation de fatigue dès le matin, même si le sommeil a été assez long et l'apparition de réveils nocturnes. La répétition des conflits et des poussées aboutissent effectivement chez le

---

32 Il existe de nombreuses lésions muettes, sans symptômes cliniques appréciables)

malade atteint de SEP à l'installation d'une fatigue chronique invalidante.

Quelle évolution pour la SEP ? Les manifestations cliniques sont polymorphes. L'aggravation peut se faire par poussées, partiellement ou totalement régressives. La remyélinisation des fibres nerveuses peut permettre une récupération fonctionnelle satisfaisante au début, dans un certain nombre de cas. Néanmoins, cette régression n'est pas toujours constatée et dans certains cas, la maladie và s'aggraver d'emblée de façon progressive. Dans chacune de ces évolutions, s'agit-il vraiment de la même maladie inflammatoire et du même processus pathologique ? Les études anatomopathologiques ont en effet montré qu'à côté des lésions inflammatoires entraînant une démyélinisation, il y avait également des destructions de neurones. Ces lésions neuronales, a priori irréversibles, expliquent vraisemblablement les séquelles constatées après une poussée et l'aggravation du handicap au fil du temps.

La destruction neuronale progressive nous ramène à l'histoire de Ray Charles, le chanteur noir devenu aveugle: il détruit rapidement et totalement tous ses neurones de la vision (nerf optique) après avoir assisté à la mort de son petit frère. Dans la sclérose en plaques, il est vraisemblable que face à la mise au rebut d'un projet, la soumission forcée et le danger de la transgresser ne soient qu'un des ressentis possibles.

▶ Si le sujet maintient sa stratégie, il se met en danger de rupture de la relation. C'est cette notion de danger pour l'avenir qui est le ressenti conduisant aux maladies auto-immunes. Il faut détruire l'organe pour ne pas se mettre en danger. Par exemple, l'entretien avec un malade atteint d'une polymyosite (destruction auto-immune des muscles) nous apprend que le sujet a consulté un praticien de médecine manuelle lors d'un épisode de lumbago. Le médecin lui a déclaré à cette occasion: « *Si vous continuez à faire votre métier de bûcheron, dans 3 ans, vous êtes dans un petit fauteuil !* » Mieux vaut détruire les muscles indispensables à ce métier pour ne pas continuer à créer des lésions du rachis et se retrouver dans un petit fauteuil.

En revanche, d'autres ressentis conflictuels peuvent être à l'origine de la mort des neurones par un mécanisme d'inhibition de l'action: la perte du projet lui-même, l'annonce du diagnostic de SEP avec l'apparition d'une épée de Damoclès pour l'avenir, le renoncement à certains projets plus élémentaires du fait du handicap déjà existant, sont autant d'éléments différents qui peuvent entraîner directement une destruction neuronale. Nous retrouvons le schéma décrit par H. Laborit. Rappelons qu'expérimentalement, les animaux de laboratoire que l'on empêche de fuir, de se défendre dans une situation de conflit vont détruire rapidement une grande quantité de neurones cérébraux. Sur le plan symbolique, cette destruction directe des neurones permet de « *faire comme si* » la personne n'avait jamais pu avoir ce projet. Elle ne peut donc plus souffrir a posteriori de ne pas le réaliser. Répétons que l'inhibition de l'action secondaire au handicap (réel ou craint pour l'avenir, le petit fauteuil), d'un malade atteint de SEP pourrait expliquer la constitution de lésions neuronales directes, d'évolution progressive. Il faut donc parler très tôt de cette peur du handicap avec le malade.

L'accompagnement psychothérapique d'un malade atteint de sclérose en plaques peut donc prendre de multiples facettes, en plus de l'accompagnement classique par une « *banale* » psychothérapie de soutien. D'une façon générale, il s'agit de permettre au sujet de retrouver les émotions « *inavouables* » qu'il n'a jamais exprimées. Ce sont elles qui ont déclenché la maladie et qui l'entretiennent. Souvent, quand cela est possible, une discussion franche avec un autre, celui qui a bloqué la stratégie, est nécessaire pour prendre la mesure des risques.

L'idée du Dr Buljevac de donner à chaque malade un carnet où il puisse noter les événements psychoaffectifs est très intéressante mais elle n'est pas suffisante sur le plan psychothérapique. Noter le récit des événements ayant entraîné une déception, cela n'a rien à voir avec la confidence sur les sentiments de dévalorisation éprouvés lors de ces événements. **Les malades qui font une sclérose en plaques ne se sentent pas reconnus et pris en considération. La progression de la maladie provoque chez eux un véritable cercle vicieux qui entretient et amplifie cette dévalorisation et diminue leurs capacités de faire face. Il faut donc essayer d'interrompre ce processus récurrent pour espérer améliorer le pronostic.**
▶ Sujet jeune fait des poussées de sclérose en plaques à la suite d'expériences homosexuelles décevantes. Quelques années plus tard, il se marie avec une femme, ce qui le met à couvert de ses pro-

blèmes d'homosexualité. Ne pas s'étonner si 20 ans plus tard, il n'a refait aucune nouvelle poussée et si son état clinique est resté parfaitement stable sans interféron.

▶ Femme jeune fait une poussée de sclérose en plaques (IRM typique) avec des troubles sensitifs qui touchent l'hémicorps gauche. La régression des symptômes est assez bonne en quelques semaines. Il ne persiste qu'un engourdissement de la main gauche touchant les 3 derniers doigts: le majeur, doigt de la sexualité, l'annulaire doigt de l'alliance, l'auriculaire doigt du secret. L'entretien permet de cerner l'imprévu 8 mois auparavant. Elle a reçu un coup de téléphone d'une femme lui disant: « *Je suis votre demi-sœur* (issue d'une relation secrète ?) *et j'aimerais vous rencontrer* (faire une alliance) ». Pour elle cette rencontre (contact) est interdite afin de respecter la tranquillité familiale, la tranquillité de la maman trompée autrefois par son mari. En quelque sorte, la sclérose en plaques a permis de rendre cette femme insensible (anesthésier) à ce projet de contact conflictuel. Dans de telles circonstances, ma proposition de traitement a été simple. J'ai rassuré la jeune femme et je l'ai incitée à se conduire en adulte selon son désir, en prenant rapidement rendez-vous avec cette demi-sœur, franchir l'interdit par rapport à sa mère. La rencontre s'est bien passée, sans remous familiaux. Les signes cliniques ont rapidement et totalement régressé. Seul un nouveau conflit de nature différente pourra venir relancer le processus de la SEP.

▶ Sujet dont la sclérose en plaques est devenue lentement progressive. La patiente avait 20 ans lorsqu'elle a fait une névrite optique droite, après un dépit amoureux. Quelques années plus tard, elle fit un épisode de troubles sensitifs du membre inférieur gauche. Son 2e enfant n'était pas désiré par son mari ; de plus, elle-même voulait une fille ; 3 ans plus tard, elle commença progressivement à tirer la jambe, du côté gauche. Puis la fatigue des membres inférieurs s'accentua jusqu'au moment où il lui fallut prendre un fauteuil roulant pour les déplacements longs.

Quand il fut question de retrouver des problèmes relationnels ayant pu aboutir à un tableau de para parésie, l'entretien s'avéra peu fructueux. Aucun événement n'avait assombri les relations familiales ou conjugales. Cette femme se plaisait bien à son travail qu'elle assumait bien malgré son handicap. Et pourtant, au bout de plus d'une heure de discussion, elle finit par avouer qu'avant son aggravation récente, elle avait dû changer de travail car dans son précédent poste, elle était le bouc émissaire de sa supérieure (parent symbolique) au point d'avoir envisagé le suicide comme porte de sortie de cette situation infantilisante. L'obstacle avait été contourné de façon conflictuelle et le feu couvait toujours sous la cendre. Une entrevue fut donc programmée pour mettre le conflit à plat.

Franchir ou contourner l'obstacle, se défaire de la tutelle infantilisante, c'est une première possibilité d'action après une poussée de SEP. Mais il est également possible de travailler sur l'origine du projet devenu source de conflit, devenu un interdit insurmontable. En voilà une illustration.

▶ Jeune homme déclenche ses premières manifestations quelques mois après le refus de sa femme d'avoir un enfant « *maintenant* ». Pour elle, la grossesse risque de mettre en péril ses projets de réussite professionnelle. Mais lui il veut un enfant rapidement. Effectivement, il garde en lui la trace d'une importante souffrance : son père est mort quand il avait 13 ans, il n'a pas connu de période de connivence avec lui alors qu'il devenait un homme. C'est donc pour lui une impérieuse nécessité d'avoir rapidement un enfant pour pouvoir « *en profiter* » longuement. Il est possible de changer une croyance. Pourquoi l'histoire se répéterait-elle ? Cet homme, jeune, a toutes les chances de vivre longtemps; il aura tout son temps pour une vie familiale agréable et épanouissante. Un travail psychique est possible à ce niveau pour un nouveau schéma de vie alliant les projets professionnels de sa femme et ses projets familiaux. Mais parfois, il paraît vraiment difficile de proposer de telles démarches.

▶ Patient paraplégique et son seul projet de vie avait toujours été d'accompagner sa mère jusqu'à la mort. Il vivait dans la même maison qu'elle et n'envisageait que son suicide après la mort de sa mère.

Pour terminer ce chapitre de la sclérose en plaques, rappelons qu'avant l'imagerie cérébrale performante, le diagnostic de certitude n'était très souvent réalisé qu'à l'autopsie, en l'absence de tableau clinique invalidant du vivant du malade. Le danger actuel, c'est de soigner des images radiologiques qui s'aggravent plutôt que d'aider le malade à évoluer pour se libérer de sa tutelle.

Un second danger guette le malade lorsque l'étiquette de SEP lui a été attribuée: c'est de considérer que toute nouvelle manifestation clinique « *nerveuse* » traduit forcément une évolution de sa maladie. Il est possible d'avoir une sclérose en plaques et de faire des paresthésies (des fourmillements) ou des vertiges ayant une autre étiologie.

~ 23 ~
Des mots qui guérissent les maux quand la médecine a échoué

Les douleurs sont un message... Pour la justice, un alibi (« *ailleurs* » en latin) est un mode de défense d'une personne soupçonnée d'un délit ou d'un crime, qui argumente de son innocence en prétendant avoir été dans un autre lieu au moment des faits reprochés. Pour la médecine des mauvais souvenirs, la maladie est un l'alibi construit en modifiant le corps après coup pour le rendre symboliquement incapable d'être coupable. L'aveugle ne peut pas avoir vu. Le bras paralysé ne peut pas avoir fait. La malade bouillant de fièvre ne peut pas être en froid. Celui qui tremble ne peut pas faire sans hésiter. Certains lecteurs seront fascinés en découvrant que le symptôme a un sens symbolique extrêmement précis, qu'il vient a posteriori déculpabiliser le malade. Cet alibi rétablit l'équilibre psychique, malmené par un sentiment de culpabilité. La plupart des médecins ne savent pas qu'une maladie est, selon la terminologie psychanalytique, un authentique lapsus du corps, un acte manqué de notre vie biologique. Le symptôme clinique, alibi a posteriori, dit de façon symbolique une « *culpabilité* » très précise d'où la nécessité d'apprendre à connaître la symbolique de l'anatomie, de la physiologie cellulaire, des symptômes cliniques, de l'histologie... des processus pathologiques pour en comprendre le sens.

Au fil du temps, avec l'accroissement de mes connaissances et de mes certitudes, je suis devenu plus audacieux. Lorsqu'un malade me consulte, j'essaie de voir avec lui pourquoi il déclenche ce symptôme pour lequel il consulte et pourquoi à ce moment-là, à moins qu'il n'y consente pas. Souvent, j'attends qu'il me pose la question après mon examen clinique usuel: « *Docteur, pourquoi est-ce que j'ai ce symptôme ?* » Je profite de l'aubaine et je lui fais confirmer sa demande: « *Vous voulez vraiment le savoir ?* » Quand la réponse est positive, je me lance avec lui dans le décryptage symbolique de ses maux. J'essaie de faire la conversion de son symptôme en souffrance secrète qu'il n'a jamais exprimée. J'attends la confidence éventuelle qui peut lui permettre de guérir.

▶ Malade parkinsonienne de 75 ans commence à souffrir de son bras droit au mois de mai. La douleur touche en arrière la région du triceps droit. Les crises deviennent rapidement atroces, avec des irradiations vers l'épaule, vers l'avant-bras et la main droite. La prise d'anti-inflammatoires et d'antalgiques majeurs n'est que médiocrement efficace, seulement quelques heures par jour. Le médecin traitant est appelé à de multiples reprises. La prescription de morphine est peu efficace. Les crises douloureuses se poursuivent tous les jours, avec une extrême intensité, pendant une quinzaine d'heures. Sur une échelle de 0 à 10, la souffrance permanente est le plus souvent évaluée à 9 ou 10 sur 10. Les consultations dans deux hôpitaux différents n'apportent aucune solution. La malade consulte le neurologue au mois de septembre et elle est surprise par l'accueil : « *Pour moi, madame, une douleur est toujours provoquée par une séparation. Si vous appuyez fortement à n'importe quel endroit de votre corps, vous vous créez une douleur. Une douleur vient compenser l'absence de contact fort ou l'absence du contact souhaité. Elle fait "comme si" vous aviez le contact fort que vous n'avez pas eu. Le triceps est le muscle qui permet d'ouvrir les bras pour accueillir. Si votre douleur siège au niveau du triceps droit, c'est pour compenser une obligation d'accueillir, pour faire comme si vous aviez accepté d'accueillir ce qui, en fait, vous a été imposé. Comme cette douleur est intervenue dans un contexte de mauvais sommeil avec des réveils nocturnes, avec une sensation de fatigue dès le lever, il s'agit vraisemblablement de ce que j'appelle un **syndrome d'épuisement**, survenant 6 mois après un choc psychique lié à un **imprévu**. Que s'est-il donc passé en novembre dernier (mai, le 5e mois + 6 = 11e mois, soit le mois de novembre) ? Qu'avez-vous été obligée d'accueillir à contrecœur ?* ». Très vite la malade revit le cauchemar de cette époque. Le médecin traitant était venu lui rendre visite. Il lui avait fait une ordonnance et son mari s'était précipité à la pharmacie. Il était revenu avec un fauteuil roulant. Imprévu insupportable pour cette femme. On ne lui avait pas demandé son avis et elle se trouvait brutalement classée au stade d'invalide grave contre son gré, par la complicité du médecin et du mari: une véritable trahison. Pendant le reste de la consultation, je l'ai autorisée à manifester son désaccord avec l'attitude de son mari et à dire du mal de son médecin traitant qui l'avait en quelque sorte trahie par sa prescription faite dans le dos. Dès le lendemain, la douleur du bras droit disparaissait et la morphine a pu être arrêtée. Le mari a tenu à me téléphoner à deux reprises puis à m'amener en consultation sa femme, tant sa guérison lui a paru surprenante, incompréhensible.

C'est spectaculaire. Là où la médecine classique est incapable de soulager la malade, le dialogue précis permet de guérir la douleur après une seule consultation d'une demi-heure, de façon définitive.

S'agit-il d'un cas isolé ? Non, bien sûr. Depuis que j'ai découvert qu'une douleur, quelle qu'elle soit, était un succédané de contact fort, il me reste à découvrir une personne, à saisir le symbole de la localisation de la douleur et d'avoir la confirmation de mon hypothèse par le récit du malade. Mais ce qui est le plus important, c'est que le malade revive les émotions qu'il a ressenties au moment du choc du contact manquant ou insupportable.

Dans l'exemple que je viens de donner, il faut se rappeler que la maladie de Parkinson survient chez des sujets qui vivent dans une extrême proximité familiale. Ils ont besoin de complicité. La souffrance de cette femme, c'est bien ce manque de complicité avec elle qu'elle reproche à son médecin et à son mari. Mais cela est inavouable car des reproches de sa part vis-à-vis de son mari ou de son médecin risqueraient d'être mal pris et de briser la complicité dont elle a absolument besoin. Dans cette approche verbale, vous voyez bien que je suis aux antipodes de la médecine classique qui se pratique dans les nombreux centres « *antidouleur* » que compte l'hexagone. Tout sauf une psychothérapie de soutien qui aurait expliqué à la malade que c'était pour son bien, pour lui permettre des déplacements plus longs... Elle a été prise pour une invalide, en traître: c'est insupportable à vivre sans en faire la confidence.

▶ Pour la clarté de la conversion du symptôme, voici une patiente qui présente la même douleur (postérieur du bras) mais à gauche depuis 15 jours (névralgie cervico-brachiale de topographie C7 gauche -douleur du bras liée à l'atteinte de la 7e racine nerveuse cervicale) dans un contexte de fatigue et de réveils nocturnes. Cliniquement, il existe une douleur à la face postérieure du bras, très intense, suivant la face d'extension du bras se prolongeant aussi à l'avant-bras et à la main jusqu'à l'index. À l'examen, on a une faiblesse relative du muscle triceps brachial (qui étend l'avant-bras sur le bras) et une abolition du réflexe tricipital du côté gauche. Compte tenu de ce contexte clinique qui débute au mois de **septembre**, je demande au sujet quel imprévu l'a « *privée de plaisir* » au mois de **mars** précédent. Un **projet précis** (atteinte d'un nerf) qu'**elle** préparait (symptôme du côté gauche) est tombé à l'eau. Je précise « mars » parce que le délai écoulé depuis l'imprévu est de 6 mois. Le trajet de la douleur et la faiblesse du triceps de la malade m'orientent vers un mouvement d'ouverture du « *bras* » gauche, le plaisir d'accueillir à « *bras ouverts* », devenu inutile. Elle établit facilement le lien avec la forte contrariété vécue voici environ 6 mois. Elle avait commencé les préparatifs d'une fête pour ses collègues de travail avant son départ à la retraite ; 15 jours avant la date prévue, son père jusque-là bien portant mourut subitement. La fête a dû être annulée.

Parmi les malades « *douloureux* » qui consultent, il peut aussi s'agir de l'échec de techniques particulières comme l'acupuncture ou l'ostéopathie. Un ami homéopathe et acupuncteur m'avait adressé une fillette de 10 ans qu'il n'avait pu soulager d'une douleur du membre inférieur droit. Les antalgiques et les anti-inflammatoires prescrits par le médecin généraliste avaient également été inefficaces. L'acupuncteur avait prévenu la maman que je pratiquais la médecine d'une façon un peu spéciale.

▶ Depuis 6 mois la fillette était devenue taciturne, se plaignant d'une douleur qui partait du devant de la cuisse pour continuer sur le devant de la jambe et le dos du pied, pour finir au niveau du petit orteil droit. Ce trajet douloureux ne correspond pas à un trajet nerveux et on pouvait à coup sûr éliminer une pathologie organique. Les médecins parlent de syndrome somatomorphe. Pourtant, l'entretien piétinait. Aucune séparation dans les jours ou dans les 6 mois précédant l'apparition de la douleur. Il y eut bien le départ du grand frère pour une formation, mais cet épisode prévu de longue date ne semblait pas l'avoir beaucoup affectée. Finalement, il a fallu que je me jette à l'eau. J'ai formulé une phrase qui devait ressembler à ceci: « *Tu as perdu définitivement une relation qui te faisait vivre, avec quelqu'un que tu considérais comme un frère ou une sœur* ». La maman s'est écriée: « *Fabrice !* » Fabrice était son petit copain avec lequel elle s'entendait parfaitement. Peut-être même qu'elle en était un peu amoureuse. Mais cela est culpabilisant et inavouable à cet âge : « *Chut, secret* ». Pendant les grandes vacances, le père de Fabrice avait été muté à l'autre bout de la France et il avait fallu se séparer pour toujours. La douleur était apparue dès l'annonce de ce départ. Le lendemain de notre entretien d'une demi-heure, la fillette galopait, définitivement libérée de sa douleur. Elle a repris immédiatement le sport et elle a pu faire sa sortie de classe normalement.

Une pause est nécessaire car vous n'avez peut-être pas compris la phrase formulée au cours de la consultation et c'est normal. Vous savez déjà qu'une douleur est la compensation symbolique d'une perte de contact. Les jambes et les pieds sont symboliques de la relation entre personnes. « *On fait un pas vers quelqu'un ... on se lève du pied gauche ... on tient la jambe à quelqu'un* »... et quand la relation se passe à merveille, « *c'est le pied* ». Le devant du corps est souvent symbolique du futur: à l'avenir, il n'y aura plus de contact. C'est insupportable, il faut donc une douleur permanente pour compenser cette rupture brutale. Le côté droit du corps symbolise ce que l'on est obligé d'accueillir ou de subir dans l'action pour le membre supérieur et dans la relation pour le membre inférieur. Un conflit fait naître un symptôme du côté droit lorsque le sujet subit à contrecœur ce qu'on lui impose ou lorsque l'autre fait tout seul sans le tenir au courant. Le petit orteil est souvent symbolique de la complicité entre des frères et sœurs. Le gros orteil, lui peut symboliser la relation affective entre l'enfant et la maman. Tout cela, ce sont les confidences des malades qui me l'ont appris.

Chirurgie inutile. Pour rester aux douleurs, je reçois parfois des malades qui continuent à souffrir **après l'échec d'un traitement chirurgical.** Là encore, on a de la place pour le dialogue et la confidence sur ce qui n'a jamais été dit.

▶ Une patiente se plaignait d'un annulaire droit à ressaut. Lorsqu'elle pliait son doigt, elle ne pouvait plus l'allonger, le doigt restait bloqué en flexion et il fallait le débloquer avec la main gauche pour l'allonger. Habituellement, une infiltration de cortisone ou l'ablation de nodules inflammatoires sur les tendons suffit à guérir le patient. Chez elle, la première intervention chirurgicale s'était soldée par un échec. Son doigt s'était trouvé bloqué en flexion permanente et il était maintenant impossible de l'étendre : elle a donc subi une nouvelle intervention. Mais au bout de 2 mois, l'annulaire a gonflé et se fixait à nouveau en flexion. Impossible d'y glisser sa bague habituelle. Les douleurs ont été le prétexte d'une consultation neurologique proposée par le chirurgien désappointé. L'annulaire droit est symboliquement le doigt de l'alliance qu'on nous propose (ou qu'on ne nous propose pas alors qu'elle est souhaitée). La flexion permanente vient vraisemblablement compenser une dévalorisation d'avoir accepté l'alliance proposée. Le repli du doigt diminue symboliquement l'alliance reçue à contrecœur. Le pot aux roses fut vite découvert : 9 ans avant cet épisode, la patiente avait subitement perdu son mari ; 4 ans et demi plus tard, elle avait accepté, **ou plutôt n'avait pas osé refuser la bague qu'un ami lui passait au doigt.** Elle avait ressenti cela comme une trahison vis à vis de son mari défunt, mais n'avait pas osé parler de sa culpabilité ; et 4 ans et demi plus tard, l'annulaire se bloquait en flexion « *pour ne plus accepter la bague* ». Après la seconde intervention chirurgicale, il n'était même plus possible de l'enfiler. Il était donc devenu inutile de se culpabiliser de ne pas l'avoir refusée.

Ces enquêtes aboutissent-elles souvent à de tels résultats ? Il est vrai que la confidence est difficile à obtenir et qu'officiellement les malades viennent voir un neurologue sensé pratiquer une médecine classique. L'inconscient ne se laisse pas facilement dévoiler et il faut inspirer une confiance absolue au malade pour qu'il puisse confier ce qu'il n'a jamais pu ou oser dire à un autre ou simplement s'avouer à lui-même.

▶ Une femme de 50 ans est venue me consulter pour des douleurs de la cuisse droite après une pose de prothèse totale de la hanche. En fait, il s'agissait d'une 3e intervention itérative sur cette hanche. Initialement, les douleurs avaient fait découvrir une nécrose de la tête fémorale droite. Elle n'avait pas de diabète ni de polyglobulie ou d'artériopathie, qui sont des facteurs de risque retrouvés chez l'adulte pour cette pathologie. Pour des raisons inconnues, la vascularisation de la tête fémorale droite s'était interrompue, ce qui avait entraîné la mort de l'os et sa déformation, avec son cortège de douleurs. Une première intervention avait consisté à forer l'os pour provoquer des foyers de fractures et favoriser une revascularisation par la formation de cals osseux. Ce fut un échec. Devant la persistance des douleurs, le chirurgien proposa une nouvelle intervention. Il mit en place une cupule sur la tête fémorale déformée pour lui permettre une parfaite adaptation au cotyle. Nouvel échec. Finalement, contraint par la persistance de douleurs importantes, il mit en place une prothèse totale de hanche. J'ai vu la patiente pour la persistance de ses douleurs de la cuisse après cette 3e intervention. Pas de pathologie neurologique associée: pas de sciatique tronquée, pas de neuropathie de la cuisse. Il me fallait imaginer la séparation, vécue par cette femme, qui entretenait ses douleurs. La tête fémorale permet de définir l'orientation du membre inférieur et symboliquement elle représente la direction de la relation qui est imposée dans le cas présent (car du côté droit).

Parmi les relations humaines des adultes, lorsqu'il y a conflit, je trouve très souvent un problème de relations sexuelles. L'arrêt de la vascularisation de la tête fémorale permet symboliquement de ne pas apporter d'énergie à l'orientation proposée de la relation. La douleur symbolise la persistance d'un contact souhaité et la déformation de la tête fémorale vient bloquer (empêcher) l'orientation déplaisante de la relation qu'on lui propose. La confidence eut du mal à sortir. Ma patiente avait été obligée par son mari de subir des relations dans un club échangiste. Elle ne l'avait pas quitté car elle espérait toujours qu'il se lasse et qu'ils pourraient redevenir un couple normal. On conçoit que le chirurgien n'ait pas eu de succès avec ses interventions visant symboliquement à pérenniser la poursuite de l'échangisme, l'orientation déplaisante de la relation sexuelle imposée à cette femme.

▶ Mon expérience va plus loin. Là où la chirurgie avait échoué, le dialogue avait permis de guérir des séquelles, considérées par les experts comme définitives et indemnisées par les assurances du médecin traitant. Sujet de 45 ans avec les séquelles d'une sciatique paralysante. La dame me raconte que 3 ans et demi plus tôt, elle a eu une sciatique et devint incapable de lever le pied gauche. Après le bilan radiologique, elle avait été opérée à la 3e semaine d'une volumineuse hernie discale ; mais 3 ans et demi plus tard, la paralysie du pied gauche restait inchangée. D'ailleurs, la malade ne venait pas pour obtenir une guérison, elle voulait juste un certificat médical pour porter plainte contre son médecin car on lui avait dit que si elle avait été opérée dès le début de la paralysie, elle aurait peut-être récupéré. L'intervention de la 3e semaine était donc une perte de chance. En poursuivant le dialogue, j'ai appris que son médecin traitant était un homme et que sa malade avait déjà porté plainte et obtenu une réparation financière. Il importe de savoir que l'argent « reçu » est symbolique de l'identité reconnue, par exemple lors d'une condamnation à un euro symbolique de dommages et intérêts. Cette insistance à vouloir obtenir la reconnaissance d'un homme m'a mis la puce à l'oreille. Avec sa paralysie, elle ne pouvait plus « faire du pied ». Je lui ai proposé un certificat où j'expliquais que, pour moi, la persistance de sa paralysie n'était pas due au retard de l'intervention mais bien au conflit relationnel avec un homme qui avait refusé de coucher avec elle. D'où son sentiment de culpabilité. Mon intuition était juste : elle n'a pas voulu de mon certificat. La chance a voulu que, quelques années plus tard, cette dame revint me consulter pour des migraines. Coup de chance, car j'ai ainsi appris que ses séquelles, a priori définitives de sciatique paralysante, avaient totalement disparu. Un miracle pour un neurologue ou pour un neurochirurgien. Vous comprenez mieux pourquoi mes convictions sont à toutes épreuves et à quel point il est important de donner le message aux malades et à leur famille. C'est notre inconscient qui détient les clefs de notre santé. Et pour cet inconscient, un nerf est le symbole d'un projet précis. La paralysie rend le malade incapable de formuler un tel projet « *coupable* ».

Il m'arrive également d'intervenir AVANT la proposition de traitements chimiques ou de traitements chirurgicaux avec le même succès. Il n'existe pas de grand risque et cela ne coûte pas cher d'écouter le malade avant son intervention chirurgicale ou son traitement chimique. Le succès, ou l'échec, de cette démarche apparaît rapidement.

▶ Patient de 70 ans me consulte avant son rendez-vous chez son neurochirurgien. Depuis plusieurs semaines, il souffre de troubles de la marche. Il arrive à faire le tour de sa maison pour promener son chien, mais lorsqu'il se rend en centre-ville pour ses courses, il est vite obligé de s'arrêter au bout de quelques centaines de mètres car il ressent un engourdissement et une faiblesse des jambes. Puis il arrive à repartir. Cette claudication intermittente est caractéristique d'un syndrome du canal lombaire étroit. Les racines nerveuses seraient comprimées par le gonflement des veines dans le canal du rachis lombaire lors de la marche. Le bilan radiologique montre le petit calibre du canal rachidien qui peut être d'origine congénitale ou acquis, rétréci notamment par des lésions arthrosiques ou ostéodiscales. Ainsi, une intervention chirurgicale permet d'élargir le canal et de supprimer la compression des racines nerveuses.

- Monsieur, vos radios sont tout à fait démonstratives mais je ne suis pas chirurgien.

- Je le sais bien. Mais j'aimerais quand même avoir votre avis.

- Pour moi, l'état de votre colonne lombaire est peut-être ancien. Je dois comprendre pourquoi vos symptômes ne sont apparus que très récemment. Sur le plan psychosomatique, les symptômes des "jambes" viennent compenser des conflits de relation entre les personnes. Il faut donc chercher avec qui cela s'est mal passé avant l'apparition de vos difficultés à la marche. Le plus souvent, il s'agit de quelqu'un de la famille.

L'enquête fut rapide. Sans enfants, au moment de Noël et au nouvel an, il n'avait eu aucun contact familial. Quelques jours avant la fin de janvier, il avait reçu la visite de l'un de ses neveux: « *Tonton, pourrais-tu me prêter de l'argent ?* » Pas de «*Joyeux Noël*», pas de « *Bonne Année* ». Donc pas d'argent... Le tonton avait sa fierté. À partir de ce refus, il ne pouvait plus aller d'une traite en centre-ville. Car il y allait pour des courses et donc pour dépenser de l'argent «*pour lui*». Son inconscient lui masquait sa culpabilité de ne pas avoir prêté de l'argent à son jeune neveu, en le rendant, symboliquement, incapable de relation. Pas de neveu rencontré, pas d'argent à prêter. Les jambes bloquées, il ne pouvait plus symboliquement rencontrer son neveu et lui signifier son refus qui le culpabilisait. Quelques semaines plus tard, le sujet m'a téléphoné: il ne s'était pas fait opérer mais pouvait faire des courses en ville d'un pas rapide et sans s'arrêter. Le problème du prêt d'argent avait été solutionné avec son neveu. Mais il restait toujours des images radiologiques de vertèbres lombaires à opérer !

Les tumeurs.

▶ Reprenons la tumeur du cerveau que les neurochirurgiens voulaient opérer. Une dame d'une quarantaine d'années vient demander mon avis avant une intervention neurochirurgicale. Après un épisode de faiblesse et d'engourdissement de son membre inférieur droit, elle a été hospitalisée dans un service de neurochirurgie sur les bords de la Loire. Le bilan radiologique avait montré la présence d'une tumeur et on lui avait proposé une intervention pour une biopsie cérébrale et peut-être une exérèse totale de la tumeur. Elle voulut réfléchir. Pour moi, les images de l'IRM pouvaient évoquer une tumeur mais elles n'étaient pas convaincantes. En revanche, son histoire psychoaffective ne correspondait pas du tout au contexte d'une tumeur cérébrale. En effet, quand elle a déclenché ses symptômes, la patiente venait de rompre définitivement avec un homme qu'elle connaissait depuis plusieurs années. Il vivait dans un pays en guerre et lui interdisait de venir le voir à cause du danger. Son voyage projeté venait d'être une nouvelle fois... abandonné. Les symptômes, l'image radiologique et son histoire m'évoquaient plutôt un infarctus d'origine veineuse, une pathologie relativement rare du cerveau qu'on relie à une thrombophlébite veineuse. Symboliquement, l'engourdissement du membre inférieur droit la rendait insensible à ce projet de rencontre avorté, et la thrombophlébite l'empêchait « *d'entretenir* » l'idée de cette rencontre-contact. La zone cérébrale touchée correspondait à la zone « *de l'accueil qu'on reçoit* » du cerveau stratégique, du côté gauche. Le sang ne pouvait plus circuler en boucle pour se ré-oxygéner dans les poumons et entretenir un apport d'énergie au cerveau - qui est symboliquement l'organe des projets, même abandonnés. Je lui ai donc déconseillé l'opération, et lui ai proposé un scanner cérébral 6 mois plus tard ; et 6 mois plus tard, en effet, elle allait parfaitement bien : les images de la tumeur avaient complètement disparu. Mais le personnel du service de neurochirurgie, si compatissant avant l'opération, l'avait considérée comme « *une imbécile* » après son refus de l'intervention !!!

Bien sûr, ce que vous venez de voir est du « *délire* » pour les neurologues et les neurochirurgiens. Je suis bon pour l'asile des fous. Apparemment, Freud les a convaincus: ils ne s'intéressent pas à l'origine psychoaffective des pathologies neurologiques lorsqu'elles sont lésionnelles. Seul le syndrome hystérique, la conversion ou encore le syndrome somatomorphe (la douleur de la jambe de la fillette) ont droit de cité à la faculté de médecine. Pourtant, voici quelques années, j'ai été exceptionnellement admis à présenter l'observation d'une pathologie du cerveau d'allure tumorale à un congrès des neurologues à Nantes (il a fallu boucher un trou dans le programme au dernier moment).

▶ J'ai donc présenté le cas d'une patiente d'une quarantaine d'années à qui on avait découvert une « *tumeur* » du cerveau quelques mois après le début d'une merveilleuse idylle. Son précédent mari était un alcoolique invétéré et elle avait dû se séparer de lui avant sa mort. Quelques mois après la découverte de la lésion cérébrale, la dame avait dû rompre une seconde fois, car son nouvel amoureux s'intéressait trop à son argent. Les scanners avaient alors montré une régression de l'image tumorale. Dans mon expérience, c'est au moment où le sujet est « *enfin reconnu* » qu'il développe sa tumeur primitive du cerveau.

Mon histoire n'a pas intéressé le président de séance qui m'a interrompu avant la fin du temps qui m'était alloué. « *Monsieur, c'est bien de faire du social, mais tout de même pas à ce point* ». Effectivement, pour un esprit cartésien formé à la médecine classique, ce que vous lisez a de quoi surprendre au point d'engendrer un rejet pur et simple. Il faut se protéger du danger que je représente: une autre façon de voir la maladie, et, dans certains cas, une autre façon de la soigner. De plus, il s'agit d'une grave remise en cause du médecin censé la connaître.

▶ Un patient m'avait pourtant fait très peur. Habituellement, je ne me mêle pas des traitements qui sont prescrits par d'autres médecins et qui ne sont pas de mon domaine, mais en sortant de mon cabinet le sujet a pris la décision de ne pas suivre la chimiothérapie déjà programmée, ce qui, dans certains cas, peut être très grave. Précisons que ce monsieur de 35 ans connaissait mon approche différente du symptôme. Les médecins lui avaient découvert un cancer des ganglions, un lymphome, au niveau du thorax et de l'abdomen (maladie de Hodgkin au stade 3). Je lui avais expliqué que les ganglions lymphatiques servent à nous défendre contre les ennemis extérieurs. Le thorax représente symboliquement l'espace vital (et/ou familial) et l'abdomen (et ses organes) sert à « *faire du moi* » à partir des éléments extérieurs. Si ces ganglions cancéreux étaient apparus, c'est parce qu'il avait vécu un conflit où il n'avait pas été capable de se faire respecter (abdomen) et de défendre son domaine (thorax). Effectivement, avant la découverte de son cancer, il avait vécu une violente altercation avec son patron qui avait critiqué sa façon de travailler et il lui avait retiré la formation des nouveaux éléments. Les ganglions cancéreux lui permettaient symboliquement de se faire respecter et de défendre son domaine au travail. En partant de chez moi, le sujet s'était rappelé que son patron n'était pas sans défaut : au moment où l'entreprise allait mal, il avait eu la vergogne d'acheter une voiture de fonction très haut de gamme. Sous la pression des critiques, il finit par la rendre au concessionnaire. Donc, plutôt que de se soigner, mon patient prit un rendez-vous avec son patron et exigea sa mutation dans un lieu de son choix. Ce qu'il obtint. De même, il exigea le retrait de la poche implantée pour la chimiothérapie auprès du médecin qui l'avait opéré.

Cinq mois plus tard, je l'ai revu, triste. Un contrôle scanner montrait bien la disparition des ganglions du thorax et de l'abdomen, mais montrait aussi l'apparition d'une nouvelle lésion active sous la clavicule droite ! J'ai pu le rassurer: l'image correspondait au tissu de granulation au niveau de la cicatrice de la chambre à chimiothérapie. Au fil des années, j'ai eu la confirmation de l'absence de récidives de son lymphome. Mais je dois reconnaître que j'ai eu quand même quelques doutes.

J'ai vu d'autres régressions « *spontanées* » de cancer: métastases cérébrales d'un cancer du poumon, mélanome, récidive locale de mélanome et métastases cérébrales de mélanome, un des cancers les plus redoutables, cancer de la prostate, cancer canalaire du sein avec adénopathie axillaire (la régression de ce dernier s'était faite avec la formation d'une cicatrice rétractile). J'ai même eu une femme de ménage qui a refusé les soins pour les métastases hépatiques d'un cancer du côlon. Elle coule toujours une retraite paisible depuis plus de 10 ans. Malheureusement, ces évolutions favorables de cancers sans traitement restent relativement exceptionnelles.

Dans la vie quotidienne. Il m'arrive de me laisser piéger comme tout le monde et de faire de la pathologie spontanée ou même traumatique.

▶ Ainsi je me suis brûlé en me versant, par « *distraction* », de l'eau bouillante sur la main droite, au niveau de la zone contact parent-enfant. J'ai revu l'altercation avec un enfant. Comme il était impossible de le voir rapidement pour se réconcilier, j'ai pris tous les torts sur moi. Bien m'en a pris: les douleurs de la brûlure ont disparu sur le champ ! J'ai renouvelé l'expérience un peu plus tard en dévissant une ampoule… bouillante. En constatant que j'avais brûlé l'extrémité de mon majeur (souvent le doigt de la sexualité) et de mon annulaire (le doigt du couple) du côté gauche, j'ai vite fait le lien avec le froid conjugal de la veille au soir. À ma grande surprise, la douleur et la rougeur ds doigts ont immédiatement disparu. Une autre fois, je suis tombé sur un muret en cueillant des fruits. Je me suis cassé l'arc postérieur de la 9e côte gauche. C'est la côte symbolique des descendants, enfants, petits-enfants. Nous avons déjà vu qu'un accident est programmé lorsqu'un désaccord n'est pas exprimé ou accueilli. La veille de cette chute je n'avais pas osé envenimer le débat quand je m'étais fait traiter de « *mauvais père* » et de « *mauvais grand-père* ». La rupture de l'os symbolique (9e côte) sur l'arc postérieur (l'arrière, symbolique du passé) m'avait permis de réaliser la compensation de mon humiliation et de mon silence. Après avoir revu mes émotions devant la critique, j'ai vu la douleur de la fracture disparaître. Elle est réapparue à deux reprises lorsque je me suis retrouvé à l'endroit précis où j'avais été critiqué. C'est une expérience véritablement incroyable car je m'attendais à 21 jours de douleurs, comme tout le monde (délai habituel de consolidation pour ce type de fracture).

Quelques années plus tard, j'ai refait la même expérience avec la 12e côte gauche: ma fille avait voulu m'interdire de cueillir des fruits.

▶ Il m'arrive de proposer mes services à mon entourage. Ainsi, dans un magasin, la vendeuse se plaignait de son coude droit qui la faisait souffrir depuis plusieurs mois. Je lui ai expliqué qu'elle avait vécu un événement où on l'avait obligée d'accepter de faire quelque chose, ou éventuellement qu'une personne avait décidé de faire quelque chose sans lui demander son accord. Quelques jours plus tard, elle m'a exhibé son coude en l'agitant dans tous les sens. « *C'est formidable. Je n'ai plus mal. Quand j'ai revu la scène, je me suis mise à pleurer. Et pourtant, je ne croyais pas beaucoup à ce que vous m'aviez dit.*» Je n'ai pas su ce qui s'était passé.

▶ Une dame avait douleur à l'épaule droite depuis de nombreuses semaines. Je lui ai indiqué qu'on lui avait peut-être imposé de faire quelque chose contre son gré ou, à l'inverse, qu'une personne avait fait quelque chose sans lui en parler. Elle s'est alors rappelée d'un matin où elle avait frappé à la porte de sa fille, sans réponse. Le soir, toujours pas de réponse. Sa fille avait volontairement omis de lui dire qu'elle partait pour plusieurs jours. Dès le lendemain de cette prise de conscience, ayant revu l'humiliation provoquée par le silence de sa fille, la douleur de l'épaule droite avait disparu.

▶ Un monsieur âgé souffrait le martyre pour marcher, depuis deux mois. Chaque fois qu'il posait le pied droit sur le sol, il ressentait une violente douleur de la plante du pied. Pour résumer le cas au plus simple, je lui ai dit que « *son pied n'aime pas qu'on lui répète qu'il faut quitter sa maison* ». Dès le lendemain, sa douleur avait disparu.

▶ En réunion de neurologues lors d'un week-end, les épouses avaient quartier libre pendant que nous travaillions. Lors du déjeuner, je me suis trouvé face à l'épouse d'un collègue et elle pleurait à chaudes larmes à cause d'un vieux lumbago. Dans le brouhaha, je lui ai expliqué qu'elle n'osait pas s'opposer à quelqu'un (j'avais compris qu'elle avait un mari assez intransigeant). Apparemment, cela a suffi pour qu'elle revisite l'épisode qui avait déclenché ses douleurs. L'après-midi, la douleur s'était évanouie.

▶ Une dame venait de déclencher une bartholinite droite, infection d'une glande de la région vulvaire extrêmement douloureuse. L'intervention était prévue pour le mercredi suivant. La glande de

Bartholin sert à la lubrification féminine pour les rapports sexuels. Une infection est en général la façon de tourner une page sur un conflit. Elle a dû vivre un épisode de dévalorisation par rapport à la sexualité, 6 mois après un imprévu. Effectivement, 6 mois avant, son amant lui avait promis de divorcer. Deux jours après, il téléphonait de l'aéroport pour lui dire qu'il partait en vacances avec son épouse... Nous étions le dimanche. Le mardi suivant, chez le chirurgien qui devait l'opérer le lendemain de l'infection enkystée, stupéfaction, le kyste avait totalement disparu. Plus aucune trace d'infection. Ce médecin n'avait jamais vu un cas semblable, même avec de puissants antibiotiques.

J'ai vu des symptômes disparaître par milliers sous l'effet de la confidence. Comme un explorateur qui découvre dans une pyramide un passage secret couvert de hiéroglyphes, je pense que vous oserez emprunter à votre tour, et avec enthousiasme, « *la route de la compensation symbolique inconsciente* ». En effet, ce n'est pas des années après l'installation d'un symptôme qu'il faut chercher à le « *déprogrammer* » par une thérapie brève, faute d'avoir trouvé ailleurs un traitement efficace et après avoir tout essayé. C'est au début d'une maladie qu'il faut intervenir lorsque le souvenir de l'événement déclenchant est encore tout frais. Il faut agir rapidement et retrouver la trace de l'instant T-1 où tout était encore possible: voir, entendre, aller ensemble, toucher... normalement, dans la réalité, sans compensation symbolique.

On ne peut pas demander aux médecins de changer de pratique, de faire ce qu'ils n'ont d'ailleurs pas appris. D'autres personnes, disposant d'une oreille compatissante et avec l'intelligence de la compensation symbolique peuvent s'en charger, dès maintenant, sans faire concurrence aux médecins.

~ 24 ~
Des culpabilités et des guérisons en d'autres temps

Une faute avouée et une guérison. Il est difficile de parler brutalement de « *culpabilité* » à des malades, tant elle est appréhendée de façon variée suivant les cultures, les époques et les individus. Disons qu'il existe des culpabilités différentes. La culpabilité vraie : le sujet a le sentiment d'avoir mal fait, d'avoir commis une faute -péché pour certains- que ce soit par action ou par omission. Souvent l'être humain cherche à reporter cette culpabilité « vraie » sur un autre: « *c'est de sa faute si* ». Sentiment de culpabilité quand le sujet ne se trouve pas « *à la hauteur* »: on parle de respect humain pour la honte de son corps, de sentiment d'infériorité par comparaison à une norme hypothétique, de sentiment de dévalorisation par rapport à un idéal du moi... On peut parler de manque d'humilité, ou, au contraire, d'orgueil quand le sujet prétend savoir ce qui est bon pour lui, quel est son chemin... On peut parler de volonté propre, de jugement propre... Bien souvent, c'est la distorsion entre le désir du sujet et la règle morale: un enfant ne peut agresser ses parents, même pour se défendre. Il en est de même dans toute situation où il existe une hiérarchie: le supérieur doit le rester. Le respecter même quand ce n'est pas juste.

Quoi qu'il en soit, le ressenti de la réalité que le sujet perçoit est toujours un manque, une faille par rapport à une plénitude idéale, souhaitée. On peut parler de blessure de l'âme, dont l'origine se joue au tout début de la vie. Les conflits surviennent lorsque le sujet n'est pas vraiment sujet, c'est-à-dire capable d'oser, de dire « *Je suis* », d'assumer la responsabilité de la situation qu'il vit. Ce peut-être la peur du ridicule autant que celle d'un danger réel, ce peut-être la peur du « *qu'en dira-t-on* », mais c'est plus souvent le sentiment de ne pas avoir respecté l'autre ou de ne pas s'être respecté soi-même dans sa dignité humaine en considérant des êtres objets plutôt que des êtres sujets. C'est tout de même très différent de regarder une femme comme un objet sexuel ou comme ce qu'elle est réellement sur le plan psychologique ou spirituel, le temple de la vie, le temple du divin.

Plus souvent, le conflit a pour origine la gloutonnerie humaine: il me faut le beurre et l'argent du beurre. C'est donc parce que le dilemme n'est pas tranché que le conflit prend naissance: il faut faire un choix en fonction des intérêts les plus élevés mais toujours au prix d'un sacrifice.

Et l'inconscient dans tout ça ? C'est justement la partie de mon être ou la partie commune de l'humanité qui doit rester dans l'obscurité. Au moment du choix éclairé, l'être humain n'a pas une conscience claire des enjeux puisque, spontanément, il ne se présente à sa réflexion que des arguments pour vivre dans la compensation symbolique adéquate. Lors du passage à l'acte, le coupable est dans un état modifié de conscience: il ne constatera qu'il a dépassé les bornes qu'une fois « *revenu sur terre* », s'il en revient, n'ayant pas forcément accès aux souvenirs exacts de ce qui s'est passé au moment de la « *transgression morale* » provoquée par la levée des inhibitions. Chacun de nous a cette faculté de se dédoubler pour laisser voir son côté « *monstrueux* » (la bête et le prince dans *La belle et la bête, Docteur Jekyll et Mister Hyde*, …).

Avec des si... Si nous reprenons l'histoire de Pinocchio, nous constatons que Geppetto est responsable de la mission de paresse qu'il donne à la marionnette en lui choisissant pour nom Pinocchio, le nom d'une famille indolente. C'est donc quelque part **de la faute** à Geppetto si Pinocchio finit par se transformer en âne. Mais le vieil homme est incapable de faire le lien avec le nom qu'il a choisi pour compenser sa propre vie de besogne pénible dans la misère. C'est la fin heureuse du conte qui rendra la joie de vivre au vieillard, lorsque la marionnette choisira de ne plus vivre dans la culpabilité de sa paresse. De même, le Renard et le Chat sont bien coupables de vouloir escroquer la marionnette. Mais la marionnette est d'abord coupable de ne pas avoir immédiatement rapporté à Geppetto les pièces d'or qui lui ont été données par Mange feu. Le juge est remarquable quand il condamne la marionnette à 4 mois de prison parce qu'elle s'est fait voler 4 pièces d'or. Remises à temps à Geppetto, elles n'auraient pas pu tenter les voleurs ! Il n'y aurait donc pas eu de voleurs… Une piste de la criminalité à inventorier.

Finalement, la guérison nécessite de « *s'en sortir* » de ces rouages de la compensation symbolique mise en branle par la culpabilité masquée de tous et de chacun. Elle passe par la prise de conscience de chacun qu'il crée la situation qu'il vit, consciemment et inconsciemment. Il existe plusieurs façons de vivre une rémission de la maladie sans utiliser l'allopathie (médecine classique). Voici des cas du passé.

▶ Le 6 octobre 2002 Jean Paul II canonisait José Maria Escrivá de Balaguer, fondateur de l'Opus Dei, connu sous le nom de Dom Balaguer. Ce Jésuite d'origine espagnole a vécu au XXe siècle mais l'histoire de sa propre guérison n'est pas passée dans les annales de diabétologie. Et pourtant ! Cet homme avait un diabète sévère qui l'obligeait à se faire des injections d'insuline à raison de plus de 100 unités par jour: une dose énorme. Un malaise l'amena un jour à perdre progressivement connaissance pendant quelques instants. À son réveil, le prêtre a réclamé un autre prêtre pour le confesser. Dès le lendemain, il n'avait plus de diabète ! Définitivement guéri. Malheureusement, nous ne connaissons pas la culpabilité qui a été confessé par Dom Balaguer, culpabilité qui avait programmé et/ou déclenché son diabète.

Un grand registre détaillé des guérisons spontanées nous éviterait bien des années de recherche psychosomatique car un miracle n'est, somme toute, que la démonstration qu'une maladie est guérissable. Ce n'est pas moi, médecin, qui dénigrerais les bienfaits de l'examen de conscience ou de la confession prônés par l'Église. Dans les Évangiles, on peut d'ailleurs lire que la maladie est étroitement liée au « *péché* ». Regardons par exemple cette scène qui se passe à Capharnaüm, en hébreu le « *Village du Consolateur* », où Jésus enseigne dans une maison: « *Et on vient amenant vers lui un paralytique, porté par 4 hommes. Et comme ils ne pouvaient l'amener jusqu'à lui à cause de la foule, ils découvrirent le toit à l'endroit où il était, et, ayant fait une ouverture, ils descendirent le grabat où le paralytique était étendu. Jésus, voyant leur foi, dit au paralytique "Mon fils, tes péchés sont remis"* »[33].

Jésus s'explique: « *Quel est le plus facile ? De dire au paralytique: "Tes péchés sont remis" ou de dire: "Lève-toi, prends ton grabat et marche ?" Mais, pour que vous sachiez que le Fils de l'homme a, sur la terre, le pouvoir de remettre les péchés, - il dit au paralytique: Je te le dis: lève-toi, prends ton grabat et va dans ta maison". Et il se dressa et, ayant aussitôt*

---

33 Marc 2, 3-5.

pris son grabat, il sortit devant tout le monde »[34]. Notons qu'avant la guérison du paralytique, c'est la foi des porteurs qui joue: faire confiance au médecin, faire confiance à celui qui écoute la confidence, prier avec confiance, être soutenu par le groupe, c'est la condition indispensable de cette guérison plus ou moins inattendue.

Des symboles aux miracles. Beaucoup de malades, de médecins et de thérapeutes n'ont pas conscience de l'action symbolique du traitement ou de la thérapie qu'ils proposent (du régime aux plantes en passant par le placebo ou les huiles essentielles..., les techniques douces, et même certains actes chirurgicaux). Lorsque la symbolique est juste, on observe l'amélioration du symptôme. On aura donc toujours des malades « *guéris* » par telle ou telle thérapie. En revanche, elle échouera chez les autres s'il n'y a pas d'aveu ou d'effet placebo fort, et si la symbolique n'est pas bonne.

▶ Patient âgé qui fait le lapsus entre le nom de son médicament, Ogast, et le plaisir sexuel « Orgasme ». Il est très heureux de « *prendre son Ogasme* (sic) *tous les soirs* ! » Où est le bienfait du médicament ? Dans le nom ??

▶ Un psychomotricien est ravi d'avoir guéri un homme de sa crampe de l'écrivain (crispation du membre supérieur qui tient le stylo) du côté droit. En l'examinant, il avait remarqué que le malade avait un comportement de gaucher « *contrarié* ». Il lui a donc proposé le traitement qui lui paraissait logique: écrire en tenant le stylo de la main gauche. Peu après ce changement, la crampe de l'écrivain de la main droite avait disparu. La symbolique du stylo proposée par plusieurs médecins (Groddeck, Erich Stern[35]) notamment pour les crampes de l'écrivain, est celle de l'organe sexuel masculin, en faisant référence à sa forme, à sa raideur et au liquide (encre) qu'il déverse sur le papier. En écrivant de la main droite, l'homme atteint de dystonie se laissait symboliquement conduire par la sexualité de l'autre. Du fait d'un conflit avec son partenaire, la crampe venait symboliquement interrompre la sexualité. En changeant le stylo de main, le sujet reprenait symboliquement la maîtrise de sa sexualité, ce qui a résolu son conflit avec l'autre et fait disparaître sa dystonie. Mais ce n'est pas ce que croit le psychomotricien. Une guérison n'est pas la preuve que la théorie du praticien est bonne, j'en ai bien conscience.

---

34 Marc 2, 9-12.
35 E. Stern, *Les conflits de la vie, causes des maladies*, p. 197, Payot, Paris 1955.

▶ Le « *miracle* » d'Édith Piaf est plus connu que celui de Dom Balaguer, et relève du même mécanisme symbolique. Mais cette fois, c'est dans un contexte de prière et d'écoute de l'inspiration reçue dans la prière qu'il s'est produit. Vers 6-8 ans, Piaf vivait chez sa grand-mère à Bernay (à côté de Lisieux), dans une « maison close ». Elle fit une kératite[36] bilatérale qui la rendit quasiment aveugle. On la soignait depuis des semaines avec des collyres d'atropine, sans succès. C'est alors que la grand-mère entendit parler de la guérison de la vue d'une petite fille pour laquelle on avait prié Sainte Thérèse de Lisieux. La grand-mère et « *ses filles* » firent le pèlerinage. Elle eut l'inspiration de ramener de la terre de Lisieux dans un sac. Les jours suivants, la grand-mère appliqua sur les yeux de la petite Édith, un bandeau contenant cette terre. Symboliquement, dans un climat d'affection, la petite fille recevait chaque jour le contact visuel de sa terre/mère. Au bout d'une semaine, les cornées étaient redevenues parfaitement translucides. Le miracle ne se serait pas produit si la souffrance d'Édith Piaf avait été de n'avoir jamais eu de contact visuel avec son père: le symbole de la terre n'était plus valable pour la « *guérir* » d'un manque de contact visuel avec le père. Ce « *miracle* » ressemble étrangement à celui que nous rapporte Jean au chapitre 9. Mais dans ce cas, il s'agit d'un aveugle de naissance : « *Après avoir dit cela, Jésus cracha à terre et fit de la boue avec sa salive. Puis il appliqua cette boue sur les yeux de l'aveugle et lui dit: Va, et lave-toi au réservoir de Siloé (nom qui signifie envoyé). Il y alla, se lava et s'en retourna voyant clair* ».

Pour la petite histoire, sainte Thérèse avait elle-même bénéficié d'un miracle, également en rapport avec le contact avec sa mère. Elle avait bien vu sa mère pendant ses 10 premières semaines (donc pas de maladie oculaire). En revanche, le bébé avait été choqué par la réaction de sa maman à sa naissance. Le lendemain de son accouchement, celle-ci écrit à sa belle-sœur: « *Je suis très contente. Cependant, au premier moment, j'ai été surprise, car je m'attendais à avoir un garçon !* ». En clair, elle envoie le message: « *tu n'es pas celui que j'attendais* ». Le nourrisson fait aussitôt une anorexie refusant le sein puis le biberon. Il doit être confié pour de longs mois à une nourrice. La souffrance de cette période explique sans doute la réaction surprenante de la petite fille. Dès qu'elle sût parler, la future sainte déclara à sa maman: « *Je voudrais que tu mourrais* »... et elle mourût réellement d'un cancer du sein métastasé (quand Thérèse avait 4

---

36 Inflammation de la cornée qui lui fait perdre sa transparence.

ans et demi). Vous imaginez le sentiment de culpabilité de l'enfant qui a formulé ce souhait de mort quand il se réalise ! À 10 ans, elle déclencha une « *névrose infantile* » ; 6 mois auparavant, la sœur qui lui servait de seconde maman avait décidé d'entrer au carmel de Lisieux, alors que dans son imagination, Thérèse pensait qu'elles y entreraient ensemble. Pendant cette maladie, l'agitation inquiétante était telle qu'on ne pouvait plus quitter Thérèse un seul instant. La guérison miraculeuse eut lieu quelques semaines plus tard. Thérèse vit une statue de la Vierge lui sourire: une bonne mère, souriante, celle qui lui avait fait défaut à la naissance.

▶ Voici deux autres cas de guérisons (fille de 12 ans et femme adulte) rapportés par le texte de Luc 8, 40-56 (il est médecin mais n'est pas tendre avec ses confrères). Elles sont associées dans le passage de la « *Femme hémorroïsse* »[37] :

▶ « *Quand Jésus eut regagné en barque l'autre rive, une grande foule s'assembla près de lui. Il était au bord de la mer. Arrive l'un des chefs de la synagogue, nommé Jaïros: voyant Jésus, il tombe à ses pieds et le supplie avec insistance en disant: "Ma petite fille est près de mourir ; viens lui imposer les mains pour qu'elle soit sauvée et qu'elle vive." Jésus s'en alla avec lui ; une foule nombreuse le suivait et l'écrasait* ».

▶ « *Une femme, qui souffrait d'hémorragies depuis 12 ans - elle avait beaucoup souffert du fait de nombreux médecins et avait dépensé tout ce qu'elle possédait sans aucune amélioration ; au contraire, son état avait plutôt empiré-, cette femme, donc, avait appris ce qu'on disait de Jésus. Elle vint par derrière dans la foule et toucha son vêtement. Elle se disait: "Si j'arrive à toucher au moins ses vêtements, je serai sauvée". À l'instant, sa perte de sang s'arrêta et elle ressentit en son corps qu'elle était guérie de son mal.*

Aussitôt Jésus s'aperçut qu'une force était sortie de lui. Il se retourna au milieu de la foule et il disait: "Qui a touché mes vêtements ?" Ses disciples lui disaient: « Tu vois la foule qui te presse et tu demandes: "Qui m'a touché ? " Mais il regardait autour de lui pour voir celle qui avait fait cela. Voyant qu'elle n'avait pu passer inaperçue, la femme vint en tremblant se jeter à ses pieds ; elle raconta devant tout le peuple pour quel motif elle l'avait touché, et comment elle avait été guérie à l'instant même. Mais il lui dit: "Ma fille, ta foi t'a sauvée ; va en paix et sois guérie de ton mal." »

▶ *Il parlait encore quand arrivent, de chez le chef de la synagogue, des gens qui disent: "Ta fille est morte ; pourquoi ennuyer encore le Maître ;*

---

37 Femme avec des hémorragies génitales chroniques qu'on appelle des méno-métrorragies.

sans tenir compte de ces paroles, Jésus dit au chef de la synagogue: « Sois sans crainte, crois seulement ». Et il ne laissa personne l'accompagner, sauf Pierre, Jacques et Jean, le frère de Jacques. Ils arrivent à la maison du chef de la synagogue. Jésus voit de l'agitation, des gens qui pleurent et poussent de grands cris. Il entre et leur dit: « Pourquoi cette agitation et ces pleurs ? L'enfant n'est pas morte, elle dort." Et ils se moquaient de lui. Mais il met tout le monde dehors et prend avec lui le père et la mère de l'enfant et ceux qui l'avaient accompagné. Il entre là où se trouvait l'enfant, il prend la main de l'enfant et lui dit: "Talitha qoum" , ce qui veut dire: "Fillette, je te le dis, réveille-toi !" Aussitôt la fillette se leva et se mit à marcher ».

À ma connaissance, ce texte n'a jamais été commenté en termes de compensation symbolique inconsciente. Nous allons le faire en convertissant au fur et à mesure les données du texte.

1) La maladie de cette femme est une compensation symbolique personnelle: elle a des pertes génitales de sang au long cours depuis 12 ans. Symboliquement, elles sont en rapport avec un manque de respect vis-à-vis de sa féminité dans le groupe familial (liens du sang) ou simplement dans le groupe social (le sang fournisseur d'énergie). On peut imaginer un viol. Ces manifestations s'accompagnent souvent d'une anémie avec des petits globules rouges, ce qui élimine symboliquement le contact avec des personnages importants de sa famille (le père, symbolisé par les gros globules rouges) ayant eu une influence importante dans sa vie. Cette femme qui a touché Jésus s'est ruinée chez les médecins : l'argent dont on se défait, c'est une façon de se défaire d'une identité très gênante. Selon la loi juive, elle est impure et ne doit pas avoir de contact avec qui que ce soit, pas même avec les franges d'un manteau. Malgré l'interdit, elle se défait de l'impureté en touchant le manteau de Jésus, l'homme pur par excellence. Elle cherche à effleurer (contact superficiel) le manteau d'un homme éminemment pur qui l'appelle « *Ma fille* » alors qu'elle a vraisemblablement le même âge que Jésus. Elle fuirait ainsi le contact « *trop profond* » d'un père... Le récit permet de penser que cette femme a souffert d'inceste paternel. Ses pertes de sang la mettaient à l'abri d'une nouvelle « *agression* ». En effet, pour les juifs de l'époque elle était totalement « *impure* ».

2) Pourquoi ces deux miracles sont-ils racontés dans le même passage, étroitement mêlés jusqu'au double dénouement ? Nous avons vu que la diffusion du mal et donc de la compensation sym-

bolique inconsciente au sein de la famille et du groupe est la règle: le texte précise bien l'âge (12 ans) de la fille de Jaïre (un personnage important et respecté). De son côté, la femme a « *par hasard* » ses hémorragies depuis 12 ans. La bonne compensation symbolique de sa maladie, c'est bien qu'une petite fille de 12 ans meure avant l'apparition de ses premières règles. Elle est encore pure. S'il existe bien un tel lien entre les deux maladies regroupées dans le texte, on conçoit que Jésus s'intéresse d'abord à la guérison de la femme hémorroïsse au lieu de se presser vers la petite mourante, pourtant le cas médical le plus urgent ! La guérison de la femme implique la guérison de la jeune fille: elle n'a plus à apporter une compensation symbolique puisque la femme qui est redevenue pure.

3) La guérison définitive se fait en plusieurs temps. Mais fondamentalement, dès le début, la foi en Jésus, un homme de Dieu, qui, selon la rumeur populaire, peut guérir de toute maladie, est là. Le contact avec lui permet le transfert de l'énergie divine. Le contact symbolique de sa main avec la pureté divine de Jésus vient la guérir immédiatement de l'impureté de ses hémorragies (qui étaient à la fois les conséquences **et** la source d'une impureté). Le contact de la main de la jeune fille « *endormie* » avec celle du Vivant (Jésus) réveille immédiatement la jeune fille. Mais, pour la femme, il ne s'agit initialement que d'une rémission, symbole contre symbole. Pour que la guérison soit totale et définitive, Jésus insiste pour obtenir l'aveu de la culpabilité de la malade « *déjà en rémission* ». Voyant qu'elle n'avait pu passer inaperçue, la femme vint en tremblant se jeter à ses pieds : **elle raconta devant tout le peuple pour quel motif elle l'avait touché** et comment elle avait été guérie à l'instant même. Enfin, Jésus invite la femme à mener une autre vie, une vie intérieure, celle de la sérénité. Symbolique adéquate, aveu, changement profond de vie, ce sont bien les 3 modalités que nous avons précédemment envisagées pour le développement d'une guérison « *durable* », en suivant désormais la bonne direction.

Rien de nouveau si on regarde vers l'Océan Pacifique. Le Ho'oponopono, parfois traduit comme « *Remettre les choses en ordre* », « *Rétablir l'équilibre* » est une tradition sociale et spirituelle de repentir et de réconciliation des anciens Hawaïens, transmise oralement. Elle a récemment été remise au goût du jour dans des démarches d'éveil, de santé, de bien-être, et simplifiée pour une utilisation personnelle avec la répétition du mantra suivant: «*Je t'aime,* *je suis désolé, pardonne-moi, merci* ». Cette notion de diffusion du mal dans les générations était déjà indiquée comme loi dans la Bible du temps de Moïse (Exode 20): « *Car moi, le Seigneur ton Dieu, je suis un Dieu jaloux: chez ceux qui me haïssent, je punis la faute des pères sur les fils, jusqu'à la 3e et la 4e génération* ».Le Ho'oponopono est donc un rituel de purification qui vise à corriger les mauvais comportements: il rétablit une bonne relation entre les membres des familles et la maintient. Habituellement, les anciens dirigent cette purification spirituelle. Durant la célébration, on parvient ainsi jusqu'aux causes des conflits. Cette tradition est encore vivante de nos jours : elle est utilisée par certains tribunaux qui peuvent l'ordonner comme peine, aussi bien aux jeunes qu'aux adultes à faire en famille sous la direction d'un « ancien » nommé par le tribunal lui-même. En 2008, les résultats d'une recherche mené par le professeur Matthew (Walden University - Minnesota) sur son efficacité ont été publiés. Conclusion : on a une réduction « *significative* » de la rancœur dans le groupe étudié. Il va de soi que cette approche se retrouve dans bon nombre de croyances qui sous-tendent une approche similaire :

1) Le sentiment de culpabilité: certaines cultures croient qu'un mauvais comportement personnel est la cause des maladies, d'autres que cela fâche les dieux, **d'autres encore que les sentiments de culpabilité dus aux mauvaises actions rendent malade.**

2) La nécessité de l'aveu. Par exemple les habitants de Vanuatu pensent que c'est **ce qui est caché qui donne le pouvoir à la maladie. Lorsque la faute est reconnue, elle n'aurait plus de pouvoir sur la personne.** C'est dire l'intérêt de nous défaire de toutes culpabilités, jour après jour.

3) La diffusion transgénérationnelle. Bien des insulaires croient que les erreurs commises par les parents peuvent se répercuter sur leurs enfants. Lorsqu'un enfant est malade, les parents sont suspectés de disputes ou de mauvais comportements. À part les maladies, le désordre social, selon la gravité, peut causer l'infertilité de son propre jardin, ou du pays, et même apporter des catastrophes. L'harmonie ne peut être retrouvée sans la reconnaissance de la faute et la demande de pardon.

Dans la tradition ancestrale de ces îles du Pacifique, la thérapie pour soigner la maladie consiste pour le malade ou la famille à reconnaître la faute. Grâce à ce bref voyage dans le temps et l'espace, nous avons la certitude que la médecine des mauvais souvenirs est ancrée de longue date dans les traditions et dans la sagesse des peuples.

L'aveu et le pardon sont les sources de la guérison de l'âme et donc du corps. D'ailleurs doit-on encore employer ce mot « *guérison* » ? Car si nous guérissons l'enveloppe du corps, en « *bloquant* » l'expression du symptôme, nous n'avons pas pour autant supprimé sa cause profonde dans la tête. Nous sommes prisonniers du mal, pris en otage par les compensations symboliques inconscientes. Nous avons donc besoin d'une libération en profondeur, peut être même à l'échelle de l'humanité. La culpabilité d'un enfant, d'une maman, d'un papa sème la maladie. Mais l'aveu d'une mère, d'un père, d'un enfant sème la guérison miraculeuse.

Le miracle du sourire d'Émilie au début de ce livre est à la portée de tous, en particulier de la vôtre, car, répétons-le: « *Une famille qui est en bonne santé, c'est celle qui n'a rien caché* ».

NB : Deux autres livres sur la compensation symbolique inconsciente sont en préparation aux Éditions Le jardin des livres.

Table des Matières

« ET SI LA MALADIE N'ÉTAIT PAS UN HASARD ? »

du Dr Thomas-Lamote

Quelques mois après son divorce, une femme développe un cancer du sein. ° Un cadre supérieur vit dans la hantise permanente de ne pas répondre aux attentes de la nouvelle direction et se retrouve avec un ulcère à l'estomac. ° Après une rupture sentimentale, un journaliste de 28 ans fait une crise cardiaque, inexplicable du corps médical, illustrant parfaitement l'expression «avoir le coeur brisé». ° À l'âge de quatre ans, le chanteur Ray Charles assiste impuissant à la noyade de son petit frère de trois ans. Six mois plus tard, il devient totalement aveugle.

Une femme est invitée à quitter son poste du jour au lendemain pour être remplacée par plus jeune qu'elle. En deux jours, elle développe une infection. «Un directeur de banque vit une prise d'otage. Quelques mois plus tard, un virulent cancer se développe. «Un enseignant vit dans la crainte d'être muté et quelques jours après la nouvelle de la mutation, il fait une hémorragie cérébrale. ° Une fois retraité, un diplomate de carrière entre dans une dépression chronique.

À force de s'angoisser pour la santé de son mari au chômage, sa femme finit par vivre plusieurs malaises. ° Un attaché commercial se découvre un psoriasis à la suite d'un conflit de territoire avec l'un de ses collègues.

Et si la maladie n'était pas un hasard ? Et si elle n'était que la réponse organisée par notre corps pour compenser nos petites et grandes déceptions émotionnelles de la vie ? Après avoir examiné des milliers de patients, le Dr Thomas-Lamotte, neurologue français, a développé une approche différente des symptômes de ses patients : pour lui, la plupart des maladies que nous développons ont pour origine une émotion inavouée et le simple fait de comprendre ce mécanisme nous permettrait déjà de les éviter.

L'expression populaire : "s'en rendre malade "trouve dans ce livre sa plus belle illustration avec les clés pour décoder nos déceptions et comment les empêcher d'agir sur notre corps.

Extrait du livre :

Pourquoi un pharmacien qui ne voit que des malades tout au long de sa journée, toute la semaine et même toute l'année, n'est-il pas plus souvent malade ? Pourquoi, après avoir vu en un jour 20 personnes terrassées par la grippe, soit 100 en une semaine, un généraliste non vacciné ne l'attrape-t-il pas non plus ? Pourquoi cette personne qui n'a jamais fumé a-t-elle un cancer des poumons, alors que ce fumeur invétéré qui grille sa cigarette depuis 50 ans n'a rien ? Pourquoi les femmes séparées ou divorcées sont-elles la majorité des cancers du sein ? Pourquoi tous les hommes ne font-ils pas un cancer de la prostate ?

Depuis mes premières années de médecine, je me suis intéressé aux causes de la maladie. Mais après avoir examiné et parlé avec plus de 20.000 patients au cours de ma vie professionnelle, j'en suis arrivé à la conclusion que la maladie n'est pas toujours l'effet d'une cause extérieure mais bien celui d'une cause intérieure. A en croire les médias, je n'ai pas tort. Dans le cas d'un attentat ou d'une catastrophe aérienne, les autorités mettent des psychologues à disposition des survivants et de ceux qui ont perdu un être cher, pour les aider à ne pas se rendre malades eux-mêmes... Quant à la littérature, elle nous conte depuis l'aube des temps des histoires d'amour dans lesquelles l'être délaissé meurt de chagrin. Si on peut empêcher une victime de «s'en rendre malade», on peut sans doute empêcher un père de famille de 45 ans de se rendre malade après avoir reçu sa lettre de licenciement. Ça aussi c'est un trauma, même si cela semble banal. Lui aussi aurait besoin d'un psychologue pour digérer son drame.

Le dogme et le conditionnement nous imposent de relier la maladie à une cause extérieure, un virus, une bactérie, le tabac, le soleil, etc. Les traitements de la médecine classique se résument à attaquer la maladie avec des molécules : la dépression se combat par un anti-dépresseur ; la douleur ou inflammation par une molécule ant-algique ou anti-inflammatoire ; les bactéries par un anti-biotique ; les cellules cancéreuses par des traitements anti-mitotiques ; la faiblesse par un médicament tonique (cardio-tonique, veino-tonique), etc.

Ces batailles «molécule contre dérèglement moléculaire» donnent souvent de brillants succès. Mais elles ne nous expliquent pas pourquoi autant de femmes divorcées font un cancer du sein. S'il est possible d'étudier cent malades ayant tous une tension artérielle élevée à 17/10, une surcharge pondérale et un diabète, il est difficile d'étudier une cohorte de cent veuves, de cent orphelins, de cent chômeurs longue durée ou de cent femmes divorcées. Cela n'aurait pas de sens parce qu'on ne peut mesurer l'impact du deuil vécu sur chaque personne ainsi que son histoire émotionnelle.

LE RETOUR AU STANDARD OR
du Pr. Antal Fekete
(livre est en format de lingot d'or)

« Les économistes actuels sont des charlatans, des bonimenteurs qui, tout en se délectant de leur propre gloire, sont totalement incapables de prévoir un effondrement financier, même quand ils le regardent fixement dans les yeux, comme l'a montré leur misérable performance de 2007. Pire encore, ils sont même totalement incapables d'admettre leurs propres erreurs. Ils sont une malédiction jetée sur le corps politique et des verrues sur le corps académique. Ils conduisent le monde vers un désastre monétaire et économique sans précédent à la minute où je vous parle »

Pour le Pr Fekete, le système reposant sur la monnaie-papier est arrivé à son terme, exactement comme les billets de banque de John Law ont disparu en fumée sous Louis XV. Et il explique aussi pourquoi Nicolas Sarkozy avait vendu l'or de la France de toute urgence alors que le cours était au plus bas. Avec ce livre, vous allez également découvrir que l'économie est quelque chose de très simple, mais que les pseudo-économistes l'ont volontairement rendue compliquée, afin de cacher les mécanismes de la monumentale escroquerie du dollar. Un livre exceptionnel qui vous donne aussi les clés pour sauver votre épargne.

BLYTHE MASTERS
la banquière à l'origine de la crise mondiale, ce qu'elle a fait, ce qu'elle va faire
de Pierre Jovanovic

Le début du livre :

Le premier a avoir imaginé un vrai credit default swap (permutation de l'impayé) n'est pas Blythe Masters, ni les alchimistes de la Bankers

Trust, mais bien l'écrivain français Honoré de Balzac. Habitué à être poursuivi par les banquiers, donc par la force des choses à les fréquenter, il a fini par comprendre leur véritable nature. Le credit default swap est donc, dans l'esprit d'avant-garde, français. Grâce à la « permutation de l'impayé » moderne, Blythe Masters est devenue aujourd'hui la femme la plus puissante ayant jamais vécu sur cette terre, et cela depuis l'invention de l'écriture. Même si on additionnait toutes les richesses de Catherine la Grande, de la Reine Victoria, de l'Impératrice Théodora, de Hatchepsout et de Catherine de Médicis, cela ne représenterait même pas un quart de la puissance financière dont elle dispose. En d'autres temps, elle aurait été déifiée.

Aujourd'hui, la déesse des banquiers veut simplement passer inaperçue. Vous allez comprendre pourquoi. Le rédacteur en chef des pages économie du New York Times, Joe Nocera, a publié en décembre 2010 son livre sur « *l'histoire cachée de la crise* » dont le titre percutant est *All the devils are here*, en français *Tous les diables sont là*. Curieusement, dans son ouvrage, non seulement il est totalement passé à côté des rôles majeurs de Blythe Masters et du banquier-théoricien le plus influent que les Etats-Unis aient jamais connu (et que vous découvrirez ici), mais en plus il s'est bien gardé d'expliquer son titre qui laisse sous-entendre qu'un exorciste est attendu à Wall Street. Ceci est confirmé d'ailleurs par le titre d'un autre livre, Devil's Casino, de la journaliste de Vanity Fair, Vicky Ward. Pour Nocera, les grandes banques mondiales ont en effet mis au point un piège « diabolique » de dettes, constituées de produits financiers dérivés, sachant qu'aujourd'hui, il n'existe pas assez d'argent sur toute la planète, ni même dans la périphérie de Pluton, pour payer toutes les dettes en cours et à venir, et qui s'accumulent depuis 2007 avec les faillites des premières banques de prêts immobiliers. En effet, si vous pensez vraiment que la crise est derrière nous, sachez qu'il reste encore « *4,3 millions de maisons qui sont soit en retard de plus de 90 jours soit en cours de saisie* » selon LPS Applied Analytics dans leur rapport November 2010 Mortgage Performance Data1. Multipliez 4,3 millions par environ 200.000 dollars (une estimation basse) et vous obtenez 860.000.000.000 minimum, soit 860 milliards de dollars, de quoi faire sauter toutes les banques de la Terre, de Mars, Vénus, Neptune et Pluton réunies. Depuis 2007, la permutation de l'impayé de Blythe Masters a très bien fonctionné : elle est passée des petites banques aux grandes, puis des grandes aux banques centrales, puis des centrales sur les méga banques comme le Fonds Monétaire International puisque le vol des clients et des contribuables n'a pas suffi. Comme l'avait si bien noté le Pr. Nouriel Roubini fin 2010, « *Personne ne viendra de la planète Mars pour sauver les derniers sur la liste* », les « super-souverains », à savoir le FMI et la Banque Centrale Européenne. La banqueroute universelle est donc inévitable, mais entre-temps le système veut à tout prix vous faire croire qu'il fonctionne normalement, et cela afin que vous ne retiriez pas votre argent de la banque. Pourtant, Blythe Masters a refusé des interviews à *Newsweek,* au *Times,* au *Telegraph* et même aux télévisions américaines et anglaises. Normal : sa banque veut à tout prix que son nom reste dans l'ombre, que Blythe Masters soit oubliée, et que son nom ne devienne jamais connu car le grand public ne comprendrait alors qu'une chose, que la JP Morgan est la grande responsable de cette crise. C'est pour cela qu'après la faillite de la banque Lehman Brothers, la femme qui a inventé les « *armes financières de destruction massive* » n'a jamais été vue à la une de *Newsweek,* de *Fortune* ou de *Forbes.* Même le magazine féminin *Elle* est passé à côté... Hélas, un article du *Guardian* de Londres l'a immortalisée à jamais comme LA FEMME qui a déclenché la crise mondiale, et cela grâce au livre de Gillian Tett, une journaliste visionnaire du *Financial Times.* Songez que le prestigieux *Time Magazine* avait dressé le 11 février 2009 la liste des « *25 personnes responsables de la crise financière* » et que son nom n'y figurait même pas ! Ni sur la liste des « *25 responsables* » du quotidien britannique *The Guardian,* légèrement différente de celle du *Times.* Et Dieu seul sait si tous les journalistes de ces deux titres avaient remué ciel et terre pour avoir les noms des principaux acteurs de la crise. Incroyable ! Dès le début, j'avais informé Blythe Masters que j'allais écrire ce livre, mais aussitôt, elle a reçu l'interdiction de la direction de la communication de la JP Morgan de me parler. L'ayant surnommée dans la Revue de Presse Internationale *La Catherine de Médicis des Subprimes,* et ayant lu à l'antenne le poème acide d'un lecteur tombé fou amoureux d'elle (jovanovic.com/blythe-masters.htm), cela n'avait manifestement pas plu à la banque, bien que l'humour anglais de Lady Masters aurait dû apprécier la prose à sa juste valeur (à terme). J'ai décidé d'écrire ce livre après avoir découvert la portée phénoménale de ses actions et surtout son rôle majeur (bien que son nom n'apparaissait quasiment nulle part en 2008) dans le déclenchement de la plus grande crise économique que l'histoire de l'Humanité ait connue. Je crois d'ailleurs que depuis la fameuse Eve du jardin d'Eden mythique, jamais aucune femme n'a eu une telle influence sur la destinée des hommes. Avec une différence capitale cependant : contrairement à Eve, Blythe Masters est bien réelle, elle boit de temps en temps des cocktails à base de gin, elle achète des grands appartements en Floride, court dans Central Park, participe à des concours d'équitation, a un vrai petit jardin sur le toit de son immeuble de Tribeca, bref elle est humaine et vit parmi nous dans cet espace-temps. Seul problème, plus personne ne peut l'approcher aujourd'hui. Pourtant, c'est elle la véritable Eve, une Eve furieusement moderne et cela parce que jeune, elle était « *tombée amoureuse* » de l'arbre des fruits dérivés, fruits qu'elle offrit généreusement à tous les banquiers : « *Je suis tombée amoureuse des crédits dérivés en tant que concept* » avait-elle déclaré au (SUITE DANS LE LIVRE)

« L'OR DES FOUS »
l'histoire de l'invention des crédits dérivés modernes par la JP Morgan
de Gillian Tett journaliste du *Financial Times*

Au milieu des années 90, au bord d'une luxueuse plage de Floride, un petit groupe de jeunes banquiers diplômés en économie ou en mathématiques de la JP Morgan (parmi lesquels la jeune Anglaise Blythe Masters) se réunit pour inventer de nouveaux produits financiers basés sur les crédits dérivés. Au cours de ce séminaire sera inventé le Credit Default Swap (permutation de l'impayé), aussi « *révolutionnaire* » que destructeur, et qui permettra aux banques de prêter de l'argent à l'infini pendant 15 ans sans se soucier du risque d'impayés. Dans cet ouvrage incroyablement visionnaire, Gillian Tett, la journaliste vedette du *Financial Times*, raconte pas à pas l'enchaînement des événements tels qu'ils ont été vécus en interne au sein de la JP Morgan depuis l'invention des Credit Default Swaps en 1994 jusqu'à l'effondrement de Wall Street le 29 septembre 2008 qui se soldera par des faillites bancaires à la chaîne. Un livre littéralement proche d'un thriller, qui nous montre comment la cupidité des banquiers a scié la branche sur laquelle ils étaient tranquillement assis. « L'or des fous décrit, pas à pas, comment les banquiers ont creusé leur propre tombe » **La Tribune de Genève** « Gillian Tett a écrit un livre formidable qui est l'histoire des banquiers devenus diaboliques. La traductrice a fait un travail remarquable » **Radio Courtoisie, Didier Rochard** « Le livre sur la crise et la JP Morgan » **L'Express** « Une leçon d'histoire, de politique et d'économie. Un must » **Alternative Economiques** « Un livre littéralement proche d'un thriller, qui nous montre comment la cupidité des banquiers a scié la branche sur laquelle ils étaient tranquillement assis » **Revue de la Banque** « L'Or des Fous se lit comme un thriller. Il s'agit d'une traque des moments redoutables où la cupidité humilie l'intelligence. Car certains avaient perçu le danger, dont l'auteur, certain savaient averti, on leur avait ri au nez. Une petite élite auto-proclamée, méprisante et absolument ignorante du sens de la chose publique a cru trouver une formule mathématique qui permettait aux banques de gagner à tous les coups. La formule en question avait même intégrer les probabilités pour un être humain de décéder, ou plutôt de devenir insolvable, dans les mois qui suivent la perte de son conjoint, d'un enfant, d'un emploi. Aucun n'avait mesuré que l'hypercomplexité des relations humaines ne saurait se mettre en équation sauf à réduire l'humain ce qui caractérise les pensées totalitaires. Car, ce qui frappe à la lecture du travail rigoureux de Gillian Tett est bien que la pensée financière et bancaire est par essence totalitaire » **Lettre du Crocodile**

« LA CRISE FINANCIÈRE FRANÇAISE DE 1789-1799 »

Andrew Dickson White

Comment l'usage des planches à billets par les révolutionnaires a amené l'armée au pouvoir.

La véritable histoire de la Révolution française de 1789 est avant tout une histoire financière, celle d'une crise sans précédent lancée par un État ruiné par l'effort de guerre en Amérique et surtout par les planches à billets (Assignats et Mandats) des révolutionnaires.

Andrew Dickson White, diplomate américain, a signé ici un livre extraordinaire car il raconte comment les révolutionnaires se sont lancés dans l'usage intense de la planches à billets et comment ils se sont heurtés au bon sens des Français qui se sont précipités sur les pièces d'or et d'argent lorsque les Assignats ont commencé à perdre de leur valeur et que le prix du pain a commencé à s'envoler. Ce fut un Weimar avant l'heure.

Ce livre est unique car il vous montre aussi que les révolutionnaires ont perdu tout crédit avec l'usage abusif des planches d'Assignats puis de Mandats Nationaux. Cela a entraîné la France vers l'abîme, sauvée in extremis par un jeune artilleur qui finira par prendre le pouvoir.

Ce n'est qu'avec la suppression des planches à billets et la restauration du standard or par Napoléon que la France a retrouvé son équilibre économique. Furieusement contemporain, ce livre raconte aussi notre crise financière actuelle puisque les États-Unis, l'Angleterre et le Japon inondent le monde, en ce moment même, de leurs planches à billets sans valeur.

L'EFFONDREMENT DU DOLLAR (ET DE L'EURO) ET COMMENT EN PROFITER

de James Turk & John Rubino

« Une crise arrive et elle va causer l'effondrement des montagnes de dettes issues des crédits donnés par toutes les banques centrales. Lisez ce livre et vous comprendrez comment vous protéger tant qu'il reste un peu de temps » Robert R. Pretcher

Le dollar et l'euro ont de plus de plus de difficultés. L'euro a même failli exploser le 12 juillet 2011. La vraie dette des États-Unis est de 210.000 milliards de dollars. Celle de l'Europe n'est guère mieux. Depuis sa création en 1917, le dollar a perdu 98% de sa valeur. Autrement dit, il ne reste que quelques mois, au mieux quelques années avant l'effondrement final. Dans ce livre devenu culte, deux spécialistes totalement visionnaires ont montré comment le dollar est arrivé au bord du précipice, pourquoi il va continuer à plonger et comment vous pourrez profiter de la crise financière qui en résultera, plutôt que d'en être les victimes. Publié bien avant la première crise de 2008, cet ouvrage a effectivement sauvé tous ceux qui l'ont lu et qui ont suivi à la lettre les conseils qui y sont exposés. Et plus que jamais, il est d'actualité avec la destruction constante de l'euro. Les États-Unis sont devenus la nation la plus endettée du monde. Pour financer ses montagnes de dettes, la Réserve Fédérale inonde le reste de la planète avec des dollars imprimés par des planches à billets devenues hystériques : il a été imprimé plus de dollars au cours de ces 4 dernières années que depuis toute son existence... L'Europe, elle, endette tous ses habitants sans vergogne pour sauver des banques et même des pays entiers de la faillite comme la Grèce. En conséquence, la valeur du dollar, comme de l'euro, continuera à baisser, diluée par des centaines de milliards de billets « Monopoly », et cela jusqu'à ce qu'il perde intégralement sa qualité de référence mondiale. En même temps, la valeur des métaux précieux ira en augmentant et l'or réclamera sa couronne de monnaie de référence mondiale et historique, et cela au coeur même de la crise financière. James Turk, célèbre fondateur de la société GoldMoney.com, et John Rubino, éditeur du site DollarCollapse.com, donnent des exemples précis de stratégies de sortie de la monnaie papier. **Le livre visionnaire qui a déjà sauvé des dizaines de milliers de lecteurs.**

LE GÉNIE DU CAPITALISME
de Howard Bloom

Ce livre franchit le fossé entre croyance et science. C'est un livre sur les miracles. Sur les miracles séculiers. Sur les miracles matériels. Sur les miracles qui se dégagent de l'évolution, pas de dieux. Miracles que la science doit être amenée à comprendre si elle veut être à la hauteur de sa mission, une compréhension laïque de chaque phénomène dans cet univers. Mais est-ce que les miracles et le capitalisme peuvent figurer ensemble dans un même livre? Oui. Absolument oui. Si vous et moi étions nés en 1850, notre espérance de vie ne serait que de 38 lamentables années et demie. Si nous sommes nés dans la sphère d'influence de la civilisation occidentale en l'an 2000, notre espérance de vie passe alors à 78 ans. Deux vies pour le prix d'une. Une quarantaine d'années supplémentaires! Les empereurs chinois avaient pour habitude de dépenser des fortunes chez des "experts" qui prétendaient disposer de techniques pour prolonger la durée de vie. En fait certaines de leurs techniques raccourcissaient leur vie car elles impliquaient l'usage de poisons. Mais le système occidental a réalisé le miracle que les empereurs chinois avaient cherché. Et il ne l'a pas fait pour un seul être humain, privilégié parmi les privilégiés, mais pour plus d'un milliard d'habitants. Et SEUL le système capitaliste a réussi à le faire. Mais il y a plus. Chaque système de croyance qui fait appel à notre idéalisme prétend qu'il va relever le pauvre et l'opprimé. Mais seul le système occidental a tenu cette promesse. Comment? En 1850, si vous aviez été l'un des pauvres ouvriers les moins bien payés de Londres, vous auriez alors été un docker d'origine irlandaise travaillant sur les quais pour 4.800 dollars par an; 4800 dollars pour nourrir votre femme et vos 5 ou 9 enfants. Mais si vous étiez le plus pauvre des travailleurs de Londres en 2009, vous auriez été un assistant personnel et vous auriez gagné près de 39.000 dollars par an. En d'autres termes, vous, le travailleur le moins bien payé en 2009, vous auriez gagné plus qu'un immeuble entier rempli de dockers de 1850. Le système occidental a sorti tant de gens de la pauvreté que nous avons un nouveau nom pour désigner cette masse des pauvres d'autrefois: on l'appelle la "classe moyenne". Aucun autre système n'a jamais pu réussir de tels achèvements extraordinaires par sorcellerie. La civilisation chinoise ne l'a pas fait. La civilisation islamique ne l'a pas fait. Quant au système marxiste, il a lamentablement échoué. Seul le système occidental a réalisé ces miracles séculaires, ces miracles matériels. Des miracles qui ont élevé l'esprit humain et qui ont considérablement élevé le QI moyen. Ce sont des miracles d'un tout nouveau genre. Miracles que vous examinerez à travers les optiques brillantes de la science et de l'histoire dans le Génie de la Bête. Qu'est-ce que le capitalisme a de commun avec tout cela? Il est le métabolisme du système occidental. Un métabolisme qui fonctionne à merveille quand il est en équilibre avec les autres éléments clés du système: le gouvernement et le mouvement de protestation. Pourquoi notre économie s'est-elle effondrée en 2008? Pourquoi courrons-nous le danger d'avoir d'autres effondrements aujourd'hui? Pourquoi une nouvelle période de prospérité est-elle inévitable? Et que devons nous faire pour que notre système dépasse son grand rival chinois? Les réponses se trouvent dans nos capacités à fabriquer des miracles. Les réponses sont dans les secrets du système occidental. Les réponses sont dans ce livre.

ENQUÊTE SUR
LA LOI DU 3 JANVIER 1973
de Pierre-Yves Rougeyron

Enquête sur la Loi du 3 janvier est un livre choc. Il montre, point par point, comment la France a été mise en esclavage par la dette avec juste un simple texte anodin. Il montre comment l'élite des hautes fonctionnaires a renoncé, pas à pas, à la Nation française, à son âme et à son indépendance. C'est l'histoire des manipulations successives, organisées et pilotées pour ne profiter qu'à une seule entité : les banques privées. Grâce à cette loi, la France a été conquise sans bruit, sans une balle tirée et sans aucune résistance: chaque semaine, ce sont 4 nouveaux milliards, empruntés par l'État pour payer retraites, salaires et aussi... intérêts de la dette, qui s'ajoutent aux 1700 milliards déjà dus, alors qu'au même moment 800 emplois industriels sont détruits chaque jour. Ce livre est le récit de la pire trahison de l'Histoire de France. Il doit être lu par tous les Français.

« EXTREME MONEY »
La crise financière vécue et racontée de l'intérieur par un trader de Wall Street **un livre de Satyajit Das**

L'avant-propos de l'auteur pour les lecteurs de la version française:

Dans la pièce *En attendant Godot* de Samuel Beckett, le critique littéraire irlandais Vivian Mercier a remarqué que rien ne se passe deux fois de suite! Les personnages centraux, Vladimir et Estragon, attendent Godot en vain.

En attente d'une reprise évasive, l'économie mondiale ressemble à l'intrigue absurde de Beckett. La crise financière mondiale a été le résultat d'une accumulation excessive de la dette, des déséquilibres commerciaux, des flux de capitaux et surtout de la financiarisation à outrance de l'économie. L'ensemble a été soutenu par des structures politiques et sociales dépendantes d'une consommation basée sur la dette et des niveaux croissants de titrisations. Depuis que ces problèmes sont devenus évidents, les politiques ont eu du mal à stabiliser l'économie et le système financier. Le physicien Niels Bohr a fait valoir que « *Chaque grande et profonde difficulté porte en soi sa propre solution. Elle nous oblige à changer notre façon de penser afin de la trouver* ». Malheureusement, les politiciens et les décisionnaires n'ont pas été capables, ou n'ont pas voulu changer leur cadre de référence. Les vraies solutions consistaient simplement à réduire la dette, à inverser les déséquilibres, à diminuer la financiarisation de l'économie et à obliger les financiers à changer de comportement. À court terme, ces mesures auraient entraîné une contraction économique importante, un niveau de vie plus bas et des acquis sociaux réduits. À long terme, cela aurait débarrassé le système de ses dérives insoutenables et de créer les bases pour la reprise. Mais plutôt que de résoudre les problèmes fondamentaux, les politiques ont substitué les dépenses publiques financées par la dette d'Etat, ou par les banques centrales, et ont amplifié l'arrivée d'argent frais par la planche à billets pour stimuler la demande. Les politiciens et les universitaires utopistes ont espéré qu'une forte croissance et une hausse de l'inflation permettrait de corriger les problèmes. Mais malgré un manque flagrant de réussite, ils ont continué avec les mêmes programmes politiques. Ils avaient suivi les conseils de Samuel Beckett à la lettre: «*Jamais essayé. Jamais échoué. Peu importe. Essayer encore une fois. Échouer à nouveau. Mais échouer "mieux"*». Cinq ans plus tard dans la crise, les niveaux de dette des principaux pays ont augmenté. Les déséquilibres mondiaux ont légèrement diminué mais à cause de croissances économiques plus lentes. Des pays comme la Chine et l'Allemagne ont hésité à « gonfler » leurs économies, s'éloignant ainsi de leur modèle basé sur l'exportation. Et les principaux emprunteurs comme les Etats-Unis, ont refusé de réduire leurs dépenses et de mettre de l'ordre dans leurs finances publiques. L'enthousiasme pour les changements fondamentaux sur le rôle des instituts financiers s'est évanoui, en partie par crainte que la diminution de crédit amènerait avec elle une croissance économique plus faible. Les politiciens pensent que leur cocktail de mesures peut fonctionner, et utilisent un jargon impénétrable, des mathématiques obscures et des idéologies fatiguées pour dissimuler leurs échecs et leurs limites. Il n'est pas du tout clair comment l'augmentation des emprunts du gouvernement et l'usage de la planche à billets (le politiquement correct *Quantitative Easing*) peuvent rétablir la santé de l'économie. L'une des propositions a été une "chasse au trésor" où l'argent a été enterré et la population invitée à le retrouver et le dépenser. D'autres propositions comprenaient des limites de temps mises sur l'usage de l'argent qui perdrait toute sa valeur s'il n'était pas dépensé avant une date imposée. Il semble l'Argent Extrême soit devenu encore plus extrême. Les gouvernements ont montré bien peu d'empressement à révéler au public l'ampleur des problèmes économiques, le manque de solutions et le coût des éventuelles mesures correctives. Pour paraphraser Alexander Soljenitsyne, pour les politiques « *le mensonge permanent* [est devenu] *la seule forme sûre d'existence* ». Mais les citoyens normaux, un peu partout dans le monde, se sont rendus compte de la situation et savent maintenant que ce sera à eux de payer les coûts de la crise financière. Et ils craignent un marché de l'emploi en baisse, des salaires de misère et la perte de leurs économies, globalement de voir une baisse radicale de leur niveau de vie. Les plus fragiles craignent de devenir ce que le poète Rainer Maria Rilke a appelé le peuple « *à qui ni le passé, ni l'avenir n'appartiennent* ». Le risque de pannes économiques, sociales, politiques et internationales rappelant les années 1920 et 30 est réel. Un déficit de démocratie est désormais aussi grave que les déficits budgétaires et commerciaux. De précieux capitaux politiques et économiques ont été gaspillés. L'inadéquation des solutions politiques avec des effets secondaires toxiques sont toujours poursuivies, ce qui diminue les chances d'une reprise. Chesterton a écrit « *Ce n'est pas qu'ils ne peuvent pas voir la solution, en fait c'est qu'ils ne peuvent voir le problème* ». Au début de la crise, le choix a toujours été « *la douleur maintenant* » ou « *une agonie prolongée plus tard* ». Maintenant, face à problèmes économiques écrasants, ainsi que des questions d'environnement et de la rareté des ressources, les politiques ne peuvent plus rien offrir hormis de petits soins palliatifs. Dans le roman *Le soleil se lève aussi* de Hemingway, un personnage, à qui on a demandé comment il avait fait faillite, répond: « *De deux façons: petit à petit, puis d'un seul coup* ». C'est une description précise de la trajectoire économique actuelle.

« 666 » de Pierre Jovanovic

Pourquoi l'apôtre Jean dit-il précisément que « 666 est le nombre d'un homme » dans son Apocalypse ? C'est parce qu'il pointe son doigt sur le seul système financier décrit dans un texte sacré de son époque, celui parlant du roi Salomon à qui il restait, chaque fin d'année, un excédent de 666 talents d'or. Pierre Jovanovic explique dans les détails les raisons qui ont poussé Jean à insister sur ce nombre, pourquoi il a associé le « 666 » à l'esclavage, pourquoi il a décrit une « Bête à 7 têtes » servant le Diable, et, surtout, pourquoi ce dernier « s'est installé sur une plage » pour lancer un système mondialisé sans lequel plus personne « ne peut ni vendre, ni acheter » sans disposer d'une « banque ».

Avec des documents uniques, ce livre expose le plan impitoyable de mise en esclavage des peuples au service d'une seule entité... la Finance américaine.

Dans le sillage de ses deux livres précédents «777» et «Blythe Masters», ce «666» révèle le fil conducteur invisible, qui déclenchera INEVITABLEMENT la révolte des peuples. Si l'Argentine a été la seule à faire faillite en 2001, bientôt toute l'Europe ainsi que le reste du monde feront faillite.

Journaliste, auteur de la Revue de Presse Internationale, Pierre Jovanovic est aussi l'auteur du best-seller « Enquête sur l'existence des anges gardiens » traduit en 7 langues et de « Blythe Masters ». **Salué de manière unanime par la presse et les lecteurs comme le meilleur livre jamais écrit sur le sujet.**

LA DIVINE CONNEXION + LE CONTACT DIVIN

du Dr M. Morse

chapitres en ligne sur www.lejardindeslivres.com

Après quinze années de recherches, le Dr Melvin Morse, médecin urgentiste et pédiatre, affirme que 1) nous disposons tous dans notre lobe temporal droit d'un circuit biologique spécialement conçu pour dialoguer avec Dieu et que 2) les souvenirs de notre vie ne se trouvent pas dans notre cerveau ! S'appuyant sur les dernières découvertes médicales et scientifiques, son livre explique pour la première fois avec une logique implacable l'ensemble des phénomènes surnaturels et mystiques, tout comme les vies passées, les sensations de déjà vu, l'intuition, les guérisons spontanées et surtout le don de « voir » des parcelles de l'avenir. De façon simple et claire, le Dr Morse donne des cas précis et raconte comment il est parvenu à ses conclusions après avoir travaillé sur les expériences aux frontières de la mort infantiles. Salué par la presse anglo-saxonne comme une avancée majeure pour le XXIe siècle, ce livre ouvre des portes insoupçonnées et donne une dimension, nouvelle, phénoménale à la spiritualité. Des pilotes de chasse aux épileptiques, des neurologues aux physiciens et des médecins aux magnétiseurs, sa thèse prend vie et s'impose comme une évidence. Ce livre monumental peut changer votre vie. Version mise à jour et avec une préface française du Dr Melvin Morse ainsi que du Dr Charles Jeleff.

La découverte du « Point de Dieu » début du chapitre 1 de la « Divine Connexion » du Dr Morse :

Les neurologues de l'University of California de San Diego ont annoncé en 1997, avec beaucoup de courage, qu'ils venaient tout juste de découvrir dans le cerveau humain une zone « qui pourrait être spécialement conçue pour entendre la voix du Ciel ». Avec des recherches spécialement élaborées pour tester cette zone, les médecins ont établi que certaines parties du cerveau, le lobe temporal droit pour être exact, s'harmonisent avec la notion d'Etre suprême et d'expériences mystiques... Ils ont donc baptisé cette zone « le module de Dieu », précisant qu'elle ressemblait à un véritable « mécanisme dédié à la religion ». Si bien des scientifiques furent ravis de cette découverte, l'un d'eux, Craig Kinsley, neurologue à l'University of Virginia de Richmond, fit cette remarque pleine de bon sens : « Le problème est que nous ne savons pas si c'est le cerveau qui a créé Dieu ou si c'est Dieu qui a créé le cerveau. Néanmoins, cette découverte va vraiment secouer les gens ». Je comprenais parfaitement ce qu'il voulait dire. Dans mes trois livres précédents sur les expériences aux frontières de la mort, j'avais déjà identifié le lobe temporal droit comme l'emplacement de ce point de contact entre l'homme et Dieu. C'est là qu'Il semble habiter en chacun de nous, dans une zone au potentiel illimité et inexploité que j'appelle le « Point de Dieu » ou le « Point Divin » ; il permet aussi bien la guérison du corps que le déclenchement de visions mystiques, de capacités médiumniques et d'expériences spirituelles inoubliables. En clair, le lobe temporal droit nous permet d'interagir directement avec l'Univers. Bien que les événements vécus au cours d'une expérience aux frontières de la mort (EFM) soient considérés aujourd'hui comme notre dernière communication et interaction avec la vie, il semble que rien ne puisse être aussi inexact. L'EFM est seulement une expérience spirituelle qui se déclenche lorsqu'on meurt. Mais en étudiant ces expériences, nous avons appris que chaque être humain possède ce potentiel biologique pour interagir avec l'univers et ce à n'importe quel moment de sa vie.

Pour cela, nous devons simplement apprendre à activer notre lobe temporal droit, là où habite Dieu. En tant que pédiatre, j'ai vu ce qui se passait lorsque cette zone était activée chez les enfants passés « de l'autre côté ». J'ai aussi remarqué combien ils étaient marqués à vie par leur expérience : ils devenaient plus équilibrés non seulement au niveau mental et physique, mais aussi au niveau spirituel ! Ils mangeaient une nourriture plus saine, obtenaient de meilleurs résultats scolaires et possédaient plus de maturité que leur camarades. Ils sont conscients de lien avec l'Univers alors que la plupart de leurs camarades ignorent jusqu'à son existence. Ces enfants ont même le sentiment absolu d'avoir une tâche à accomplir sur terre. Ils ne craignent plus la mort. Mieux, ils suivent en permanence leurs intuitions et savent qu'ils peuvent retrouver cette présence divine aperçue dans leur EFM à tout moment, sans être obligés de mourir à nouveau. « Une fois que vous avez vu la lumière de l'autre côté, si vous essayez, vous pouvez la revoir » m'a dit l'un de mes jeunes patients. « Elle est toujours là pour vous » .

Où se trouve le Point de Dieu ? Ne le cherchez pas dans un livre d'anatomie, la science médicale contemporaine ne le reconnaît pas, pas plus qu'un autre d'ailleurs, comme étant celui de Dieu. En fait, les livres classiques de neurologie décrivent le lobe temporal droit simplement comme étant le « décodeur », l'interprète de nos souvenirs et de nos émotions. Dans ce livre, nous allons montrer que le lobe temporal droit fonctionne plutôt comme une zone « surnaturelle » procurant des capacités d'auto-guérison, de télépathie et surtout de communication avec le divin. Comme ces capacités sont « paranormales », elles sont donc controversées (suite dans le livre)

Commandez ces livres au 01 44 09 08 78
ou sur www.lejardindeslivres.fr ou chez votre librairie
Bon de Commande (France métropolitaine uniquement)

Titre	Prix	Q	Ss-Total
Le Génie du Capitalisme	24,9		
Blythe Masters	21		
Et si la maladie n'était pas un hasard	24		
L'Or des Fous	23,9		
Le Retour au standard or	21		
Effondrement du dollar et...	21		
Enquête sur la loi du 3 janvier	20		
Extreme Money	24,9		
L'histoire de John Law	21		
666 la planche à billets qui...	23		
La Divine Connexion	21		
(autre livre voir site internet)			
(autre livre)			
ss-total:			
Frais de port : 2,90 Euro pour le 1er livre, + 1 Euro pour le 2e et +0,5 E pour le 3e.	Gratuit à partir de 4 livres		
TOTAL:			

Les envois sont faits en toute sécurité avec *Colissimo*

Votre Prénom et Nom :_____

Votre Adresse :_____

Code Postal : _____ Ville :_____

Observations particulières :_____

Renvoyez cette page (ou recopiez les seuls titres qui vous intéressent) avec votre règlement à l'adresse suivante:

Jardin des Livres,
BP 40704,
14 Rue de Naples — Paris 75008
Tél : 01 44 09 08 78

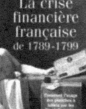
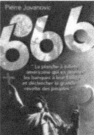

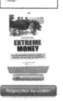

Achevé d'imprimer en avril 2017
par CPI

pour le compte des éditions Le jardin des Livres

Boîte Postale 40704, 14 Rue de Naples — Paris 75008

Dépôt Légal : octobre 2016

N° d'édition : INTMALAD20161002
N° d'impression : 141096

www.lejardindeslivres.fr